ABRÉGÉ D'ANATOMIE.

TOME PREMIER.

ABRÉGÉ D'ANATOMIE,

A L'USAGE

DES ÉLEVES EN CHIRURGIE

DANS LES ÉCOLES ROYALES DE LA MARINE,

Ainsi que de tous ceux qui cultivent cette Science.

TOME PREMIER.

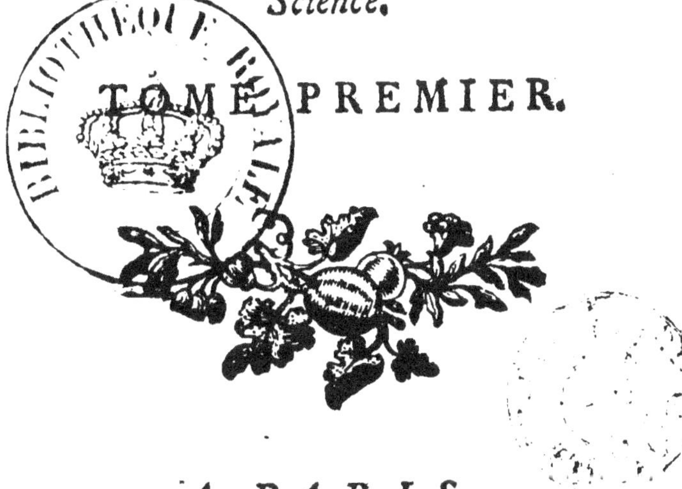

A PARIS,

De l'Imprimerie de Ph.-D. PIÉRRES,
Imprimeur Ordinaire du Roi, &c.

Et se trouve

Chez MÉQUIGNON l'aîné, Libraire,
rue des Cordeliers.

M. DCC. LXXXIII.

Avec Approbation, & Privilége du Roi.

MONSEIGNEUR,

LES Chirurgiens formés dans les Écoles & dans les Hôpitaux de la Marine ont donné pendant la derniere guerre des preuves distinguées de leur habileté & de leur expérience. Destinés à remplir sur les vaisseaux du Roi toutes les parties de l'art de guérir, ils se sont montrés irreprochables dans l'exercice de la Médecine, & dignes des plus grands éloges dans celui de la Chirurgie ; on les a vu réussir dans le traitement des blessures les plus graves, & conserver même des membres fracassés pour lesquels on ne connoissoit guère avant eux d'autres procédés que celui de l'amputation : les différens rapports qui en ont été mis sous vos yeux, MONSEIGNEUR, ont attiré votre attention particuliere sur des Établissemens auxquels on doit déja un très-grand nombre de Chirurgiens si recommandables par l'importance de leurs services. Vous avez jugé combien il étoit essentiel d'entretenir & d'éten-

dre même parmi ceux qui continue-
roient de se dévouer à ces fonctions
pénibles, les ressources les plus favo-
rables pour leur instruction, & les
espérances les plus flatteuses pour leur
avancement. C'est pour seconder vos
vues bienfaisantes que je me suis occupé
de tous les moyens qui peuvent faciliter les premieres études des Élèves.
Ils désiroient depuis long-tems un
Abrégé d'Anatomie qui les mît en état
de suivre les cours & les dissections
dans les Amphithéâtres, sans être, ou
rebutés dès les commencemens par
l'application qu'exigent des Traités
qui ont trop d'étendue, ou mal dirigés
par ceux qui n'en ont point assez. Je
fais paroître aujourd'hui sous vos aus-
pices, Monseigneur, un Précis
clair & méthodique de ce qui est connu
de plus exact dans cette science. Je me

propose de publier successivement un
Traité élémentaire sur chacune des autres parties de la Médecine & de la
Chirurgie : ces Élèves y trouveront
le complément des principes solides qui
doivent les préparer à fréquenter uti-
lement les Hôpitaux, & à y mettre à
profit les leçons de leurs Maîtres,
jusqu'à ce qu'ils puissent le devenir
eux-mêmes.

Je suis avec un profond respect,

MONSEIGNEUR,

Votre très-humble & très-
obéissant Serviteur,
POISSONNIER.

INTRODUCTION.

L'Anatomie eſt la ſcience du corps humain.

Ce terme ſignifie encore une diſſection méthodique, ou une deſcription exacte des parties du corps humain, qui nous en fait connoître le nombre, la ſituation, le volume, la figure, la conformation, la ſtructure, les connexions, les dépendances réciproques, les fonctions & les uſages.

Le corps humain eſt compoſé en général de deux ſortes de parties, les unes fluides, & les autres ſolides. Celles-ci ſont principalement du reſſort de l'Anatomie. Je ne négligerai cependant pas de parler des autres à meſure que l'occaſion s'en préſentera.

Toutes les parties ſolides du corps humain peuvent être diſtribuées en différentes claſſes, eu égard à leur ſimplicité, à leur conſiſtance & à leurs uſages.

A

Les fibres font les parties les plus fimples de notre corps. Ce font des filets
longs & déliés qui entrent dans le tiffu &
la compofition de toutes les autres parties.

On en diftingue de charnues, de tendineufes, de ligamenteufes, d'offeufes, &c.
de droites, d'obliques, de courbes, de
longitudinales, de tranfverfales, &c.

Les fibres entrent dans la compofition
des membranes qui font des efpeces de
toiles qui fervent à former des enveloppes
à toutes les autres parties.

Les membranes roulées en maniere de
cylindre, ou de cône creux, forment les
vaiffeaux; ceux-ci font des tuyaux, ou
des canaux plus ou moins gros, plus ou
moins flexibles, qui renferment les différentes liqueurs de nos corps.

On en diftingue de plufieurs efpeces;
favoir, 1° de fanguins & de lymphatiques; 2° de fécrétoires & d'excrétoires.
Les vaiffeaux fanguins font deftinés à charrier le fang; & les lymphatiques à charrier
la lymphe.

Les vaiffeaux fanguins font diftingués
en artères & en veines. Les artères re-

çoivent le fang du cœur pour le porter à toutes les parties. Les veines rapportent le fang des parties au cœur. Les vaiffeaux lymphatiques paroiffent tous être du genre des veines. Comme elles, ils groffiffent continuellement depuis leur origine, & ont des valvules d'efpace en efpace. Ces vaiffeaux viennent de toutes les furfaces extérieures & intérieures du corps, & vont aboutir au canal thorachique.

Les vaiffeaux fécrétoires font des efpeces de vaiffeaux lymphatiques, qui féparent de la maffe du fang différentes humeurs. Les excrétoires fervent à tranfmettre cette liqueur, ainfi féparée, dans différens réfervoirs, ou à la porter au dehors.

Les nerfs font des cordons blanchâtres qui naiffent du cerveau, du cervelet & de la moëlle épiniere, & qui fe diftribuent à toutes les parties en forme de filets, ou de filamens. Ils font le principe du mouvement & du fentiment.

Les glandes font des organes d'une forme & d'une texture particuliere, deftinés à féparer du fang quelque liqueur, ou à perfectionner la lymphe.

Les os font les parties les plus dures &
les plus folides du corps humain. Ils fervent d'appui & de foutien aux parties
molles.

Les cartilages font des corps blanchâtres, polis, fouples & élaftiques, moins
durs que l'os, mais plus fermes que les
autres parties.

Les ligamens font des efpeces de bandes d'une fubftance blanchâtre, fibreufe,
ferrée & compacte, plus fouples que les
cartilages, difficiles à rompre & à déchirer, fervant à lier les os enfemble, & à
affermir les articulations.

Les mufcles font des parties compofées
principalement de fibres charnues, molles
& rougeâtres, capables de s'alonger &
de fe raccourcir. Ils font les organes du
mouvement.

Les fibres charnues, qui forment la partie moyenne ou le corps du mufcle, dégénerent vers les extrémités en des fibres
blanches plus ferrées & plus fermes, qui
s'implantent dans les os. On nomme celles-ci tendons, quand elles font ramaffées
en une efpece de cordon, & aponévrofes,

lors qu'elles s'épanouissent en forme de toile membraneuse.

Les viscères font certaines parties renfermées dans l'intérieur du corps, & qui ont une structure & des fonctions particulieres.

Division générale du Corps humain.

On divise ordinairement le corps humain en tronc & en branches, ou extrémités.

Le tronc comprend la tête, le col, la poitrine & le bas-ventre. Les extrémités font distinguées en supérieures, qui comprennent le bras, l'avant-bras & la main ; & en inférieures, qui comprennent les cuisses, les jambes & les pieds.

Chacune de ces parties se subdivise encore en d'autres, comme on le verra dans la suite.

Division de l'Anatomie.

Pour procéder avec méthode, on range sous cinq classes différentes toutes les parties du corps humain, & on divise l'Anatomie en autant de parties; favoir, en Oftéologie, en Myologie, en Angéiologie, en Névrologie & en Splanchnologie. Quelques-uns y ajoutent une fixieme partie, qu'ils nomment Adénologie ; mais elle rentre dans la Splanchnologie.

1. Dans l'Oftéologie, on traite des Os.

2. Dans la Myologie , on traite des Mufcles.

3. L'Angéiologie traite des Vaiffeaux.

4. La Névrologie fuit les Nerfs dans leurs diftributions.

5. La Splanchnologie a pour objet les Vifcères & les Glandes.

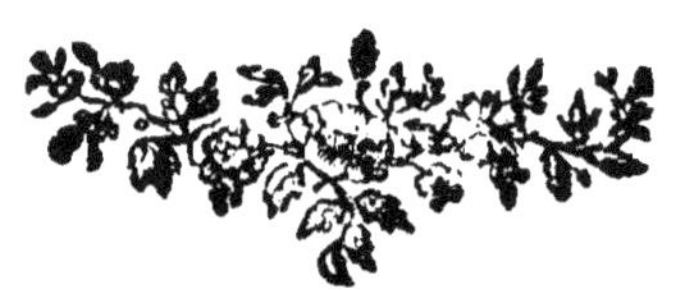

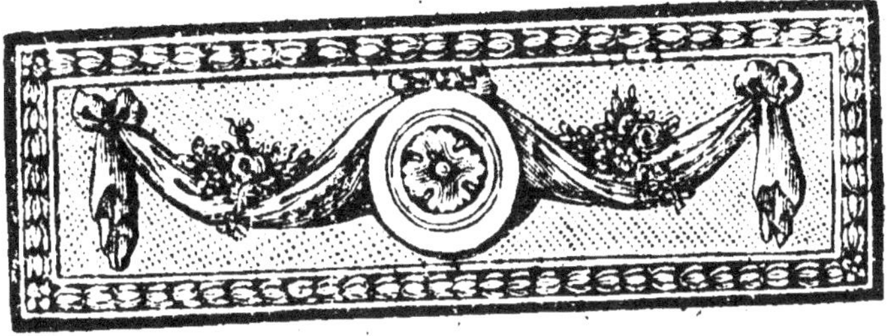

ABRÉGÉ
D'ANATOMIE.

OSTÉOLOGIE.

L'Ostéologie eſt cette partie de l'Anatomie qui a pour objet la connoiſ-ſance des os.

Les os ſont les parties les plus fermes, les plus ſolides & les plus dures du corps humain : ils en ſont comme la charpente, & ils ſervent d'appui & de ſoutien aux parties molles.

Pour prendre une bonne connoiſſance des os, il faut les conſidérer en général & en particulier ; & on doit faire cet exa-men, non-ſeulement ſur les os ſecs d'un adulte, mais encore ſur ceux d'un cadavre nouvellement décharné, afin de voir en même tems les parties qui appartiennent

A 4

aux os & qui ne fe trouvent plus dans les os fecs, comme le périofte, les cartilages, les ligamens, les glandes fynoviales, la moëlle, &c. On fe fert pour cette étude des os féparés, & d'un fquelete.

On nomme fquelete l'affemblage de tous les os du corps humain placés dans leur fituation naturelle, & unis enfemble par leurs ligamens naturels, ou par des liens artificiels.

Cette différence de ligamens a fait diftinguer deux fortes de fqueletes, l'un naturel & l'autre artificiel. Le fquelete naturel eft celui dont les os font unis par leurs ligamens naturels. On appelle fquelete artificiel celui dont les os font fufpendus par des liens artificiels, comme le fil d'archal ou de laiton. Ce dernier a cette commodité, dans l'étude qu'on en fait, qu'on a l'avantage de voir les articulations à découvert.

DIVISION DU SQUELETE.

On divife le fquelete en tête, en tronc & en extrémités.

La tête comprend le crâne & la face.

Le tronc comprend l'épine, le thorax & le baffin.

Les extrémités ſont au nombre de quatre; deux ſupérieures, & deux inférieures.

Chacune de ces parties ſe ſubdiviſe encore, comme on le verra dans la ſuite.

DES OS EN GÉNÉRAL.

On conſidere en général dans les os : 1°, leur conformation extérieure ; 2°, leur ſtructure intérieure ; 3°, leurs connexions; 4°, leurs uſages.

I.

De la conformation extérieure des Os.

Il ſuffit de jetter un coup d'œil ſur un ſquelete pour appercevoir que tous les os n'ont ni le même volume, ni la même figure. Il y en a de grands, de moyens, de petits, d'épais, de minces, d'étroits, de larges, de longs, de courts, &c. Il y en a auſſi de quarrés, de ronds, de triangulaires, &c. Leur couleur n'eſt pas moins ſenſible. Elle eſt ordinairement blanche dans les os ſecs, plus ou moins, ſuivant les différens os & les différentes parties de chaque os, ſuivant leur conſiſtance, & ſuivant l'âge.

On diftingue dans les os une partie principale qui en fait comme le corps, des éminences, des cavités, & leurs régions.

On entend par partie principale, ou corps d'un os, celle qui en fait la maffe & le volume principal, & qui s'offifie la premiere. C'eft ordinairement la partie moyenne.

Les éminences font de deux fortes. Celles qui font continues au corps de l'os, & qui ne font qu'une même piece avec lui, fon nommées apophyfes. On donne le nom d'épiphyfes à celles qui ne font que contiguës à l'os, & qui paroiffent comme des pieces rapportées, & foudées au corps de l'os par le moyen d'un cartilage, qui s'offifie ordinairement vers la vingtieme année. Il y a des épiphyfes qui ont des apophyfes, & des apophyfes qui ont auffi leurs épiphyfes.

Les apophyfes, de même que les épiphyfes, reçoivent différens noms eu égard à leur figure & à leurs ufages.

On nomme têtes celles qui font convexes, arrondies & d'une furface égale : col, celles qui font étroites dans leur milieu & évafées vers les extrémités : condyles, celles qui font applaties des deux côtés : tubérofités, celles qui font inégales, raboteufes & irrégulieres : coronoï-

des, celles qui d'une baſe large ſe terminent en une extrémité étroite. Les autres
dénominations s'apprendront aiſément par
l'examen particulier de chaque piece.

Outre ces éminences plus conſidérables, on trouve encore à la ſurface des os
des inégalités plus ou moins marquées,
que l'on nomme facettes, marques, empreintes, traces, &c. on les remarque ſur-
tout aux inſertions des muſcles.

On remarque à la ſurface des os des enfoncemens ou cavités, dont les unes ſervent aux articulations, & les autres ont
d'autres uſages.

Les cavités articulaires ſont ou profon-
des, ou ſuperficielles.

Les premieres ſont nommées cotyloï-
des, & les autres glénoïdes.

Les cavités non articulaires ſont nommées foſſes, ſinus, ſinuoſités, ſciſſures,
ſillons, échancrures, fentes, trous,
conduits, canal, gouttiere, &c.

On nomme foſſe une cavité, dont l'entrée eſt plus large que le fond, & qui ſert
à loger quelque partie molle. Le ſinus a
le fond plus large que ſon entrée. Les ſinuoſités ſont des enfoncemens plus longs
que larges, qui donnent paſſage à des tendons. Sciſſure, ſillons, gouttiere, ſont
des enfoncemens longs & ſuperficiels qui

A 6

reçoivent des vaiſſeaux. L'échancrure eſt une cavité en maniere de croiſſant. La fente eſt une cavité longue & étroite, qui traverſe l'épaiſſeur de l'os. Le trou eſt une cavité qui perce auſſi l'épaiſſeur de l'os, & qui a ſon entrée près de ſa ſortie. Le conduit ou canal eſt une cavité dans l'os faite en maniere de tuyau. Les pores ſont des petits trous preſque imperceptibles.

On diſtingue encore dans les os certaines portions, ou régions, qui aident à déterminer, avec plus de préciſion, la poſition des parties molles, & les attaches des muſcles. Par exemple, on diviſe les os longs en partie moyenne & en extrémités; les os larges en faces, en angles, en baſe, en bords. Les uns & les autres ſe diviſent encore en parties ſupérieures, moyennes, inférieures; en antérieures, poſtérieures & latérales; en externes & internes.

Pour entendre toutes ces dénominations, on ſuppoſe le ſquelete debout appuyé ſur les pieds, les bras pendans le long de ſes côtés; les mains ayant la paume tournée un peu en arriere, & le pouce vers l'os fémur de chaque côté. Si l'on imagine un plan perpendiculaire, qui paſſe depuis le ſommet de la tête juſqu'en bas, entre les deux talons, & qui partage éga-

lement tout le corps en parties droite &
gauche, on appellera externe ce qui fera
le plus éloigné de ce plan, & interne ce
qui en fera le plus proche.

Il faut obferver que l'on appelle encore
interne ce que l'on ne peut appercevoir
dans un os que quand il eft ouvert; &
externe ce qui paroît au dehors.

I I.

De la ftructure intérieure des Os.

LE s os font compofés de fibres dures
& folides, qui, par leurs différens ar-
rangemens, forment des lames, des pla
ques, ou des filets de différentes grandeurs.

On diftingue dans la plupart des os ;
1°, une fubftance compacte, très-dure &
très-folide, qui occupe toujours plus ou
moins le dehors de l'os, & qui eft fort
confidérable dans les grands os.

2°. Une fubftance cellulaire ou fpongieufe, qui occupe le dedans de l'os, &
qui domine dans ceux qui n'ont pas de
cavité confidérable, & fur-tout aux extrémités.

3°. Une fubftance réticulaire, que l'on
apperçoit dans l'intérieur des os longs &
creux.

En fciant, fuivant fa longueur, un os

long & creux, comme le tibia, on apperçoit très fenfiblement ces trois fortes de fubftances.

On remarque dans l'intérieur des os trois fortes de cavités; de grandes, de moyennes & de petites.

Les grandes occupent le milieu des os longs & cylindriques, & fervent à loger la moëlle.

Les moyennes font formées par les interftices de la fubftance cellulaire.

Les petites comprennent les trous & conduits qui donnent paffage aux vaiffeaux qui fe diftribuent dans la fubftance de l'os, ou à la moëlle, & les pores qui permettent aux parties les plus fubtiles de la moëlle de pénétrer dans la fubftance de l'os.

I I I.

Articulations des Os.

ARTICULATION, connexion & jonction des os, font des termes fynonimes.

L'articulation des os dépend 1°, d'un rapport de conformation entre les pieces qui doivent être affemblées & unies enfemble ; 2°, de certains moyens que la nature emploie pour tenir les os joints les uns aux autres.

En examinant les articulations d'un ſquelete naturel, on voit que les os ſont joints enſemble de trois manieres; 1°, il y en a qui ſont enchâſſés & engrenés les uns dans les autres; 2°, il y en a qui ſont comme ſoudés enſemble par le moyen d'un cartilage; 3° d'autres ſont ſuſpendus par des ligamens; 4°, quelquefois ils ſont joints de deux ou trois de ces manieres à la fois. J'appelle la premiere maniere articulation oſſeuſe : la ſeconde, articulation cartilagineuſe : la troiſieme, articulation ligamenteuſe : la quatrieme, articulation mixte ou compoſée.

1°. L'articulation oſſeuſe ne dépend que de la ſeule configuration des os qui s'enchâſſent l'un dans l'autre par engrenure, ou par emboîtement : ce qui en conſtitue de deux eſpeces.

L'articulation oſſeuſe par engrenure eſt celle où les os ſont affermis par des inégalités ou éminences, qui ſont reçues réciproquement dans des cavités proportionnées de l'une & l'autre piece. Ces éminences ſont taillées en queue d'aronde, ou en maniere de dents. C'eſt de cette maniere que ſont unis entr'eux les os du crâne & de la face. Ces éminences ne font quelquefois que de fimples canelures, comme à la future écailleuse des temporaux avec les pariétaux.

L'articulation offeufe par emboîtement eft celle où une portion confidérable d'un os eft enchâffée dans une cavité qui lui eft proportionnée, & qui l'embraffe très-étroitement. Telle eft l'articulation des dents avec les alvéoles des os maxillaires.

2°. L'articulation cartilagineufe eft celle où les deux pieces articulées font comme foudées par un cartilage intermédiaire. C'eft ainfi que les os pubis font unis entre eux ; que les côtes font jointes au fternum, & aux vertèbres, & que les vertèbres font unies entr'elles par leurs corps.

3°. L'articulation ligamenteufe eft celle où les os ne tiennent enfemble que par des ligamens, & paroiffent comme fufpendus. Celle-ci eft ferrée ou lâche. La premiere fe remarque dans la connexion des os du carpe, du tarfe, &c. La feconde a lieu dans la jonction des os du bras, de l'avant-bras, de la cuiffe, de la jambe, &c.

4°. L'articulation mixte eft celle où les os font joints enfemble de deux ou trois de ces manieres à la fois. Telle eft celle des vertèbres que leur conformation affermit, qui font foudées enfemble par des cartilages, & fortifiées dans leur jonction par des ligamens.

L'articulation offeufe ne permet aucun mouvement aux pieces qui font ainfi articulées. Les os qui font foudés par des cartilages, n'ont qu'un mouvement de reffort proportionné à l'épaiffeur & à l'étendue du cartilage qui les unit. L'articulation ligamenteufe ferrée ne permet que de foibles mouvemens. Les pieces ainfi unies n'ont guere que la liberté de gliffer les unes fur les autres. L'articulation ligamenteufe lâche permet plufieurs fortes de mouvemens qui réfultent toujours de la conformation des pieces articulées. On peut réduire tous ces mouvemens à ceux da genou, de charniere, de couliffe, de pivot & de roue.

1°. Le mouvement de genou a lieu lorfqu'une tête fphérique eft reçue dans une cavité qui a la même figure, dans laquelle elle peut fe mouvoir en tout fens : tel eft le mouvement du fémur fur l'os des îles ; de l'humérus fur l'omoplate.

2°. Le mouvement de charniere eft borné à celui de flexion & d'extenfion ; il dépend de la conformation des os, de la fituation des ligamens & des mufcles. Le mouvement de l'avant-bras fur l'hu mérus, de la jambe sur le fémur, est un mouvement de charniere. On doit encore ranger dans cette classe les articulations qui sont doubles sur la même ligne, comme celles de la mâchoire inférieure, de la tête, &c.

3°. Le mouvement de coulisse a lieu quand un os glisse sur un autre os. La circonférence de la tête du radius glisse de cette façon dans la cavité correspondante du cubitus.

4. Le mouvement de pivot est celui où un os tourne sur son axe. Le radius roule de cette maniere sur l'apophyse externe de l'extrémité inférieure de l'humérus.

5°. Le mouvement de roue a lieu lorsqu'un os percé reçoit une apophyse sur laquelle il tourne. Tel est le mouvement de la premiere vertèbre du col sur la seconde.

En examinant chaque os en particulier, on se formera une idée plus exacte de ces diverses especes d'articulations & de mouvemens.

I V.

Usages des Os en général.

On peut dire en général que les os sont à l'égard du corps, ce que la charpente est à un bâtiment. Ils lui donnent la fermeté & l'attitude ; ils en soutiennent tous les organes ; ils le maintiennent dans toutes les situations convenables à ses fonctions : ils défendent & garantissent des injures extérieures les organes qui sont renfermés dans les grandes capacités ; & ils servent de levier pour transporter le corps d'un lieu à un autre.

Les apophyses & les épiphyses en élargissant les extrémités des os, donnent plus d'assiette aux articulations : elles multiplient les insertions des muscles & les attaches des ligamens : elles changent les directions de plusieurs muscles, & facilitent leur action.

Les cavités articulaires reçoivent les extrémités des os, & servent à leurs connexions : les autres servent à loger les muscles & les autres parties molles : elles dirigent les tendons, donnent passage aux vaisseaux, aux nerfs & aux ligamens.

Leur structure intérieure n'est pas non plus sans dessein. Les grands os creux ont beaucoup de fubftance compacte dans leur milieu, afin qu'ils foient moins expofés à caffer ou à plier dans les grands mouvemens, & lorfqu'ils heurtent contre qulque corps : leur forme en maniere de tuyau, jointe à la folidité de leur fubftance, les rend plus forts fans augmenter leur volume, & les rend capables de foutenir un grand poids : leur fubftance cellulaire leur donne plus d'étendue, fans en augmenter la maffe, ni le poids : la fubftance réticulaire foutient la moëlle en maffe, qui remplit la cavité des os creux; les cavernes du tiffu cellulaire renferment le fuc médullaire, ou la moëlle en grappe, dont nous parlerons bien-tôt.

Si le fquelete eût été fait d'une feule piece, ou fi tous les os euffent été foudés enfemble d'une maniere immobile, l'homme n'auroit été qu'une ftatue roide, fans foupleffe & fans agilité : au lieu qu'étant fait de plufieurs pieces différemment articulées, il eft capable d'une multitude de mouvemens qui le mettent en état de veiller à fa confervation, & de remplir toutes fes fonctions.

DES OS FRAIS.

Tout ce qui vient d'être confidéré jufqu'ici eft commun aux os fecs & aux os frais. Mais ceux-ci ont encore des parties que l'on détruit en les préparant, & qu'il faut examiner fur des os nouvellement décharnés, comme les cartilages, les ligamens, le périofte, les glandes fynoviales, la fynovie, la moëlle, les vaiffeaux & les nerfs,

I.

Des Cartilages.

Les cartilages font des corps blanchâtres, moins durs, plus flexibles & moins fragiles que les os, polis, fouples, plians & élaftiques ; compofés de différentes lames unies enfemble par un tiffu cellulaire, moins cohérentes que celles des os, & fans aucune cavité manifefte. Ils font recouverts extérieurement d'une membrane nommée *périchondre*, qui eft un prolongement du périofte dans ceux qui font adhérens aux os. Ils reçoivent des parties voifines des vaiffeaux & des nerfs, qui fe diftribuent dans leur fubftance.

Tous les cartilages n'appartiennent point aux os ; tels font, par exemple, ceux de la trachée-artère : il y en a qui y font unis immédiatement, & d'autres qui font mobiles dans les cavités articulaires.

Parmi ceux qui font unis immédiatement aux os, les uns fervent à les fouder enfemble, comme on le voit à la fymphife des os pubis, entre les corps des vertèbres : d'autres donnent plus d'étendue aux os, comme les portions cartilagineufes des côtes : d'autres enfin revêtent en forme de croûtes les extrémités des os, & les cavités articulaires, pour rendre leurs mouvemens plus libres & plus faciles, diminuer le frottement & empêcher les fibres offeufes de bourgeonner, de s'alonger, de fe joindre de part & d'autre & prévenir les ankylofes. Les cartilages intermédiaires rendent les mouvemens plus libres & plus fûrs. Ceux qui revêtent les goutieres & les finuofités par où paffent les tendons, fervent à rendre le paffage plus gliffant.

Le nombre des cartilages eft bien plus grand dans les enfans que dans les vieillards, une grande partie s'offifiant avec l'âge. Ceux qui foudent les épiphyfes au corps de l'os, font offifiés entierement vers la vingtieme année ; d'ailleurs les os du corps humain ont paffé par l'état de cartilage avant d'acquérir la conſiſtance & la ſolidité qui les caractériſe.

I I.

Des Ligamens.

L ᴇ s ligamens ſont des eſpeces de bandes ou cordons blanchâtres , fibreux , ſerrés , compactes , ſans cavités ſenſibles , plus gros & plus fermes que les membranes , plus ſouples & plus flexibles que les cartilages , très-peu élaſtiques , difficiles à rompre ou à déchirer , ne prêtant preſque pas , ou ne prêtant que difficilement quand on les tire ; deſtinés à lier enſemble les os , ou à borner les parties molles.

Quoique dans l'état naturel ils ſoient peu ſenſibles , il entre cependant des nerfs dans leur texture , auſſi bien que des vaiſſeaux qu'ils reçoivent des parties voiſines.

Toutes les articulations mobiles ſont affermies par des ligamens.

Les uns ſont plutôt des toiles ligamenteuſes très-minces que de véritables ligamens. Ils ſont attachés de part & d'autre immédiatement autour de l'articulation, & aux extrémités des os qui la forment ; on les nomme capſulaires. Ils ſe rencontrent dans toutes les articulations mobiles : ils renferment l'humeur ſynoviale, & l'empêchent de s'écouler. Il fuinte même de leur furface interne, par une infinité de petits orifices, une férofité lymphatique très-fine qui fe méle avec la fynovie.

Il y a d'autres ligamens en forme de cordons applatis, ou de bandelettes plus ou moins étroites, plus ou moins longues, mais très-fortes, plus ou moins épaiffes, qui font placées fur les côtés des articulations qui ont un mouvement de charniere. Tels font auffi ceux qui lient les corps des vertèbres enfemble.

Enfin il y en a qui font en même tems l'office de liens & de bandes pour tenir les os affemblés, & de capfules pour empêcher l'écoulement de la fynovie. Ils environnent ordinairement les articulations avec mouvement de genou. Quelques Auteurs les nomment auffi ligamens capfulaires ; mais en les examinant avec plus d'attention, ils paroiffent être compofés de deux fortes de ligamens fortement unis & collés enfemble ; favoir du ligament ou membrane capfulaire proprement dite, & de plufieurs bandes, qui d'efpace en efpace s'étendent fur le ligament capfulaire, & s'y uniffent très-étroitement.

Il y a encore d'autres ligamens dont je ne parle point ici ; mais il en fera fait mention à mefure que l'occafion s'en préfentera.

En

En général, dans quelque articulation que ce soit, moins il y a de ligamens, & plus ils sont longs & foibles; plus les mouvemens sont libres & prompts, & plus les os sont sujets à se luxer. Au contraire plus il y a de ligamens, & plus ils sont forts & courts; plus les mouvemens sont bornés, & moins les os sont sujets à sortir de leur place.

III.

Du Périoste.

Tous les os frais, excepté la partie émaillée des dents, sont revêtus extérieurement d'une enveloppe membraneuse médiocrement fine, très-forte, inégalement épaisse, plus ou moins transparente, d'un tissu fort serré, qui prête difficilement, & qui est d'un sentiment exquis, nommée périoste. Elle est composée de plusieurs feuillets membraneux fort minces, & intimement unis, où l'on distingue des fibres longitudinales, obliques, transversales, &c.

L'épaisseur du périoste n'est pas la même dans toute son étendue. Il est plus épais vers les extrémités des os, & aux endroits où il est plus humecté par la graisse, la synovie, le suc médullaire, &c. Sa sur-

B

face externe eſt liſſe & polie : l'interne eſt inégale & raboteuſe, parce qu'il ſe détache de tous ſes plans une multitude de filets nerveux & vaſculeux qui s'implantent dans la ſubſtance de l'os. Il eſt parſemé d'une infinité d'artères, de veines & de nerfs, qu'il reçoit des parties qui l'environnent.

Quant à ſes uſages, on peut dire 1°, que le périoſte eſt à l'os ce que l'écorce eſt aux arbres (*a*). Non-ſeulement il revêt les os, mais ſes feuillets internes s'oſſifient eux-mêmes, & ajoutent de nouvelles couches à l'os, de la même maniere que les couches intérieures de l'écorce forment les couches ligneuſes de l'aubier.

2°. Il ſoutient un réſeau admirable de vaiſſeaux & de nerfs qui ſe diſtribuent à l'os.

3°. Il ſert à rendre les mouvemens des muſcles plus aiſés & plus coulans, & il empêche qu'en frottant à nud ſur l'os ils ne s'uſent & ne ſe détruiſent réciproquement.

4°. Il fournit des attaches à pluſieurs muſcles.

5°. Il affermit l'union des os avec leurs

____

(*a*) Voyez les Mémoires de M. Duhamel parmi ceux de l'Académie Royale des Sciences, années 1741, 42 & 43.

épiphyfes, leurs ligamens & leurs cartilages, qui dans les jeunes fujets fe détachent
très-facilement quand le périofte eft détruit. Il fert auffi à la formation du cal &
à fouder les os dans les fractures (*a*). Car
c'eft une erreur de croire avec le commun
des Anatomiftes, qu'il ne revêt pas immédiatement les portions d'os qui font
couvertes de cartilages, ni celles où s'attachent les ligamens & les tendons, ni les
portions de cartilages qui font expofées
aux frottemens. On peut fe convaincre du
contraire en difféquant avec foin le périofte d'un jeune fœtus. On verra que non-
feulement il revêt les cartilages & les ligamens, mais qu'il s'en détache même des
feuillets qui revêtent & forment le cartilage mitoyen qui unit les épiphyfes aux os ;
qu'il revêt ceux qui encroutent les extrémités des os, & les cartilages inter-articulaires, & qu'il recouvre les ligamens capfulaires : de maniere que fi l'on pouvoit dé-
truire tous les os fans endommager le périofte, on auroit un foureau membraneux
qui repréfenteroit un fquelette entier.

Cette expanfion membraneufe reçoit
différens noms felon les parties qu'elle re-

____

(*a*) Mémoires de M. Duhamel.

couvre. On nomme périoste la portion de
cette enveloppe qui recouvre les os ; périchondre celle qui revêt les cartilages , &
péridesme celle qui environne les ligamens.

I V.

Des Glandes synoviales , & de la Synovie.

LE s articulations mobiles sont humec-
tées par une liqueur glaireuse & mucilagineuse , connue sous le nom de synovie.
Cette liqueur est renfermée avec les extrémités des os articulés dans les capsules
ligamenteuses qui en empêchent l'écoulement , & elle est fournie principalement
par de petits grains ou paquets glanduleux
plus ou moins plats , mollasses , que l'on
nomme glandes synoviales , ou glandes
mucilagineuses , qui sont aussi renfermées
dans les mêmes capsules.

Ces glandes plus ou moins rougeâtres ,
sont garnies de beaucoup de graisse. Elles
sont larges par leur base , & se terminent
par un bord applati en forme de crête ,
d'où partent de petits conduits excrétoires
longuets & flottans en maniere de frange.
Elles sont évidemment formées de petits
grains vésiculaires renfermés dans une
membrane commune parsemée de vais-

ſeaux. Elles ſont attachées principalement
aux bords des ligamens capſulaires, ou
dans des enfoncemens particuliers de la
tête ou des cavités des os. On remarque
encore à la ſurface des gaines des tendons,
& dans les interſtices des fibres des ligamens capſulaires, des petits grains ou fol-
licules ſéparés, qui verſent une liqueur
jaunâtre & mucilagineuſe.

Les glandes ſynoviales fourniſſent une
humeur lymphatique, onctueuſe, qui étant
mélée avec celle qui ſuinte par les pores
des ligamens capſulaires, avec le ſuc huileux des pelotons graiſſeux, & peut-être
avec une portion du ſuc médullaire, forme ce qu'on nomme ſynovie. C'eſt une
humeur glaireuſe & mucilagineuſe qui reſſemble au blanc-d'œuf fouetté. Elle contient de l'huile, du phlegme & quelques
particules terreuſes très-atténuées. Elle
eſt légérement ſaline; elle ne ſe coagu-
le pas à la chaleur comme la lymphe;
au contraire elle devient plus fine & plus
ténue. Les eſprits acides & les liqueurs
ardentes la réduiſent en *coagulum*, mais les
alcalis l'atténuent.

Cette humeur ne laiſſe pas d'être fort
abondante. Elle ſert à humecter & à lubréfier les extrémités des os articulés enſemble, afin de les rendre plus gliſſantes,

de rendre leurs mouvemens plus aifés, d'empêcher qu'elles ne fe froiffent, que leurs croûtes cartilagineufes ne fe deffé-chent, & ne s'ufent par le frottement. Les glandes qui la fourniffent, font placées de façon que dans les différens mouvemens, elles font preffées légérement, afin que cette humeur foit verfée en plus grande quantité dans les circonftances où fa pré-fence eft plus néceffaire, & que par fon féjour elle ne s'épaiffiffe pas, & ne forme point d'obftructions dans le corps de la glande.

V.

De la Moëlle.

LES os renferment dans leurs cavités une humeur graffe & huileufe, plus ou moins figée. Celle qui eft contenue dans les cavités des os longs & creux, fe nom-me *moëlle*; & on nomme *fuc médullaire* celle qui eft répandue dans les anfractuo-fités cellulaires.

La moëlle proprement dite, eft une maffe compofée d'une infinité de véficules membraneufes qui tiennent enfemble, & qui s'entre-communiquent, fur lefquelles rampent des vaiffeaux fanguins & des nerfs,

& qui renferment une huile très-fine &
très-douce. Ces vésicules sont toutes en-
veloppées par une membrane commune,
mince & délicate, qui est comme un périoste interne attaché à la surface de l'os
par une infinité de vaisseaux capillaires &
des filamens très-déliés. Cette masse est
traversée différemment, & comme entre-
lacée par des filets osseux de la substance
réticulaire qui lui sert de soutien.

Le suc médullaire est répandu dans
toutes les anfractuosités cellulaires de la
substance des os. Il y est aussi renfermé
dans une infinité de vésicules membraneuses très-fines, qui tapissent les cellules osseuses, & qui communiquent toutes ensemble. Il est plus liquide & plus rougeâtre que la moëlle proprement dite qui est
plus ferme, plus blanche, & n'est rouge
qu'à sa surface.

La moëlle de même que la graisse, aide à réparer les humeurs dans les grandes
abstinences, & à adoucir les parties sali-
nes. En s'insinuant dans la substance des
os, elle rend les fibres osseuses plus flexibles & moins fragiles. Dans la vieillesse,
où cette humeur est peu abondante, les
os sont très-fragiles.

V I.

Vaisseaux & Nerfs des Os frais.

LEs os frais reçoivent leurs artères & leurs veines des muscles qui les recouvrent. On peut en faire trois classes. Les vaisseaux sanguins de la premiere classe se distribuent aux parties extérieures des os, aux cartilages, aux ligamens, aux glandes mucilagineuses, au périoste sur lequel ils se ramifient & forment des réseaux en s'anastomosant. Ils servent à nourrir les parties extérieures des os, & à la sécrétion de la synovie.

Les vaisseaux de la seconde classe sont des prolongemens des précédens. Ce sont des petits filets très-déliés qui s'insinuent dans les pores des os, s'étendant en long entre les fibres osseuses, pour l'entretien du suc osseux.

Les vaisseaux de la troisieme classe entrent dans les cavités des os creux par les conduits obliques de leur substance compacte. Ils se distribuent sur-tout aux membranes de la moëlle & du suc médullaire.

Si les os sont formés par les couches du périoste ossifié, comme les expériences de M. Duhamel ne permettent pas d'en dou-

ter (*a*) , il s'enfuit qu'ils ne font pas dépourvus de nerfs : mais en fe féchant &
en durciffant, ces organes perdent leur
fenfibilité , de la même maniere que les
parties devenues calleufes & skyrreufes ,
deviennent infenfibles.

V I I.

Couleur des Os frais.

La couleur naturelle des os frais d'un
adulte eft blanchâtre, tirant plus ou moins
fur le rouge , fuivant que les vaiffeaux
fanguins font plus ou moins gros ou gon-
flés , que les lames offeufes font plus ou
moins compactes , & fuivant l'âge.

Dans les enfans ils font affez rouges ;
mais cette couleur s'efface avec l'âge , &
fe perd enfin dans la vieilleffe , parce que
les vaiffeaux fanguins font plus étranglés ,
& que les lames offeufes font plus compactes & moins tranfparentes.

(*a*) Mémoires de M. Duhamel.

DES OS EN PARTICULIER.

De la Tête en général.

La tête eſt la premiere partie du ſque-lete & la plus élevée. Priſe dans ſon en-tier c'eſt un aſſemblage de pluſieurs os, dont les uns forment par leur connexion une boëte ovale dans laquelle eſt renfer-mé le cerveau, & qu'on nomme proprement le crâne : les autres occupent la partie antérieure de la tête, & forment la face.

La tête a la figure d'une ſphéroïde ap-plati ſur les côtés. Sa partie ſupérieure ſe nomme le ſommet de la tête ; l'inférieure baſe du crâne ; les latérales tempes ; la poſtérieure occiput ; l'antérieure le front : on nomme ſinciput la partie ſupérieure du front à l'endroit où commence le ſom-met.

On remarque à la tête, tant à l'exté-rieur que dans l'intérieur, pluſieurs émi-nences, cavités & inégalités, dont les unes ſont ſimples, & propres à une ſeule piece ; les autres ſont compoſées, & communes à pluſieurs de ces pieces. On les connoîtra mieux par l'examen de chaque os en particulier.

Les os de la tête, & particulierement ceux du crâne font compofés de deux tables compactes, & du diploë. La table externe eft plus épaiffe : l'interne eft plus mince, d'un tiffu plus ferré & plus caffant ; c'eft ce qui l'a fait nommer table vitrée.

Le diploë eft cette fubftance fpongieufe & cellulaire que l'on remarque entre les deux tables. Elle eft plus ou moins confidérable fuivant l'épaiffeur des pieces. Elle manque tout-à-fait en quelques endroits, où les tables s'uniffent & rendent ces endroits tranfparens. Le diploë eft de la même nature que le tiffu cellulaire des autres os. Il contient un fuc médullaire rougeâtre, qui lui eft fourni par de petites ramifications de vaiffeaux fanguins répandues fur la furface des membranes fines qui tapiffent ces cellules. Il a ici les mêmes ufages qu'ailleurs.

La tête eft unie au tronc par le moyen des apophyfes condyloïdes de l'occipital, qui font reçues dans les cavités fupérieures de la premiere vertèbre du col, de la maniere qui fera expliquée dans la fuite. La plupart des pieces qui compofent la tête, font unies enfemble par une engrénure plus ou moins profonde.

Les principaux usages de la tête sont de loger le cerveau, d'être le siege des organes des sens, de servir à la mastication, à la respiration, à la voix, &c.

Pour bien entendre tout ce que nous dirons dans la suite, il faut bien connoître la situation naturelle de la tête. On l'aura juste & exacte si l'on place le grand trou occipital & les arcades zigomatiques horisontalement.

Du Crâne.

Le crâne est une boëte osseuse d'une forme approchante de l'ovale, applatie sur les côtés & allongée de devant en arriere, plus étroite antérieurement, plus large & plus profonde postérieurement.

La rondeur du crâne en lui donnant plus de capacité, le rend en même tems plus propre à garantir le cerveau des injures extérieures. L'applatissement des côtés donne plus d'étendue à la vue ; met les oreilles à l'abri, & donne plus de champ aux ondes sonores.

La face extérieure du crâne est assez égale, lisse & polie à sa partie supérieure, n'étant recouverte que du périoste, qui prend ici le nom de péricrâne, des mus-

cles frontaux & occipitaux , de leur aponévroſe & des tégumens communs : au
lieu qu'à ſa baſe , on y remarque pluſieurs
éminences , des cavités , des inégalités ,
pour donner attache aux muſcles , & des
trous pour le paſſage des vaiſſeaux qui ſe
diſtribuent dans l'intérieur.

La face interne ſupérieure eſt aſſez égale. On y remarque ſeulement des petits
ſillons formés par la pulſation des artères
de la dure-mere , & des petits enfoncemens ou impreſſions digitales irrégulieres.

L'os eſt beaucoup plus mince à l'endroit de ces enfoncemens que par-tout ailleurs. Les deux tables y ſont unies immédiatement & ſans diploë ; ce qui le
rend tranſparent. On doit toujours être en
garde contre ces ſillons & ces impreſſions
digitales dans l'opération du trépan , pour
ne point offenſer les artères , ni les éminences du cerveau.

La ſurface interne de la baſe du crâne
eſt fort inégale , tant pour loger les différentes parties du cerveau , que pour donner paſſage , & pour garantir les vaiſſeaux
& les nerfs qui fourniſſent au cerveau , ou
qui en partent.

Le crâne n'eſt point une piece ſimple ;
il eſt formé de l'aſſemblage de huit os , qui

font le coronal, les deux pariétaux, l'occipital, les deux temporaux, l'ethmoïde & le fphénoïde. Le coronal occupe la
partie antérieure du crâne ; les deux pariétaux en forment le fommet & les parties
latérales fupérieures ; l'occipital forme la
partie poftérieure & une portion de la
bafe ; les os des tempes forment les parties latérales inférieures ; l'os ethmoïde
occupe la partie antérieure de la bafe,
& le fphénoïde en occupe le milieu.

Tous ces os font joints entre eux, &
quelques-uns même avec ceux de la face
par engrénure, ou, fuivant le langage des
Anatomiftes, par des futures, que l'on
divife en communes & en propres.

Les propres font au nombre de cinq ;
favoir, la coronale, la fagittale, la lambdoïde ou occipitale, & les deux temporales ou écailleufes. On les nomme propres, parce qu'elles ne joignent que les
feuls os du crâne entr'eux.

Les futures communes font celles qui
uniffent les os du crâne avec ceux de la
face. On en conte auffi cinq ; favoir, la
tranfverfale, qui s'étend tout le long de
la partie inférieure du coronal ; l'ethmoïdale, qui joint l'ethmoïde au coronal, la
fphénoïdale ; qui joint la plus grande partie du fphénoïde aux os voifins ; & les

deux zigomatiques , qui joignent les temporaux aux os de la pommette.

Il étoit néceſſaire que la boëte du crâne fût faite de pluſieurs pieces , afin qu'elle pût prêter & s'étendre à meſure que le cerveau prend de l'accroiſſement & acquiert plus de volume ; que dans l'accouchement ils puſſent ſe rapprocher & gliſſer les uns ſur les autres , & prendre une conformation proportionnée au paſſage par où ils doivent ſortir.

Les ſutures uniſſent ces os les uns aux autres ; mais elles ont encore d'autres uſages. Car 1°, elles amortiſſent la violence des coups & des chûtes auxquels on eſt expoſé ; elles empêchent que les os ne s'écartent & ne ſe ſéparent ; & que les fractures faites à un os ne ſe communiquent ſi facilement à celui qui l'avoiſine ; 2°, elles facilitent la communication de la dure-mere avec le péricrâne par les filets vaſculeux que ces deux membranes s'envoient réciproquement ; 3°, peut - être permettent-elles une ſorte de tranſpiration qui ſe fait des parties renfermées dans le crâne.

Outre les ſutures ordinaires qui joignent enſemble les os du crâne , il s'en trouve encore quelquefois d'autres qui méritent d'être remarquées , afin qu'on ne les prenne pas pour des fractures. Nous en ferons mention à mesure que nous avancerons dans l'examen des os en particulier.

La boëte du crâne est destinée à loger le cerveau. Elle est tapissée intérieurement d'une membrane assez forte connue sous le nom de dure-mere. Elle fait l'office de périoste interne, & forme une enveloppe au cerveau. Nous la décrirons plus au long, lorsque nous parlerons de cette partie.

L'Os coronal.

L'os coronal, ou frontal, parce qu'il forme le front, est placé à la partie antérieure du crâne. Sa figure est demi-circulaire & ressemble à celle d'une coquille de mer. Il est un peu incliné en arriere.

On y distingue deux faces ; l'une externe, convexe pour la plus grande partie & assez égale ; l'autre interne, concave & inégale.

On remarque à la face externe de cet os plusieurs éminences & des cavités.

Les éminences sont ; 1°, deux arcades sourcilieres, qui font le bord supérieur de chaque orbite.

2°. Trois boffes plus ou moins apparentes, nommées boffes du front, dont l'une eft placée entre les deux arcades, & les deux autres au-deffus de chaque arcade.

3°. Cinq apophyfes ; favoir, quatre angulaires ou orbitaires, diftinguées en externes & en internes, formant les extrémités de chaque arcade, & une cinquieme placée entre les deux orbites, nommée nazale, parce qu'elle foutient les os propres du nez.

4°. Une petite crête, ou ligne faillante derriere l'apophyfe angulaire externe, qui forme la partie antérieure du plan demi-circulaire des tempes.

Les cavités font ; 1°, deux enfoncemens confidérables, nommés voutes orbitaires, faifant la partie fupérieure des orbites.

2°. Dans chacune de ces voutes deux petits enfoncemens ; l'un au-deffous de l'apophyfe angulaire externe pour loger la glande lacrymale, & l'autre au-deffous de l'angle interne, où eft attachée la poulie cartilagineufe du mufcle grand oblique de l'œil.

3°. Derriere l'apophyfe angulaire externe une portion de la foffe temporale.

4°. Au bord de l'arcade fourciliere un

trou nommé fourcilier, par où paffent un filet de nerf de la branche ophthalmique de la cinquieme paire qui fort de l'orbite, & une petite branche de l'ophthalmique qui fe diftribue aux mufcles du front & aux tégumens. Ce trou eft quelquefois doublé : fouvent il n'y a qu'une ou deux petites échancrures.

5°. Deux trous orbitaires internes, l'un antérieur & l'autre poftérieur, éloignés l'un de l'autre d'environ un demi-pouce. Ils font placés fur le bord de la future tranfverfale du côté de l'angle interne. Quelquefois ce ne font que des échancrures, & les trous font achevés par la jonction du coronal & de l'os planum. Il paffe par le trou interne antérieur un filet de nerf de la premiere branche de la cinquieme paire, qui fe diftribue au nez ; & par le trou poftérieur un rameau de l'artère ophthalmique. Il fe diftribue auffi au nez.

6°. Une échancrure, nommée ethmoïdale, dont il fera parlé plus bas.

La face interne eft concave & inégale, étant marquée de petites éminences, & de petits enfoncemens irréguliers, qui répondent aux inégalités du cerveau.

L'éminence la plus remarquable de cette face interne eft une petite éminence perpendiculaire & tranchante, nommée épine du coronal. Elle donne attache au finus longitudinal. Quelquefois au lieu de cette épine, c'eft une gouttiere.

Les cavités de la face interne font ; 1°, les deux grandes foffes coronales qui répondent aux boffes du front pour loger les lobes antérieurs du cerveau.

2°. Au-deffus de l'épine du coronal une portion de la gouttiere du finus longitudinal. Quand l'épine manque, cette gouttiere fe prolonge jufqu'en bas.

3°. Au-deffous de l'épine, l'échancrure etmoïdale, où s'enchaffe l'os ethmoïde.

4°. Entre l'épine & cette échancrure, un trou nommé borgne ou épineux, par où paffe une petite artère & une petite veine. Quelquefois ce trou eft formé en partie par le coronal, & en partie par l'apophyfe *crifta-galli*. Il donne auffi attache à la racine de la faulx.

5°. Plufieurs enfoncemens fuperficiels.

6°. Des fillons pour les branches antérieures de l'artère de la dure-mere.

Les finus frontaux ou fourciliers font deux cavités irrégulieres & caverneufes, fituées à la partie moyenne & inférieure du coronal, s'étendant fur les orbites jufqu'aux trous fourciliers. Elles font formées par l'écartement des deux tables de cet os. Les finus s'ouvrent dans le nez par deux orifices placés à la racine de l'apophyfe nazale. Ils font revêtus intérieurement par une membrane très-fine, d'où il fuinte une humeur mucilagineufe analogue à la morve. Ils contribuent à l'odorat & à la voix. Il fe trouve des fujets où il n'y a qu'un finus. Quelquefois ils manquent tous les deux.

L'os coronal eft compofé de deux tables & du diploë, à l'exception cependant des voutes orbitaires, qui font très-minces, tranfparentes & fans diploë. Cet os eft plus épais que les pariétaux ; mais il l'eft moins que l'occipital.

Le coronal eft uni par engrénure plus ou moins profonde, à fept autres os : 1°, aux pariétaux par la future coronale ; 2°, avec les aîles du fphénoïde par future écailleufe, étant recouvert par ces mêmes aîles ; 3°, avec les os de la pommette par les apophyfes angulaires externes ; 4°, avec les os du nez par fon apophyfe nazale ; 5°, avec les apophyfes nazales des os maxillaires par cette même apophyfe ; 6°, avec l'os unguis par fon apophyfe angulaire interne ; 7°, avec l'os ethmoïde par l'échancrure ethmoïdale. Il rencontre encore le fphénoïde dans le fond de l'orbite.

Il faut obferver que dans le fœtus l'os coronal eſt diviſé par le milieu en deux portions égales. Mais cette diviſion s'efface ordinairement dans l'adulte. Dans quelques ſujets il reſte encore des traces de cette diviſion, même dans un âge avancé, & dans d'autres l'os eſt réellement partagé en deux pieces : ce qui fait que la future ſagittale ſe prolonge juſqu'à l'apophyſe nazale.

Dans tous les fœtus & les enfans nouveaux nés, le bord ſupérieur du coronal à l'endroit où il ſe rencontre avec la future ſagittale, ſe trouve membraneux, & ne s'oſſifie entierement que vers la ſeconde année, & quelquefois beaucoup plus tard. Cette portion membraneuſe du coronal, jointe à de pareilles portions membraneuſes des angles ſupérieurs & antérieurs des deux pariétaux, forme ce que l'on nomme la fontanelle, ou fontaine de la tête, dont la figure approche d'un lozange.

L'os coronal ſert à loger les lobes antérieurs du cerveau, & une portion du ſinus longitudinal. Il forme le front, une portion des tempes, & la partie ſupérieure des orbites.

Les Os pariétaux.

LES os pariétaux occupent la partie supérieure, moyenne, latérale & un peu postérieure du crâne. Ils ont la figure d'un quarré irrégulier un peu voûté.

On distingue dans chacun de ces os ; 1°, deux faces, l'une externe, convexe, assez égale ; & une interne, concave, légérement inégale.

2°. Quatre bords ; un supérieur nommé sagittal, qui est le plus grand, & dentelé d'un bout à l'autre ; un inférieur nommé temporal, qui est le plus petit, échancré, & presqu'entierement écailleux & canelé ; un antérieur nommé frontal ou coronal, aussi dentelé, excepté vers son angle inférieur, où il est écailleux ; un postérieur, ou occipital, dentelé dans toute sa longueur.

3°. Quatre angles ; deux supérieurs, & deux inférieurs, distingués en antérieurs & en postérieurs. L'angle inférieur antérieur est le plus alongé, & il est taillé en biseau.

On remarque à la face externe ; 1°, une grande portion de la trace demi-circulaire du muscle crotaphyte ou temporal ; 2°, un petit trou nommé pariétal, proche le bord fupérieur vers l'angle poftérieur , par où paffe une veine qui va des tégumens fe dégorger dans le finus longitudinal. Quelquefois ce trou ne fe trouve que dans l'un des pariétaux ; quelquefois il ne fe rencontre que dans la future fagittale.

1°. On apperçoit à la face interne plufieurs fillons qui fervent à loger les ramifications de l'artère de la dure-mere. Ces fillons imitent affez bien les nervures d'une feuille de figuier.

2°. On remarque à l'angle inférieur antérieur une gouttiere affez profonde , ou même quelquefois un canal creufé dans l'épaiffeur de l'os , par où paffe le tronc de l'artère de la dure-mere.

3°. Le long du bord fupérieur la moitié de la gouttiere du finus longitudinal.

4°. A l'angle inférieur une petite portion de la gouttiere du finus latéral.

5°. Des enfoncemens fuperficiels ou impreffions digitales en grand nombre.

Ces os , quoique moins épais que le coronal , font compofés de deux tables & du diploë.

Les pariétaux font joints entr'eux fupérieurement par la future fagittale ; poftérieurement avec l'occipital , par la future lambdoïde ; antérieurement avec le coro-

nal par la future coronale ; & inférieurement avec les os des tempes par la future écailleuse.

Ils touchent aussi par leur angle inférieur antérieur à l'aîle du sphénoïde.

Ces os recouvrent une très-grande portion du cerveau.

Ils forment une partie des tempes , &
donnent attache au muscle crotaphyte. Ils
concourent aussi dans le fœtus à la formation de la fontanelle.

L'Os occipital.

L'OCCIPITAL occupe la partie postérieure & inférieure du crâne : sa figure
approche de celle d'un losange irrégulier ,
& dentelé sur ses bords.

On distingue dans cet os ; 1°, deux
faces , une externe convexe , & l'autre
interne concave.

2°. Quatre angles plus ou moins marqués ; un supérieur , deux latéraux , &
un postérieur tronqué.

3°. Quatre bords ; deux supérieurs dentelés , & deux inférieurs plus ou moins
inégaux.

La face externe de cet os est convexe
& inégale , sur-tout à sa partie inférieure.

On

On y remarque plusieurs éminences &
des cavités.

Les éminences de la face externe sont :
1°, la bosse ou protubérance occipitale
vers la partie moyenne.

2°. Un peu au-dessous, deux arcades
transversales, qui se prolongent vers l'a-
pophyse mastoïde, l'une supérieure, &
l'autre inférieure.

3°. Une ligne perpendiculaire, nommée épine, ou crête occipitale, qui coupe
les deux arcades en maniere de croix, &
qui descend jusqu'au grand trou occipital.

4°. Plusieurs inégalités, ou empreintes
irrégulieres qui, de même que les arcades, donnent des attaches à différens
muscles.

5°. Deux apophyses très-remarquables,
situées aux parties latérales & antérieures
du grand trou occipital, nommées condyles, ou apophyses condyloïdes de l'occipital. Ces apophyses sont oblongues,
ovales & posées obliquement, s'écartant
de devant en arriere. Elles sont encrou-
tées d'un cartilage qui les rend plus lisses
& plus glissantes. Ces éminences sont reçues dans des cavités proportionnées de
la premiere vertèbre du col : elles servent
au mouvement de flexion & d'extension.
Leur bord interne descend plus bas que

C

leur bord externe, pour empêcher qu'elles gliſſent d'un côté ou de l'autre, & qu'elles puiſſent ſortir de leur cavité.

6°. Une apophyſe baſilaire, ou cunéïforme, qui forme l'angle inférieur de l'occipital. Elle eſt ſituée à la partie antérieure du trou occipital. Elle monte un peu en haut pour ſe joindre à la baſe du ſphénoïde. On remarque à cette apophyſe pluſieurs inégalités, pour donner attache à des muſcles & à des ligamens.

Les cavités de la face externe ſont : 1°, deux grandes échancrures ſous les angles latéraux, pour recevoir les apophyſes poſtérieures des temporaux.

2°. Deux échancrures, ou portions des trous déchirés, ſur les bords de l'apophyſe baſilaire, vis-à-vis les condyles.

3°. Quatre foſſettes condyloïdiennes, dont deux antérieures & deux poſtérieures.

4°. Deux trous condyloïdiens antérieurs pour la neuvieme paire de nerfs : ils ſont quelquefois doubles.

5°. Deux trous condyloïdiens poſtérieurs par où paſſent de petites veines cervicales qui vont ſe dégorger dans les ſinus latéraux. Quand ces trous manquent, les veines paſſent par le grand trou occipital.

6°. Le grand trou occipital, par où

paſſent la moëlle alongée , les nerfs accef-
foires de Willis , les artères vertébra-
les , & quelquefois aufſi les veines verté-
brales.

La face interne de l'occipital eſt concave. On y remarque auſſi des éminences &
des cavités.

L'éminence la plus remarquable eſt l'é-
minence cruciale , formée par deux lignes
ſaillantes qui ſe coupent en croix. La branche ſupérieure eſt ordinairement creuſée
en gouttiere , pour recevoir le ſinus longitudinal. Quelquefois cette gouttiere ſe
trouve à côté. La branche inférieure eſt
auſſi quelquefois creuſée ; mais plus ordinairement c'eſt une crête ou épine , qui
donne attache à la cloiſon inférieure de la
dure-mere qui ſépare le cervelet en deux
verticalement. Les branches latérales ſont
formées en gouttiere pour loger les ſinus
latéraux. A la rencontre de ces gouttieres,
on apperçoit un tubercule conſidérable,
qui détermine le ſang , qui revient du
ſinus longitudinal , à couler dans les latéraux.

Les cavités de la face interne, outre les
gouttieres dont on vient de parler ſont :
1°, quatre foſſes nommées occipitales,
ſéparées par l'épine cruciale dont deux
ſont ſupérieures , pour loger les lobes

poſtérieurs du cerveau , & deux inférieures pour les lobes du cervelet.

2°. Une large gouttiere à la face interne de l'apophyſe cunéiforme pour la moëlle alongée.

3°. Deux petites portions de gouttieres inférieurement, à côté de la partie moyenne du trou occipital , pour achever celles des ſinus latéraux.

4°. Une eſpece de gouttiere , plus ou moins ſenſible , le long du bord interne du trou occipital pour les ſinus occipitaux.

Les trous de la face interne de l'occipital ſont diviſés en propres & en communs. Il y en a cinq propres ; ſavoir , un impair , qui eſt le grand trou occipital , & deux pairs placés ſur les côtés , qui répondent aux trous condyloïdiens externes. Les orifices qui répondent aux trous condyloïdiens antérieurs ſont placés à la partie antérieure & moyenne du grand trou , & vont en montant obliquement. Les deux qui répondent aux trous condyloïdiens poſtérieurs , ſont placés à l'extrémité antérieure de la petite portion de la gouttiere du ſinus latéral. Ils ſe portent obliquement en deſcendant de dedans en dehors.

Les deux trous communs , nommés

trous déchirés, ſont formés par la rencontre de l'occipital & de l'apophyſe pier-
reuſe du temporal, à l'endroit des échancrures dont il a été parlé ci-deſſus. Ces
deux échancrures ſont placées ſur les côtés de l'apophyſe cunéïforme, vis-à-vis les
trous condyloïdiens antérieurs externes.
Elles ſont quelquefois ſéparées en deux
par une petite pointe oſſeuſe qui répond
à une pareille de l'os pierreux ; ce qui
forme deux trous de chaque côté. Le poſtérieur, qui eſt le plus grand, donne paſſage à la veine jugulaire, & répond à la
foſſette jugulaire. L'antérieure, qui eſt
plus petit, donne paſſage à la huitieme
paire de nerfs, & à l'acceſſoire de Willis.

Cet os eſt le plus épais de tous les os
du crâne. Il eſt compoſé de deux tables
& du diploë qui eſt fort abondant, excepté à l'endroit des foſſes occipitales. Sa
partie ſupérieure eſt la plus épaiſſe, afin
de mieux réſiſter aux coups. L'inférieure
eſt plus mince, mais elle eſt matelaſſée
par beaucoup de muſcles qui la défendent
& la garantiſſent.

L'occipital eſt uni antérieurement & ſupérieurement avec les pariétaux par la ſuture lambdoïde ; en bas & latéralement
avec les temporaux, par une continuation de la même ſuture ; inférieurement

& antérieurement par son apophyse basilaire avec l'os sphénoïde, par le moyen d'un cartilage qui les soude ensemble & qui s'ossifie avec l'âge.

L'occipital forme la partie postérieure de la tête, qu'il joint avec le tronc par les apophyses condyloïdes ; il renferme les lobes postérieurs du cerveau, & presque tout le cervelet ; il donne passage à la moëlle alongée, à plusieurs vaisseaux & nerfs, & il donne attache à plusieurs muscles, &c.

Dans le fœtus & dans les enfans nouveaux nés, cet os est partagé en quatre portions séparées par des cartilages qui s'ossifient avec l'âge. La premiere piece comprend toute la portion postérieure jusques un peu au-dessus du grand trou occipital. La seconde & la troisieme comprennent les bords de ce trou. La quatrieme comprend l'apophyse basilaire.

On doit observer que dans les sutures du crâne, mais sur-tout dans la lambdoïde, il se rencontre assez souvent de petits os de différente grandeur & de différente figure. Ces os sont joints à leurs voisins par engrénure. Il faut prendre garde dans les plaies de tête de ne pas prendre ces sutures extraordinaires pour des fractures.

Les Os des tempes ou temporaux.

Les os des tempes font deux os irréguliers placés de chaque côté à la partie
latérale & inférieure du crâne. On divife
chacun de ces os en deux portions, l'une
fupérieure, demi - circulaire, nommée
écailleufe; l'autre inférieure, dure, raboteufe, nommée apophyfe pierreufe, ou le
rocher. Dans les enfans ces deux portions
fe féparent facilement.

On y remarque deux faces; l'une externe, où l'écaille eft convexe; & l'autre
interne, où elle eft légérement concave.
Chacune de ces faces a des éminences &
des cavités.

Les éminences de la face externe font:
1°, l'apophyfe maftoïde placée à la partie inférieure & poftérieure. Elle eft toute
celluleufe intérieurement, & les cellules
communiquent dans la caiffe du tambour.

2°. L'apophyfe zygomatique à la partie antérieure, qui fe porte en devant &
horifontalement.

3°. L'éminence tranfverfale, ou articulaire de l'apophyfe zygomatique, placée à la partie antérieure & inférieure de
fa racine. Elle eft recouverte du même

cartilage qui revêt la cavité articulaire.

4°. L'apophyfe ftyloïde, qui fe porte un peu obliquement en devant. Elle eft placée entre la cavité articulaire & l'apophyfe maftoïde. Elle eft comme enchâffée dans une capfule offeufe, que l'on nomme apophyfe capfulaire. Elle donne attache à plufieurs mufcles, & au ligament de l'os hyoïde.

5°. L'angle lambdoïde poftérieurement, pour s'articuler avec l'échancrure de l'occipital.

Les cavités de la face externe, font : 1°, la cavité glénoïde, ou articulaire, placée entre la racine de l'apophyfe zygomatique & l'apophyfe capfulaire, pour l'articulation de la mâchoire inférieure. Sa partie antérieure eft revêtue d'un cartilage.

2°. Une fêlure qui fépare la cavité articulaire en deux portions, & qui donne paffage au mufcle antérieur du marteau.

3°. La rainure maftoïdienne derriere l'apophyfe de ce nom qui donne attache au mufcle digaftrique.

4°. L'échancrure zygomatique à la partie antérieure de l'apophyfe de ce nom, pour loger le mufcles crotaphyte.

5°. L'échancrure pariétale, qui reçoit l'angle poftérieur & inférieur de cet os.

6°. L'échancrure sphénoïdale pour son articulation avec l'apophyse épineuse du sphénoïde. Elle est placée sous l'éminence articulaire.

7°. A l'extrémité de la pointe du rocher une rainure oblongue pour son articulation avec l'apophyse basilaire de l'occipital.

8°. Vers le milieu du bord inférieur & postérieur du rocher , au-dessus de la fosse jugulaire , deux légeres échancrures séparées par une petite pointe osseuse , pour aider à former les trous déchirés.

9°. Une portion de la fosse jugulaire derriere l'apophyse styloïde intérieurement.

10°. Un ou plusieurs sillons , plus ou moins marqués , qui vont en montant sur la partie écailleuse , pour les ramifications de l'artère temporale.

Outre ces cavités & échancrures de la face externe , on y remarque encore les orifices de plusieurs conduits.

1°. L'orifice du conduit auditif externe, dont le rebord antérieur & inférieur est dentelé , pour s'unir avec la conque cartilagineuse de l'oreille , derriere la fossette glénoïde.

2°. Le trou stylo-mastoïdien entre les apophyses styloïde & mastoïde. C'est l'orifice externe du conduit ou aquéduc de Fallope, par où sort une partie de la portion dure du nerf auditif.

3°. Derriere la cavité glénoïde antérieurement à la fosse jugulaire, le trou du conduit ou canal carotique. Ce canal ce porte en montant perpendiculairement dans le rocher ; il se coude ensuite vers le devant pour se terminer à la pointe du rocher à côté de la selle turcique du sphénoïde.

4°. Un peu antérieurement à l'orifice externe du canal carotique, l'orifice d'un petit conduit qui rampe le long de la fêlure articulaire, pour aller s'ouvrir dans la caisse du tambour. Ce conduit forme la partie osseuse de la trompe d'Eustachi.

5°. Le trou mastoïdien postérieur, par où passe une petite veine qui va se dégorger dans le sinus latéral. Quelquefois ce trou manque, & alors la veine se décharge dans la jugulaire. Quelquefois il se trouve dans la suture lambdoïde.

6°. On trouve encore quelquefois un petit trou qui se perd dans la substance de l'os, nommé le trou mastoïdien supérieur.

La face interne de l'os des tempes est séparée en deux portions inégales par l'apophyse pierreuse.

La portion antérieure de la partie écailleufe eft concave & inégale, étant marquée de petites impreffions digitales, & de quelques petits fillons.

Le bord demi-circulaire eft taillé en talus & canelé en maniere de rayons, excepté le bord antérieur & inférieur qui eft dentelé pour s'engréner avec l'aîle du fphénoïde. Cette portion contribue à la formation des foffes moyennes.

La portion poftérieure eft plus petite. On y remarque une portion de la gouttiere du finus latéral qui anticipe fur la bafe de la face poftérieure du rocher. On y apperçoit l'orifice interne du trou maftoïdien poftérieur. Le bord de cette portion eft dentelé pour fe joindre à l'occipital.

Dans les jeunes fujets on diftingue encore fenfiblement le cartilage qui foude la bafe du rocher à la partie écailleufe. Ce cartilage eft offifié dans les adultes ; mais il refte jufques dans un âge affez avancé des veftiges de cette union. Cette portion poftérieure aide à former les foffes poftérieures du crâne.

L'apophyfe pierreufe ou le rocher eft un corps pyramidal à trois faces, couché obliquement, qui a fa bafe tournée en arriere & en dehors vers l'apophyfe maftoïde, & fa pointe en devant & en dedans vers la felle turcique.

On y diſtingue une baſe, trois faces & trois angles. Sa baſe appuie ſur la partie écailleuſe. De ſes faces, l'une eſt ſupérieure & un peu inclinée en devant ; la ſeconde eſt poſtérieure ; la troiſieme eſt inférieure & externe. Des trois angles, l'un eſt ſupérieur, un antérieur & inférieur, & un poſtérieur & inférieur.

On remarque à la face antérieure ; 1°, un petit trou irrégulier couvert d'une lame oſſeuſe, par où paſſe un filet nerveux appartenant au plexus que la cinquieme paire forme dans l'épaiſſeur de la dure-mere, & qui va communiquer avec la portion dure du nerf auditif contenu dans l'aquéduc de Fallope ; c'eſt un des orifices de cet aquéduc.

2°. A la face poſtérieure, le trou auditif interne, qui eſt quelquefois double, par où entrent les deux portions du nerf auditif, & une petite artère qui ſe diſtribue dans l'intérieur du rocher.

On remarque ; 1°, ſur l'angle ſupérieur un petit ſillon ou rainure, pour un petit ſinus de la dure-mere.

2°. Vers le milieu de l'angle poſtérieur & inférieur, les deux petites échancrures qui concourent à la formation des trous déchirés.

3°. Vers l'extrémité de cet angle une

rainure pour s'articuler avec l'apophyſe baſilaire. L'angle inférieur antérieur n'a de remarquable que l'orifice interne & antérieur du canal carotique.

La portion écailleuſe de l'os des tempes eſt aſſez mince & tranſparente. Elle eſt compoſée de deux tables & du diploë, excepté à l'endroit des impreſſions digitales.

L'apophyſe maſtoïde eſt creuſée en dedans par des cellules conſidérables qui communiquent dans la cavité du tambour.

Le rocher eſt beaucoup plus ſolide, & plus compact, & dur comme de la pierre. Il renferme intérieurement pluſieurs parties, dont je renvoie l'examen à la deſcription de l'organe de l'ouïe.

Les temporaux ſont unis ſupérieurement avec les pariétaux par ſuture écailleuſe; poſtérieurement & inférieurement par engrénure avec l'angle poſtérieur de ces mêmes os, & avec l'occipital; antérieurement avec les grandes aîles du ſphénoïde par ſuture écailleuſe, & avec l'apophyſe épineuſe par engrénure; & enfin avec l'os zygomatique par l'apophyſe du même nom.

Ces os ſont partie de la boëte du crâne; ils ſervent à l'articulation de la mâchoire inférieure ; ils donnent attache à plufieurs mufcles, & ils renferment l'organe de l'ouïe.

Dans le fœtus, & les enfans nouveaux-nés, l'apophyfe pierreufe eft féparée de la portion écailleufe par un cartilage qui s'ollifie avec l'âge. Ils n'ont point d'apophyfe maftoïde, ni ftyloïde. Ce n'eft qu'après qu'elles fe forment. Ce ne font pendant allez long-tems que des épiphyfes. Au lieu de l'entonnoir olfeux du conduit auditif externe, il n'y a qu'un cercle olfeux, dans lequel la membrane du tympan eft enchâffée ; & l'entrée de la trompe d'Euftachi, qui fait le côté de la caiffe, n'eft point achevée.

L'Os éthmoïde.

L'os éthmoïde ou cribleux eft un os d'une figure irréguliere, approchant cependant de celle d'un cube, placé à la partie antérieure de la bafe du crâne, dans l'échancure du coronal. On y confidere trois parties principales ; une mitoyenne & deux latérales.

On divife la partie mitoyenne en trois portions ; une fupérieure, une moyenne & une inférieure.

La portion fupérieure eft une éminence de figure triangulaire, que l'on nomme apophyfe *crifta-galli*. Sa partie antérieure eft quelquefois creufée en gouttiere, pour concourir à la formation du trou borgne.

La portion moyenne eft une lame horifontale qui foutient dans fon milieu l'éminence fufdite. Elle eft criblée de plufieurs petits trous percés obliquement pour le paffage des filets des nerfs olfactifs. Dans un os frais cette lame eft recouverte par la dure-mere. On remarque à fa partie poftérieure une petite échancrure, à laquelle elle eft jointe au fphénoïde. Elle eft embraffée dans tout fon contour par la grande échancrure du coronal.

La portion inférieure confifte dans une lame offeufe & perpendiculaire, qui forme une partie de la cloifon du nez. Elle eft placée directement fous l'apophyfe *crifta-galli*. Cette lame qui va en s'aminciffant en defcendant, a une échancrure à fa partie inférieure pour fa jonction avec le vomer. Son bord antérieur eft un peu plus épais, pour foutenir les os du nez & la cloifon cartilagineufe.

Les parties latérales de l'os ethmoïde font placées de chaque côté de la lame mitoyenne, dont elles font écartées d'environ une ligne. Elles paroiffent comme fufpendues aux bords de la lame cribleufe.

On peut les divifer en portion fupérieure & inférieure.

La portion fupérieure eft un compofé de cellules irrégulieres qui communiquent toutes les unes avec les autres. Ces cellules font recouvertes extérieurement d'une lame offeufe très-délicate, connue des anciens fous le nom d'os *planum*, & qui concourt à la formation de l'orbite. On trouve quelquefois à la partie fupérieure de cette lame, ou os *planum*, une ou deux petites échancrures, qui aident à former les trous orbitaires. M. Winflow nomme cette portion fupérieure le labyrinthe des narines.

La portion inférieure fe nomme coquille ou cornet fupérieur du nez, à caufe de quelque rapport qu'elle a avec un cornet ou coquille de moule. Cette portion eft une lame fine & fpongieufe, à demi-roulée, plus épaiffe inférieurement que fupérieurement. Elle eft convexe du côté de la cloifon, & concave du côté de l'os maxillaire. Elle eft féparée de la portion fupérieure par une gouttiere, dans laquelle s'ouvrent les cellules du labyrinthe pour communiquer dans le nez.

Cet os eft d'un tiffu très-délicat, n'étant compofé que de feuillets offeux extrêmement minces. Dans les fujets frais, il eft revêtu dans tout son contour, & dans ses anfractuosités de la membrane qui tapiffe l'intérieur des narines, nommée membrane de Schneider.

L'os ethmoïde est enchâffé par fa lame cribleufe dans la grande échancrure du coronal, auquel il est uni par la future ethmoïdale : il est uni postérieurement par l'échancrure de cette même lame au sphénoïde. Il est joint antérieurement par fa lame mitoyenne aux os du nez, au cartilage qui acheve la cloifon ; inférieurement au vomer ; postérieurement avec la crête du sphénoïde ; par le bord supérieur de l'os planum au coronal ; par l'inférieur à l'aile du sphénoïde ; antérieurement à l'os unguis. Il est uni aux maxillaires par la portion latérale du labyrinthe ; aux os du palais postérieurement.

Les principaux usages de l'éthmoïde font de fervir à l'organe de l'odorat, & de donner une très-grande étendue à la membrane de Schneider.

L'Os sphénoïde.

L'os sphénoïde ou cunéïforme, parce qu'il est enchâffé comme un coin entre les autres os du crâne, est auffi nommé bafilaire, à caufe qu'il forme la partie moyenne & antérieure de la base du crâne. C'est un os très irrégulier, qui ressemble en quelque sorte à une chauve-souris volante.

On le divise ordinairement en corps & en aîles. Le corps occupe le milieu, & les aîles sont sur les côtés, au nombre de deux. On les nomme apophyses plattes, ou temporales, ou les grandes aîles du sphénoïde, pour les distinguer de deux autres apophyses, auxquelles on a donné le nom de petites aîles.

Le sphénoïde a deux faces; l'une externe & l'autre interne. On considere dans l'une & dans l'autre des éminences & des cavités.

Les éminences de la face externe sont 1°, deux apophyses temporales, une de chaque côté.

2°. Deux apophyses orbitaires, qui aident à former la fosse orbitaire.

3°. Deux apophyses ptérygoïdes, dont chacune est divisée en deux aîles, une externe plus large, & l'autre interne plus étroite & plus longue, & se termine en bas par un petit crochet sur lequel glisse le tendon du muscle péry-staphylin interne.

4°. Deux apophyses épineuses à l'angle postérieur des grandes aîles.

5°. L'apophyfe impaire ou la crête du fphénoïde, qui eft placée au milieu du corps de cet os antérieurement, entre les deux apophyfes orbitaires, pour fon articulation avec le vomer. On trouve au-deffus un petit bec offeux pour fa jonction avec l'éthmoïde : quelquefois ce n'eft qu'une échancrure.

Parmi les cavités de la face externe on confidere 1°, deux portions des foffes temporales.

2°. Deux portions des foffes orbitaires.

3 . Deux foffes ptérygoïdiennes dans l'intervalle des aîles, dont chacune eft fendue & échancrée irrégulierement pour fe joindre aux os du palais.

4°. Une petite foffette oblongue à la racine de l'aîle interne pour l'attache du mufcle péry-ftaphylin interne.

5°. Deux fentes orbitaires fupérieures entre les grandes & les petites aîles.

6°. Une petite échancrure en forme de gouttiere au bout de chacune de ces fentes, pour le paffage d'une artere de la dure-mere.

7°. Deux échancrures temporales pour recevoir les os temporaux.

8°. Deux échancrures maxillaires entre les apophyfes ptérygoïdes & les orbitaires, dont le bord aide à former la fente orbitaire inférieure. Il y a quelquefois une gouttiere affez marquée fur ce même bord pour le paffage d'une branche du nerf maxillaire fupérieur, qui fe diftribue au mufcle temporal.

9°. L'orifice externe des trous maxillaires fupérieurs, antérieurement à l'échancrure maxillaire.

10°. Deux trous à côté & plus poftérieurement, nommés trous ptérygoïdiens. Ils traverfent de devant en arriere au-deffus de l'aîle interne de l'apophyfe ptérygoïde. On ne les apperçoit que quand le fphénoïde eft détaché, & féparé des autres os : car leur orifice poftérieur eft caché par une petite protubérence de l'aîle interne, & par l'extrémité de l'apophyfe pierreufe ; & leur orifice antérieur eft recouvert par la lame fine de l'os du palais. Ils donnent paffage à un rameau du nerf maxillaire qui fournit des filets aux narines, & dont l'extrémité concourt à la formation du grand nerf intercoftal.

11°. Poftérieurement vers les apophyfes épineufes, les orifices externes des trous ovales.

12°. Poftérieurement à ceux-ci, deux petits trous ronds, nommés épineux, pour le paffage d'une artere de la dure-mere.

13°. Une petite gouttiere à côté de

l'apophyse épineuse, pour aider à former la trompe d'Euſtachi.

14°. Deux cavités ou cellules, à côté de la crète du ſphénoïde, nommées ſinus ſphénoïdaux : ils s'ouvrent derriere les conques ſupérieures du nez.

Les éminences de la face interne ſont : 1°, deux apophyſes tranſverſes, grèles & tranchantes, nommées les petites aîles du ſphénoïde ; au milieu deſquelles ſe trouve un petit bec oſſeux qui s'articule avec l'os éthmoïde.

2°. Quatre apophyſes clinoïdes, dont deux antérieures & deux poſtérieures, qui aſſez ordinairement n'en font qu'une.

Les cavités de la face interne ſont : 1°, deux portions des foſſes moyennes de la baſe du crâne.

2°. Une foſſe ſur le corps de l'os entre les apophyſes clinoïdes, pour loger la glande pituitaire. On la nomme foſſe pituitaire, ſelle turcique, &c.

3. Deux fentes orbitaires ſupérieures, par où paſſent les nerfs moteurs des yeux, les patéthiques, la premiere branche de la cinquieme paire, toute la ſixieme paire, à l'exception d'un petit rameau qui ſe réfléchit, un rameau de la carotide interne qui fournit à toutes les parties continues dans l'orbite, ſous le nom d'artère ophtal-

mique, quelquefois une petite branche de la carotide externe qui fe diftribue à la dure mere, & une veine ou conduit veineux, qui va fe décharger dans le finus de l'os pierreux.

4°. Une petite gouttiere au bout de chacune de ces memes fentes pour une artere de la dure-mere.

5°. Un trou nommé trou orbitaire fupérieur & externe, vers l'extrémité de chaque fente fphénoïdale. Ce n'eft quelquefois qu'une échancrure, qui avec une pareille du coronal, acheve le trou, par lequel paffe un rameau de la branche de la carotide interne qui arrofe l'œil. Cette artere fe diftribue prefque à toute la portion de la dure-mere qui couvre la partie antérieure du cerveau.

6°. De chaque côté de la felle une gouttiere longitudinale pour la carotide interne.

Les trous que l'on remarque du côté de la face interne, font au nombre de huit; quatre de chaque côté; fçavoir:

1°. Les deux trous optiques antérieurement au côté interne de chaque apophyfe clinoïde, pour le paffage des nerfs optiques, & d'une branche de la carotide interne qui fournit aux yeux.

2°. Les deux trous maxillaires fupérieurs un peu au-deſſous de l'origine des fentes orbitaires ſupérieures, par où paſſe la ſeconde branche de la cinquieme paire de nerfs, ou le nerf maxillaire ſupérieur.

3 . Poſtérieurement deux trous ovales, ou maxillaires inférieurs, pour le paſſage de la troiſieme branche de la cinquieme paire, ou du nerf maxillaire inférieur.

4°. Plus en arriere vers l'apophyſe épineuſe, deux petits trous nommés épineux, pour le paſſage de l'artère de la dure-mere, qui eſt ſouvent accompagnée d'une veine.

L'os ſphénoïde a fort peu de diploé, encore ne ſe trouve-il que dans ſon corps derriere la ſelle, & un peu dans l'apophyſe orbitaire : le reſte eſt d'une ſubſtance compacte.

Il eſt joint à tous les os du crâne, à ceux de la pommette, aux os du palais, aux maxillaires & au vomer.

Il fait une grande partie de la baſe du crâne, des foſſes moyennes, du nez & des orbites, il donne paſſage à pluſieurs nerfs & à des vaiſſeaux ſanguins, & il donne attache à pluſieurs muſcles.

Les Os de la face.

La face eſt compoſée principalement de deux mâchoires, l'une ſupérieure & l'autre inférieure.

La mâchoire ſupérieure eſt faite de l'aſſemblage de treize os, non compris les dents, dont ſix ſont pairs & un impair. Les ſix os pairs ſont les os propres du nez, les maxillaires, les os unguis, ceux de la pommette, les lames ou cornets inférieurs du nez & les os du palais. L'os impair eſt le vomer qui fait partie de la cloiſon du nez.

Les Os propres du nez.

Les os propres du nez ſont deux os placés à la partie inférieure du front, entre les apophyſes nazales des os maxillaires. Conſidérés ſéparément, ils ont la figure d'un quarré oblong ; étant réunis, ils forment une eſpece de ſelle.

On conſidere à chacun de ces os, 1°, deux faces, l'une externe, polie, légérement convexe, & un peu enfoncée ; l'autre interne, concave & inégale.

2°. Deux extrémités ; une ſupérieure plus étroite, épaiſſe & inégale ; l'autre
inférieure

inférieure plus mince, tranchante, découpée inégalement pour ſa jonction avec les cartilages du nez.

3°. Deux bords, l'un interne plus épais, l'autre externe inégal.

4°. Le long du bord antérieur intérieurement une petite ligne ſaillante en maniere de créte, qui, avec celle de ſon ſemblable, forme une rainure pour la cloiſon du nez.

5°. Vers le milieu de la face externe un trou, qui manque quelquefois, pour le paſſage d'une veine.

La ſubſtance de ces os eſt toute compacte, excepté à leur partie ſupérieure, où il y a un peu de diploé.

Ils ſont joints par leur extrémité ſupérieure avec l'apophyſe nazale du coronal ; par leur partie inférieure avec les cartilages du nez ; par leur bord externe avec l'apophyſe nazale des os maxillaires ; par leur bord interne entr'eux, & en dedans par la rainure que forme leur réunion avec le bord antérieur de la lame perpendiculaire de l'ethmoïde. Ils forment enſemble la partie ſupérieure & antérieure du nez.

D

Les Os maxillaires.

LES os maxillaires font deux os très-irréguliers, placés à côté l'un de l'autre, à la partie antérieure & moyenne de la face. Ils font les plus grands de tous ceux de la mâchoire supérieure.

On y confidere deux faces ; l'une externe & l'autre interne ; & à chaque face des éminences & des cavités.

On remarque à la face externe fix apophyfes ; favoir, 1°, l'apophyfe nazale qui fait la partie latérale du nez.

2°. L'apophyfe orbitaire, ou malaire extérieurement, qui forme une partie du bord & de la foffe orbitaire, & fe joint avec l'os de la pommette.

3°. L'arcade alvéolaire inférieuremer t, dans laquelle font enchaffées les dents.

4°. La tubérofitée maxillaire à l'extrémité poftérieure de cette arcade.

5°. L'apophyfe palatine qui forme une portion de la voûte du palais.

6°. L'épine des narines, qui, avec celle de fon appareil, forme une crête pour l'attache du cartilage qui fait partie de la cloifon du nez.

Les éminences qu'on remarque à la face interne du maxillaire, font 1°, une ligne oſſeuſe qui s'étend depuis l'épine des narines en maniere de crête, le long du bord interne de l'apophyſe palatine, & qui, avec celle de ſon pareil, forme une rainure pour le bord inférieur du vomer.

2°. Une ligne oſſeuſe tranſverſale à la racine de l'apophyſe nazale, ſur laquelle eſt appuyé le bord antérieur & ſupérieur du cornet inférieur du nez.

Les cavités que l'on remarque, tant à la face externe qu'à la face interne, ſont de pluſieurs ſortes. On y remarque des foſſes ou portions de foſſes, des échancrures, des trous ou conduits, des gouttieres, des ſinus, &c.

Les foſſes ſont, 1°, une portion de la foſſe orbitaire.

2°. La foſſe maxillaire au-deſſous de l'orbite.

3°. Une portion de la foſſe zygomatique derriere l'apophyſe orbitaire.

4°. Une portion de la foſſe palatine ou voute du palais, qui eſt raboteuſe.

5°. La plus grande partie de la foſſe nazale.

6°. Le ſinus maxillaire, qui eſt une grande cavité creuſée dans l'apophyſe orbitaire, lequel s'ouvre entre les deux conques du nez.

7°. Les foſſes alvéolaires.

Les échancrures font extérieurement ;
1°, l'échancrure lacrymale, qui reçoit
l'os unguis & fait partie du conduit lacrymal.

2°. L'échancrure des narines antérieurement.

3°. L'échancrure palatine poſtérieurement.

4°. Une échancrure légere ſur la tubéroſité maxillaire, qui fait partie de la fente
orbitaire inférieure.

Les principaux trous de l'os maxillaire
ſont ; 1°, le trou orbitaire inférieur ſous
l'orbite. C'eſt l'orifice extérieur d'un canal ou conduit creuſé de devant en arriere, ſous la portion inférieure de l'orbite,
lequel ſe termine au bord de la fente ſphé-
no-maxillaire.

2°. Le trou inciſif, ou palatin antérieur,
qui eſt formé par la jonction des deux maxillaires.

3°. Une petite gouttiere à la face interne de la tubéroſité maxillaire, qui, avec
une ſemblable des os du palais, forme les
trous palatins poſtérieurs.

4°. On trouve encore ſur la tubéroſité
maxillaire, & ſur l'apophyſe nazale de petits trous indéterminés, par où paſſent des
vaiſſeaux qui ſe diſtribuent dans la ſubſtance de l'os, & aux dents.

L'os maxillaire eſt preſque par-tout d'une ſubſtance compacte, & n'a de diploé que dans l'épaiſſeur de l'arcade alvéolaire, & à la pointe de l'apophyſe orbitaire.

Les os maxillaires ſont unis entre-eux antérieurement ; ſupérieurement avec le coronal & les os propres du nez, l'ethmoïde & les os unguis ; en dedans avec les cornets inférieurs du nez ; ſur les côtés avec les os de la pommette ; poſtérieurement avec les os du palais, le vomer & le ſphénoïde.

Leur uſage eſt de ſervir à la maſtication ; ils ſont partie de la voute du palais, du nez & des orbites.

Les Os unguis.

L es os unguis ſont deux os très-minces, reſſemblant en quelque ſorte à un ongle, ſitués dans l'orbite au bas de l'angle interne, entre le coronal, les maxillaires, l'ethmoïde, & les cornets inférieurs du nez, dans l'échancrure lacrymale.

Ces os ſont un peu plus longs que larges. On y conſidere deux faces ; une externe & une interne ; une extrémité ſupérieure & une inférieure ; un bord antérieur & un poſtérieur.

D 3

La face externe eſt polie & un peu con-cave. Elle a vers ſon bord antérieur une gouttiere longitudinale, criblée d'une in-finité de petits trous, & diſtinguée du reſte de la face externe par un bord aigu & tranchant. Cette gouttiere aide à former le canal lacrymal.

La face interne eſt légérement concave & un peu raboteuſe, étant quelquefois garnie de lames cellulaires, qui répon-dent à celles des os voiſins. On y remar-que un enfoncement longitudinal vis-à-vis le bord tranchant de la face externe.

Cet os eſt mince, fragile & ſans diploé. Il eſt uni avec le coronal, l'ethmoïde, l'apophyſe nazale du maxillaire & les cor-nets inférieurs du nez.

Il ſert principalement à former le con-duit lacrymal, & il acheve le paroi in-terne de l'orbite.

Les Os de la pommette.

LES os de la pommette ſont deux os irrégulierement quarrés, ſitués chacun à la partie latérale & moyenne de la face. On les nomme encore os malaires ou zy-gomatiques.

On y diſtingue deux faces, une externe un peu convexe, & qui fait l'éminence de la joue, & une interne concave qui fait portion de la fosse temporale.

On y remarque quatre angles, deux supérieurs & deux inférieurs, que l'on distingue en externes & en internes, & que l'on regarde tous comme autant d'apophyses. Il est uni par son angle supérieur externe avec l'apophyse angulaire externe du coronal. Il part de cette éminence une autre apophyse subalterne, nommée apophyse orbitaire, qui forme d'un côté une portion de l'orbite, & de l'autre une portion de la fosse zygomatique. Par son angle inférieur externe il est uni avec l'apophyse zygomatique ou temporale, & acheve le zygoma. Par son angle supérieur interne il est joint avec l'os maxillaire un peu au-dessous de l'échancrure lacrymale. Par son angle inférieur interne qui est mousse, il s'unit avec l'apophyse orbitaire du maxillaire.

On considere encore à cet os une échancrure orbitaire à son bord supérieur, qui fait partie du bord inférieur de l'orbite, & une échancrure zygomatique à son bord latéral externe.

On remarque aussi à sa face externe & dans les apophyses orbitaires un ou plusieurs petits trous, qui répondent dans l'orbite.

La fubftance de cet os eft compofée de deux tables & d'un peu de diploé. Ses connexions & fes ufages font affez déterminés par la defcription qu'on vient d'en faire.

Les Lames ou Cornets inférieurs du nez.

LES lames ou cornets inférieurs du nez, font deux lames fpongieufes plus longues que larges, roulées en maniere de coquille de moule, placées à la partie inférieure des foffes nazales, au-deffous des orifices des finus maxillaires.

On confidere à chacun de ces os ; 1°, deux faces, une interne, convexe du côté de la cloifon du nez ; & l'autre externe, concave, qui regarde l'os maxillaire.

2°. Deux extrémités, une antérieure plus large, & l'autre poftérieure plus aiguë.

3°. Deux bords, un inférieur plus épais & un peu arrondi, & l'autre fupérieur plus mince, fur le milieu duquel eft une apophyfe courbée en oreille de chien, qui couvre en partie le finus maxillaire. Ce bord fupérieur eft appuyé antérieurement fur l'éminence ou ligne tranfverfale du maxillaire, & poftérieurement fur celle de l'os du palais.

4°. On remarque encore fur le bord fupérieur un peu antérieurement une petite languette en forme de gouttiere, qui, jointe au bas de celle de l'os unguis, acheve le canal lacrymal.

La fubftance de cet os eft fpongieufe & cellulaire. Il eft uni avec le maxillaire de chaque côté, avec les os du palais, avec les os unguis, & même quelquefois avec l'ethmoïde.

Les cornets inférieurs du nez font revêtus dans les fujets frais de la membrane pituitaire; ils augmentent par-là l'étendue de l'organe de l'odorat.

Les Os du palais.

L ES os du palais font deux os d'une figure très-irréguliere, fitués à la partie poftérieure de la voute du palais, d'où ils s'avancent jufqu'au fond de l'orbite en montant le long des apophyfes ptérygoïdes.

On y diftingue quatre portions, une fupérieure nommée orbitaire; une moyenne nommée nazale; & deux inférieures, dont l'une eft antérieure nommée palati-

ne ; & l'autre poſtérieure nommée ptérygoïdienne.

La portion palatine acheve la voute du
palais. Elle a ſur ſon bord interne une
éminence en forme de crète, qui, jointe
avec celle de ſon pareil, forme une rainure qui eſt une continuation de celle des
maxillaires, pour recevoir la cloiſon du
nez. Le bord poſtérieur eſt un peu tranchant & échancré, & il ſe termine par
une petite pointe qui ſe joint à celle de
l'autre os du palais, pour l'attache du
muſcle palato-ſtaphylin.

La portion ptérygoïdienne eſt tranchante & creuſée des deux côtés, pour
s'enchaſſer en maniere de coin entre les
aîles ptérygoïdes. On y remarque extérieurement une gouttiere qui, avec celle
de la tubéroſité maxillaire, forme un canal entier qui s'ouvre inférieurement,
ſous le nom de trou palatin poſtérieur.

La portion nazale eſt mince & tranſparente. On remarque à ſa face interne
une éminence linéaire tranſverſale, ſur laquelle eſt appuyé le bord poſtérieur des
cornets inférieurs du nez. La face externe
eſt raboteuſe, pour mieux s'appliquer ſur
la tubéroſité maxillaire dont elle recouvre
une portion du ſinus. On y remarque anté-

rieurement & inférieurement, une rainure tranſverſale, moulée par l'éminence tranſverſale du maxillaire.

La portion ſupérieure ou orbitaire eſt diſtinguée de la nazale par une échancrure, qui, par ſa rencontre avec l'apophyſe ptérygoïde, forme le trou ſphéno-palatin. Elle ſe termine par une petite tête irréguliere, ſur laquelle eſt une petite facette triangulaire, polie, qui acheve le fond de l'orbite. On y obſerve encore d'autres petites facettes irrégulieres pour ſon union avec la tubéroſité maxillaire, avec les anfractuoſités poſtérieures de l'ethmoïde, & avec les ſinus ſphénoïdaux.

Cet os a fort peu de diploé. Il eſt uni de chaque côté avec ſon pareil, avec le maxillaire, les cornets inférieurs du nez, avec le vomer, les apophyſes ptérygoïdiennes, les ſinus du ſphénoïde, & avec la portion poſtérieure de l'ethmoïde. Il acheve la voute du palais, les foſſes nazales, le fond de l'orbite, & il recouvre en partie l'entrée du ſinus maxillaire.

Le Vomer.

L e vomer eſt un os impair mince, qui reſſemble par ſa figure à une loſange, ou à un ſoc de charrue, d'où il a pris ſon

nom. Il eſt placé perpendiculairement entre les deux foſſes nazales en arriere.

On conſidere au vomer deux faces,
une droite & une gauche; & quatre
bords.

1°. Un ſupérieur, creuſé en gouttiere,
un peu échancré poſtérieurement, pour
recevoir la crête du ſphénoïde.

2°. Un antérieur, ſéparé en deux lames
très-minces par une rainure aſſez profonde, qui eſt une continuation de la gouttiere du bord ſupérieur, pour recevoir
la lame de l'os ethmoïde & la cloiſon cartilagineuſe du nez.

3°. Un inférieur, qui eſt reçu dans la
rainure des os maxillaires & palatins. Ce
bord eſt comme partagé en deux par
un angle qu'on remarque vers ſa partie
antérieure.

4°. Un poſtérieur tranchant, qui n'eſt
attaché à aucun os. Son tranchant s'é-
mouſſe en approchant de la gouttiere du
bord ſupérieur.

Cet os n'a point de diploé. Il eſt uni
avec le ſphénoïde, l'ethmoïde, les maxillaires, les os du palais, & avec la cloiſon
cartilagineuſe du nez. Il ſépare les narines, & il forme la partie poſtérieure de la
cloiſon.

La Mâchoire inférieure.

LA mâchoire inférieure eſt un os qui reſſemble en quelque maniere par ſa figure à un fer à cheval, ou plutôt à un arc, dont les extrémités ſont courbées en haut. Elle occupe la partie inférieure de la face.

Dans les jeunes ſujets, la mâchoire inférieure eſt compoſée de deux pieces qui s'uniſſent avec l'âge en une ſeule. Il ſe forme à l'endroit de cette union une eſpece d'éminence, à laquelle on a donné le nom de ſymphyſe du menton.

On conſidere à cet os, 1°, un corps qui repréſente l'arc, & deux branches dont les extrémités ſont courbées en haut.

2°. Deux faces, une externe convexe, & une interne concave.

3°. Deux bords, un ſupérieur qui eſt garni d'alvéoles, & un inférieur qui en fait la baſe, que l'on diſtingue en lévres externe & interne. Cette baſe eſt terminée de chaque côté par l'angle que l'on y remarque inférieurement.

On remarque à la face antérieure du menton une éminence perpendiculaire, nommée la ſymphyſe du menton, & à côté des impreſſions muſculaires plus ou moins caves. La lévre externe eſt un peu ſaillante.

On remarque à la face poftérieure plufieurs afpérités plus ou moins marquées,
pour l'attache de différens mufcles.

Le bord fupérieur ou alvéolaire, eft
percé de feize cavités ou foffes nommées
alvéoles, dans lefquelles les dents font
enchâffées.

Il regne au-deffous du bord alvéolaire
tant extérieurement qu'intérieurement,
une éminence qui fe termine à l'apophyfe
coronoïde.

Les branches ou portions poftérieures
font courbées & applaties ; elles font terminées inférieurement par un angle mouffe, & furmontées fupérieurement de deux
éminences féparées par une échancrure
tranchante en forme de croiffant.

L'éminence antérieure, nommée apo·
phyfe coronoïde, eft plate & terminée en
pointe.

L'éminence poftérieure, nommée apophyfe condyloïde, eft terminée par une
tête oblongue & oblique, ayant fon extrémité interne plus en arriere que l'externe, conformément à la direction de
l'éminence articulaire de la cavité glénoïde de l'os des tempes, avec laquelle elle
s'articule.

On remarque à la face interne de la
mâchoire inférieure, entre l'angle externe

& la racine de l'apophyse coronoïde , un trou oblique qui eſt l'orifice interne d'un conduit qui regne tout le long de cette mâchoire dans l'épaiſſeur de l'os , & qui vient s'ouvrir extérieurement à côté du menton , à environ un pouce de la ſymphyſe , par un orifice nommé le trou mentonnier. Ce conduit donne paſſage à un rameau de la troiſieme branche de la cinquieme paire , à une artère & à une veine. Il eſt criblé de pluſieurs petits trous dans toute ſa longueur pour les filets qui ſe diſtribuent aux alvéoles.

On remarque tant à la face externe qu'à la face interne , diverſes aſpérités pour l'attache de différens muſcles.

Cet os renferme beaucoup de diploé entre deux tables compactes. Il eſt articulé avec la cavité glénoïde & l'apophyſe articulaire des os des tempes , par une articulation ligamenteuſe lâche , qui permet un mouvement compoſé de celui de charniere & de celui de couliſſe. Le méchaniſme de cette articulation eſt admirablement proportionné aux différens mouvemens de cet os : car outre les cartilages liſſes & gliſſans qui encroutent la cavité glénoïde , l'apophyſe articulaire & les condyles de la mâchoire inférieure , il ſe rencontre encore dans cette articulation un cartilage mitoyen plus épais à fa circonférence que dans fon milieu, pour donner plus d'affiette aux condyles, lorfque dans les mouvemens de la mâchoire en devant, ils ne portent que fur l'éminence articulaire, & prévenir la luxation. Ce cartilage eft mobile & fuit tous les mouvemens des condyles. Il eft attaché par fa circonférence aux ligamens qui entourent l'articulation, & qui font fixés d'une part au bord de la cavité glénoïde & de l'apophyfe articulaire, & de l'autre autour des condyles.

La mâchoire inférieure, par le moyen de cette articulation, peut fe porter en bas, en haut, en devant, en arriere & fur les côtés. Elle fert principalement à la maftication, & elle donne attache à plufieurs mufcles. Elle reçoit encore les dents dans fes alvéoles, de la maniere que nous verrons bientôt.

Les Dents.

LES dents font de petits os taillés en forme de coins irréguliers, & enclavés dans les alvéoles de l'une & l'autre mâchoire. Ce font les os du fquelette les plus durs, les plus folides & les plus blancs. Elles font ordinairement au nombre de trente-deux dans l'âge parfait, seize pour chaque mâchoire.

On distingue en général les dents en incisives, en canines & en molaires. Il y a à chaque mâchoire quatre dents incisives placées antérieurement, deux canines, une de chaque côté, & dix molaires, cinq d'un côté & cinq de l'autre.

On considere en général à chaque dent une partie apparente qui est hors de l'alvéole, que l'on nomme le corps ou la couronne de la dent, & une qui est cachée dans l'alvéole, que l'on nomme sa racine. Elle est plus longue que le corps. Ces deux portions sont distinguées par une ligne circulaire que l'on nomme le collet de la dent.

Les dents n'ont pas toutes la même forme. Les incisives sont comme des coins tranchans, quelquefois dentelés par leur bord. Leur face antérieure est un peu convexe, & la postérieure un peu concave ; les racines sont longues & applaties sur les côtés à contre-sens de leurs corps. Elles se terminent en pointe, à laquelle on observe dans la jeunesse un petit trou qui s'efface dans les vieillards. Les incisives sont rangées sur une même ligne pour former un tranchant commun. Celles de la mâchoire supérieure sont plus larges que celles de l'inférieure ; & dans chacune les deux du milieu font plus larges que celles des côtés.

Les dents canines ont leur corps plus arrondi, plus épais & plus folide que celui des incifives. Elles font auffi plus longues. Leur corps fe termine en une pointe mouffe. Leur racine eft ordinairement plus longue, plus groffe & plus pointue que celles des incifives. Quelquefois la racine des canines fupérieures perce le finus maxillaire : celles-ci reçoivent encore le nom de dents œilleres.

Les dents molaires différent des précédentes par leur corps & par leurs racines. Leur corps eft prefque quarré, court, fort épais, terminé par une furface large garnie de petites éminences & cavités, & comme taillée en diamans. Le nom de couronne leur convient mieux qu'aux autres.

Les dents molaires ne font pas toutes égales. Les deux premieres ont leur corps moins gros que les autres, & n'ont ordinairement que deux pointes. Les deux fuivantes ont beaucoup plus de volume, & font taillées à quatre & cinq pointes. La cinquieme molaire que l'on appelle arriere-dent ou dent de fageffe, parce qu'elle paroît rarement avant l'âge de maturité, a sa couronne plus arrondie que les précédentes, un peu moins grosse, & a moins de pointes.

Les dents incisives & les canines n'ont pour l'ordinaire qu'une racine, au lieu que les molaires en ont deux, trois, quatre, & rarement cinq. Les racines des premieres sont assez souvent soudées ensemble. Dans les autres elles vont en s'écartant vers la pointe. Quelquefois elles se recourbent & se réunissent par leurs pointes, & forment ce qu'on appelle dents barrées, qui sont difficiles & dangereuses à ôter, à cause qu'elles entraînent avec elles la substance osseuse des alvéoles, qui sépare ces racines. Les dents de sagesse n'ont quelquefois qu'une racine tantôt courte, tantôt longue.

Les racines des dents sont creuses intérieurement & tapissées d'une membrane qui sert de gaîne aux vaisseaux & aux nerfs qui sont renfermés dans leur canal. Ce canal se rétrécit avec l'âge, & paroît quelquefois entierement oblitéré.

Le corps de la dent est composé de deux sortes de substances, l'une intérieure, qui est de la nature des autres os, mais plus dure ; l'autre extérieure, beaucoup plus blanche, plus dure, approchant de la nature du verre ou de la porcelaine,

C'eſt ce que l'on nomme l'émail des dents. Cet émail forme autour du corps des dents une croute qui a environ un tiers de ligne d'épaiſſeur, & ſi dure, qu'il n'y a que le frottement de la lime, ou les liqueurs corroſives, qui puiſſent l'entamer. Cette croute ne ſe répare que quand elle eſt uſée, alors l'intérieur des dents devient ſenſible à la moindre impreſſion des corps extérieurs & ſe carie facilement.

Les dents ſont emboîtées dans les alvéoles de l'une & l'autre mâchoire, & enclavées en maniere de chevilles. Leurs racines, qui ſont recouvertes du périoſte, ſont entourées exactement par la ſubſtance ſpongieuſe du diploé. L'alvéole qui reçoit une dent qui a pluſieurs racines, a autant de loges ſéparées par ce tiſſu ſpongieux. Elles ſont encore affermies dans leurs alvéoles par les gencives, qui s'attachent étroitement au collet de la dent.

Le principal uſage des dents eſt de ſervir à la maſtication. Les inciſives coupent & tranchent les alimens : les canines caſſent & briſent les corps durs : les molaires font l'office de meule, & ſervent à moudre & à broyer les alimens. Les dents ſervent encore à l'articulation de la voix, ſur tout les inciſives.

Remarques.

LES enfans pour l'ordinaire naissent sans dents. Ce n'est que vers le sixieme & le septieme mois qu'elles commencent à sortir de leurs alvéoles. Vers ce tems-là on voit sortir de la mâchoire inférieure une des dents incisives antérieures ; quinze jours après, il en sort une seconde ; au bout de quelques jours, on voit percer les deux incisives antérieures de la mâchoire supérieure. Il en perce ensuite deux autres en bas & deux en haut, à côté des premieres. Lorsque les incisives sont ainsi sorties, les canines paroissent à leur tour, en commençant par les inférieures. C'est-là l'ordre le plus ordinaire.

Les dents molaires ne paroissent que vers la deuxieme année, quatre en bas, & quatre en haut ; ce qui fait à cet âge vingt dents, que l'on nomme dents de lait.

A l'âge de sept à huit ans il en perce encore quatre autres derriere les premieres. Les dents de lait commencent à tomber, & elles sont remplacées par d'autres qui les chassent & les poussent dehors, dans le même ordre qu'elles ont percé d'abord. Vers la quatorzieme année, il pouſſe encore quatre molaires ; & ce n'eſt que vers la vingtieme année que l'on voit paroître les dents de ſageſſe. Quelquefois elles tardent beaucoup plus long-tems à paroître.

L'Os hyoïde.

L'os hyoïde eſt un petit os courbé en maniere de fer à cheval, ſitué au milieu de l'intervalle des angles de la mâchoire inférieure, entre la racine de la langue & le cartilage thyroïde.

On conſidere dans l'os hyoïde ſa partie antérieure qui en fait la baſe, ſes parties latérales que l'on nomme les grandes cornes, & deux appendices nommées les petites cornes.

On diſtingue à ſa baſe ; 1°, deux faces, une antérieure convexe, & une poſtérieure concave ; l'une & l'autre marquées de petites aſpérités, pour l'attache de pluſieurs muſcles ; 2°, deux bords, un ſupérieur & l'autre inférieur ; 3°, deux extrémités, une droite & une gauche.

La baſe eſt comme partagée en deux par une petite éminence perpendiculaire, qui ſe termine ſupérieurement en un petit tubercule pointu.

Les grandes cornes ſont deux os longs, un peu arrondis & un peu courbés en bas à leur partie moyenne , unis aux extrémités de la bafe par leur portion antérieure , par un cartilage qui les foude enfemble , & qui s'offifie avec l'âge. Leurs extrémités poftérieures fe terminent en une efpece de petite tête cartilagineufe qui s'articule avec les cornes poftérieures du cartilage thyroïde , par le moyen de deux ligamens ronds , courts & affez forts.

Les petites cornes font des appendices cartilagineufes dans la jeuneffe , & qui deviennent offeuffes avec l'âge , placées fur la fymphyfe des grandes cornes avec leur bafe , & qui font un peu inclinées en arriere & en dehors.Il part de l'extrémité de chacune un ligament affez long qui va fe terminer aux apophyfes ftyloïdes des os des tempes.

La fubftance de l'os hyoïde eft cellulaire , n'étant recouverte que d'une lame compacte très-mince. Il fert de bafe & de foutien à la langue. Il donne attache à plufieurs mufcles qui fervent à la hauffer & à la baiffer , à élargir ou à rétrécir la cavité du pharinx.

Cet os eft comme ifolé , & féparé des autres os , auxquels il ne tient que par fes mufcles & les ligamens dont on vient de parler. Il eft uni au cartilage thyroïde qui lui fert de fupport.

LE TRONC DU SQUELETTE.

LE tronc tient le second rang dans la divifion du fquelette. C'eft l'affemblage de tous les os qui fe trouvent placés entre la tête & les grandes extrémités. On le divife en trois parties, une commune qui eft l'épine, & deux propres, favoir, le thorax & le baffin.

I.

L'Épine du dos.

L'ÉPINE du dos eft cette colonne offeufe de figure pyramidale, compofée de plufieurs pieces, qui regne tout le long de la partie poftérieure du tronc depuis l'os occipital jufqu'en bas.

Cette colonne eft arrondie en devant & hériffée de pointes en arriere. Elle eft creufée dans toute fa longueur en maniere de canal, pour loger la moëlle épiniere, & percée fur les côtés de plufieurs trous qui s'ouvrent dans ce canal.

Elle n'eft pas droite : vne de côté,

elle

elle préfente plufieurs courbures. Elle fe porte d'abord un peu antérieurement pour faire place aux mufcles du col ; enfuite poftérieurement pour élargir la capacité de la poitrine ; puis un peu en devant pour foutenir les vifcères du bas-ventre & faire place aux mufcles des lombes : elle fe porte encore une feconde fois en ar- riere pour augmenter l'étendue du baffin ; enfin elle fe recourbe en devant pour foutenir l'extrémité du rectum.

L'épine eft compofée de plufieurs pie- ces, dont les unes font fimples, nommées vertèbres, & les autres compofées ; fa- voir, l'os facrum & le coccix. Les vertè- bres font au nombre de vingt-quatre, que l'on diftribue en trois claffes ; favoir fept cervicales, douze dorfales, & cinq lom- baires.

Des Vertèbres en général.

On confidere en général aux vertèbres, leur corps, leurs apophyfes & leurs ca- vités.

Le corps des vertèbres eft cette maffe prefque cylindrique qui en forme la partie antérieure & qui foutient les autres par- ties, à laquelle on diftingue deux faces, une fupérieure & une inférieure.

E

Les apophyſes ſont au nombre de ſept ; ſavoir, une épineuſe placée poſtérieurement, deux tranſverſes ſituées ſur les côtés, & quatre obliques ou articulaires, placées auſſi latéralement, que l'on diviſe en ſupérieures & en inférieures. Ces quatre dernieres ſont revêtues d'un cartilage liſſe & poli pour gliſſer les unes ſur les autres.

On remarque à chaque vertèbre un trou & quatre échancrures. Le trou eſt placé entre le corps & les apophyſes. Les échancrures ſont deux de chaque côté, une ſupérieure plus petite, & une inférieure plus grande. Elles forment par leur rencontre les trous latéraux qui s'ouvrent dans le grand canal, pour le paſſage des nerfs & des vaiſſeaux.

On obſerve encore à la plûpart des vertèbres cinq apophyſes, dont deux appartiennent au corps de l'os en forme de bords, une à l'extrémité de chaque apophyſe tranſverſe, & une à l'épineuſe.

La ſubſtance des vertèbres eſt toute ſpongieuſe intérieurement : elle eſt recouverte à l'extérieur d'une lame compacte très-mince, & criblée de pluſieurs petits trous, tant pour le paſſage des vaiſſeaux nourriciers, que pour l'attache du périoſte & des ligamens.

Les vertèbres font unies entre-elles par une articulation cartilagineufe mixte, comme nous dirons ci-après. On doit remarquer qu'elles vont toujours en augmentant de volume depuis la premiere du col jufqu'à l'os facrum, excepté vers le milieu du dos où elles fe rétréciffent fenfiblement pour augmenter la capacité de la poitrine; mais cette difpofition ne nuit en rien à la folidité de l'épine qui, en cet endroit, eft affermie par fa jonction avec les côtes.

Les Vertèbres cervicales.

L E s vertèbres du col ont des caractères qui leur font communs, & d'autres qui font particuliers à quelques-unes d'elles.

Dans la plûpart des vertèbres cervicales, le corps eft moins épais & un peu applati antérieurement. La face fupérieure eft concave & comme échancrée; la furface inférieure eft convexe à proportion.

Les apophyfes épineufes font fourchues, & plus ou moins redreffées. Les apophyfes tranfverfes font plus courtes, percées perpendiculairement, creufées en deffus en forme de gouttiere & comme fourchues à leurs extrémités. Les apophyfes articulaires font plus obliques & inclinées, de maniere que les faces articulaires des deux fupérieures font tournées en arriere & en haut, & les deux inférieures en devant & en bas.

La premiere Vertèbre du col.

LA premiere vertèbre cervicale a été nommée atlas, parce qu'elle fert de fup-port à la tête. C'eft une efpece d'anneau offeux fort inégal, & garni tout autour d'éminences & de cavités. Son ouverture eft beaucoup plus grande que celle des autres, tant pour recevoir la moëlle de l'épine, que pour s'articuler avec l'apo-phyfe odontoïde de la feconde vertèbre. Elle n'a ni corps, ni apophyfe épineufe : au lieu d'épine, on voit feulement un petit tubercule pointu qui en tient lieu. On obferve de même au milieu de la partie antérieure un petit tubercule mouffe qui tient lieu de corps; & intérieurement vis-à vis de ce tubercule, une facette cartila-gineufe légérement cave, pour recevoir l'apophyfe odontoïde. Vers le milieu de l'intervalle qui fépare les apophyfes arti-culaires, il y a intérieurement une petite tubérofité inégale de chaque côté, pour l'attache du ligament tranfverfal, qui bride l'apophyſe odontoïde & l'empéche de comprimer la moëlle.

Les apophyſes tranſverſes ſont plus longues & plus larges vers leur baſe que celles des autres vertèbres cervicales. Elles ſont percées perpendiculairement.

Les apophyſes obliques ou articulaires ſont placées beaucoup plus antérieurement que celles des autres vertèbres du col , excepté celles de la ſeconde , qui ſe trouvent ſur la même ligne. Les ſupérieures , ainſi que les inférieures , ſont caves , au lieu qu'aux autres vertèbres , il n'y a que les inférieures qui ſoient concaves , & les ſupérieures ſont convexes. Les apophyſes articulaires ſupérieures ſont ſituées preſque horiſontalement , & un peu obliquement , en s'écartant de devant en arriere. Elles ſont oblongues , plus étendues & plus creuſes que les autres , & proportionnées à la convexité des condyles de l'occipital.

Les apophyſes articulaires inférieures ſont placées directement ſous les ſupérieures. Elles ſont moins creuſes , moins longues & plus larges ; elles ſont inclinées plus obliquement de dedans en dehors , de haut en bas , pour s'adapter aux ſupérieures de la ſeconde vertèbre.

Derriere chaque apophyſe articulaire

E 3

fupérieure, il y a une échancrure en forme de gouttiere dans laquelle les artères ver-tébrales font un contour avant que d'en-trer dans le crâne par le trou de l'occi-pital. On en remarque encore une autre femblable, mais moins profonde, derriere les apophyfes inférieures.

Cette vertèbre eft garnie dans toute fa circonférence de petites inégalités, pour l'attache des ligamens & des mufcles.

La feconde Vertèbre du col.

LA feconde vertèbre cervicale a auffi une conformation particuliere. Son corps eft plus étroit & a plus de hauteur que celui des vertèbres fuivantes. On y re-marque à fa partie fupérieure une émi-nence en forme de pivot, nommée apo-phyfe odontoïde ou dentiforme, fur la-quelle la premiere vertèbre conjointe-ment avec la tête, tourne à droite & à gauche.

On remarque fur cette apophyfe ; 1°, une facette antérieure qui eft reçue dans une pareille de la premiere vertè-bre; 2°, une autre poftérieure fur laquelle gliffe le ligament tranfverfal ; 3°, deux fupérieures, une de chaque côté, pour l'attache des ligamens qui uniffent cet os au bord antérieur du trou occipital.

L'apophyſe épineuſe de cette vertèbre eſt plus large que celles des ſuivantes. Ses apophyſes tranſverſes ſont fort courtes & percées obliquement. Ses apophyſes articulaires ſupérieures ſont ſituées plus en devant que les inférieures : elles ſont convexes, au lieu que celles-ci ſont légérement concaves, plus petites & plus reculées.

Les échancrures ſupérieures ſont ſuperficielles, longuettes & reculées derriere les apophyſes ſupérieures ; les inférieures ſont plus marquées, plus antérieures & placées directement ſous les apophyſes tranſverſes.

Les trois, quatre, cinq & ſixieme vertèbres cervicales n'ont rien de particulier que ce que nous en avons dit ci-deſſus. Elle augmentent ſeulement de volume à meſure qu'elles vont en deſcendant.

La ſeptieme Vertèbre du col.

LA ſeptieme vertèbre cervicale diffère des autres en ce qu'elle eſt plus groſſe ; ſa face inférieure eſt très-peu convexe & preſque plate. Son apophyſe épineuſe eſt plus longue & redreſſée : elle n'eſt pas fourchue. Ses apophyſes tranſverſes font plus longues. Leurs trous font quelquefois doubles. Les apophyfes articulaires font les mêmes que dans les précédentes. Seulement les inférieures ont leurs facettes plus larges, & un peu plus inclinées.

Les Vertèbres du dos.

LES vertèbres dorfales ont le corps plus haut que les cervicales, & plus large de derriere en avant que fur les côtés. Elles vont en groffiffant de haut en bas, fur-tout depuis la trois ou quatrieme jufqu'à la derniere. Elles font au nombre de douze, rarement onze ou treize : leurs faces tant fupérieures qu'inférieures font applaties, excepté la face fupérieure de la premiere, qui eft ordinairement échancrée comme celle des cervicales.

Leurs apophyfes épineufes font longues, tranchantes fupérieurement & terminées en pointe. Le long de leur bord inférieur il y a une petite rainure qui s'adapte avec le tranchant, ou la crête du bord fupérieur de celle qui fuit. Elles font inclinées & couchées les unes fur les autres, excepté les trois ou quatre premieres, qui font plus relevées & plus courtes, à mefure qu'elles approchent du

col. Les trois dernieres ſe redreſſent auſſi
par degré en deſcendant, & elles deviennent plus larges & plus courtes.

Les apophyſes articulaires des vertèbres dorſales ſont placées preſque directement au-deſſus & au-deſſous des tranſverſes, dans un plan preſque perpendiculaire.
Leurs facettes ſupérieures ſont légérement
convexes & tournées en arriere, & les inférieures un peu concaves, & tournées en
devant, à l'exception de la derniere qui
les a toutes deux convexes.

Leurs apophyſes tranſverſes ſont médiocrement longues, & ſe portent plus en
arriere que celles des vertèbres cervicales & lombaires. Leur longueur va en diminuant depuis la premiere juſqu'à la douzieme, qui les a très-courtes. Leurs extrémités ſont terminées en maniere de tête,
& leur milieu eſt rétréci, & forme une
eſpece de col. On remarque vers leurs extrémités, du côté antérieur, une petite facette cartilagineuſe & ſuperficielle pour
leur articulation avec les côtes. Ces cavités ſont plus marquées dans les ſupérieures que dans les inférieures. La onzieme & la douzieme n'en ont point.

On remarque encore ſur le corps des
vertèbres du dos quatre petites facettes
cartilagineuſes, deux de chaque côté,

pour recevoir les condyles des côtes. Il y en a une au bord fupérieur , & l'autre au bord inférieur. La premiere vertèbre forme ordinairement feule une niche fur le côté ; & outre cela une petite facette fur fon bord inférieur. Les deux dernieres ont ordinairement une niche entiere.

Les Vertèbres des lombes.

LE corps des cinq vertèbres lombaires a plus de volume que celui de toutes les autres , fur-tout en largeur , & il augmente en defcendant. Elles ont auffi leurs bords plus faillants.

Leurs apophyfes épineufes font droi-tes, applaties , & un peu éloignées les unes des autres. Leur bord fupérieur eft tran-chant , & l'inférieur eft comme partagé en deux lévres par une ligne plus ou moins faillante ; leur extrémité eft arrondie.

Les apophyfes tranfverfes font plus longues & plus minces que celles des dor-fales. Leur longueur va en augmentant depuis la premiere jufqu'à la troifieme , & enfuite en diminuant jufqu'à la derniere.

Les apophyfes articulaires font plus groffes que celles du dos ; elles font fituées perpendiculairement. Les fupé-rieures font caves & tournées en arriere ;

les inférieures font convexes & tournées en devant. Ce font de toutes les vertèbres celles où les cavités & les éminences font plus marquées.

L'Os facrum.

L'os facrum eft un os de figure triangulaire, placé à la partie inférieure de l'épine, à laquelle il fert de bafe & de foutien. Cet os eft compofé de cinq pieces, quelquefois de fix qui ne fe féparent que dans les jeunes fujets. Dans les adultes leur cartilage mitoyen s'offifie & les foude enfemble de maniere qu'il ne refte que des veftiges de leur féparation. On nomme ces différentes pieces fauffes-vertèbres, à caufe de leur reffemblance : elles diminueut de volume en defcendant.

On confidere à l'os facrum 1°, fa bafe qui eft fupérieure, & fa pointe qui eft inférieure ; 2°, deux faces, une antérieure concave, & une poftérieure convexe ; 3°, deux bords, un droit & l'autre gauche.

On obferve à fes deux faces deux rangées longitudinales de trous qui percent de part en part, & qui communiquent avec le conduit triangulaire qui regne de haut en bas dans l'épaiffeur de l'os. Il y en a quatre à chaque rangée. Ceux de la face antérieure font plus grands : ils donnent paſſage à pluſieurs nerfs qui forment en ſe réuniſſant le cordon le plus conſidérable du nerf ſciatique. Les trous poſtérieurs font plus petits, & fermés par des ligamens membraneux. Il ſort par ces ouvertures quelques filets de nerfs qui traverſent les membranes qui les bouchent, pour aller ſe diſtribuer aux parties voiſines.

On remarque encore à la face interne quatre ou cinq lignes tranſverſales qui s'étendent d'un trou à l'autre, & deux petites échancrures à la derniere piéce au-deſſous des trous.

La face poſtérieure eſt fort inégale. Outre les deux rangées de trous qui répondent à ceux de la face interne, on trouve dans leur intervalle & au milieu de l'os, une éminence longitudinale en forme d'épine, qui diminue de volume en deſcendant. Cette épine ſe partage en bas en deux portions, que l'on nomme les cornes de l'os ſacrum, leſquelles s'uniſſent à deux pareilles du coccix.

Au côté externe de ces trous, on remarque des tubéroſités irrégulieres qui paroiſſent comme des apophyſes tranſverſes & articulaires confondues enſemble.

On remarque à la bafe de l'os facrum 1°, la face fupérieure de la premiere fauffe-vertèbre qui eft inclinée oblique-ment en arriere.

2°. Deux véritables apophyfes articu-laires, qui répondent aux inférieures de la derniere vertèbre des lombes.

3°. Au-deffous & à côté de ces apophy-fes, une large échancrure, qui forme avec l'échancrure inférieure de la der-niere vertèbre des lombes, les trous latéraux pour le paffage de deux cordons qui viennent de la moëlle de l'épine.

4°. L'ouverture d'un canal triangulaire qui defcend le long de l'épine pour le paffage de la moëlle épiniere.

On obferve encore fur les côtés de l'os facrum une face oblongue, cartilagineufe, irréguliere & inégale pour fon union avec les os des îles.

La face poftérieure fe trouve encore marquée de petits enfoncemens vagues & irréguliers, percés de plufieurs trous qui fe perdent en dedans.

Le Coccix.

LE coccix eft un os de figure triangu-laire, qui eft joint par fa bafe à la pointe mouffe de l'os facrum. Il eft d'une feule

piece dans les adultes ; mais dans les enfans il eſt compoſé de quatre ou cinq en
maniere de fauſſes vertèbres, unies par
un cartilage intermédiaire.

On y conſidere 1°, deux faces ; une
interne concave, & un peu courbée en
devant : l'autre externe, convexe, inégale & un peu arrondie.

2°. Sa baſe ou partie ſupérieure, où
l'on obſerve deux petites éminences en
maniere de cornes, qui ſe joignent à celles
de l'os ſacrum. On y remarque auſſi quelquefois deux petites échancrures qui répondent à celles de l'os ſacrum.

3°. Sa pointe, qui ſe termine en un
petit os de la nature des ſéſamoïdes.

*Remarques ſur les uſages, les connexions
& le méchaniſme de l'Epine du dos.*

L'ÉPINE du dos forme dans ſa longueur un canal deſtiné à loger la moëlle
épiniere qui eſt un prolongement de la
moëlle allongée. Les échancrures latérales des vertèbres forment des trous par
où ſortent les cordons de nerfs qui partent de cette moëlle.

Elle ſert auſſi comme de baſe & de ſoutien général aux différentes pieces qui forment la charpente du corps humain.

Il falloit que l'épine fût flexible pour s'accommoder aux différentes attitudes qu'exigent les différens mouvemens du corps. C'est pour cela qu'elle a été faite de plusieurs pieces unies ensemble par des cartilages souples & élastiques : mais il falloit en meme-tems qu'elle fût assez ferme & assez solide pour soutenir le poids de toute la machine sans glisser, ni pencher d'un côté ni d'un autre. C'est à quoi l'auteur de la nature a pourvu avec autant de simplicité que de sagesse. Car, 1°, il a construit les vertèbres de maniere que se touchant par des surfaces plates & assez étendues, elles se soutiennent les unes les autres ; 2°, leurs apophyses articulaires sont tellement proportionnées, qu'elles se soutiennent réciproquement en meme-tems qu'elles permettent les glissades & les petites inflexions nécessaires pour ses différens mouvemens ; 3°, la position des apophyses épineuses & transverses sert à borner les mouvemens ; 4°, les cartilages souples & élastiques qui soudent ensemble les différentes pieces de l'épine, contribuent à la rendre ferme & stable, & elle est affermie dans cette stabilité par les différens ligamens qui attachent ensemble les différentes pieces.

Mais outre la souplesse & la solidité de

l'épine, la fubflance fpongieufe des vertèbres lui donne encore une légéreté qui
rend cette machine bien plus parfaite.

L'épine qui foutient une grande partie
de la machine, eft foutenue à fon tour par
l'os facrum qui fe trouve fortement enclavé & affermi par les os des hanches. Sa
courbure en arriere donne plus d'étendue
au baffin. Le coccix qui en eft un appendice, fert à foutenir le rectum & l'anus.

Les pieces qui compofent l'épine, font
non-feulement taillées de façon à pouvoir
fe foutenir les unes les autres, tant par
leurs furfaces plates, que par leurs apophyfes articulaires; mais elles font encore affermies dans leurs articulations, & unies
fermement par des cartilages & des ligamens.

Les cartilages qui affermiffent l'articulation des vertèbres entr'elles, font propres ou communs.

Les propres font ceux qui incruftent
les facettes des apophyfes articulaires; ils
font blancs, polis & affez épais : leur circonférence répond à celle des facettes
qu'ils recouvrent. Ceux des deux premieres vertèbres du col, & ceux des vertèbres des lombes, font les plus épais de
tous.

Les cartilages communs font placés

entre les surfaces des corps des vertèbres, dont ils recouvrent la circonférence exactement. Ils varient en épaisseur. Ceux qui joignent les vertèbres des lombes sont les plus épais. Ils ont environ trois ou quatre lignes. Ils sont moins épais aux vertèbres du col, & encore moins à celles du dos. Leur épaisseur est proportionnée aux mouvemens plus ou moins grands de ces pieces.

Ces cartilages ont plus d'épaisseur à leur circonférence qu'au milieu ; ceux des vertèbres cervicales & ceux des dorsales ont leur bord antérieur plus épais ; c'est tout le contraire pour les dorsales : delà viennent les différentes courbures de l'épine.

La structure de ces cartilages est particuliere. Ils sont composés de plusieurs cerceaux concentriques très-minces, qui s'amincissent en s'approchant du centre, & dégénerent vers le milieu en une substance molle & pulpeuse.

Ces cartilages sont souples & élastiques, pour céder aux différentes inflexions de l'épine, & se rétablir dès que l'inflexion cesse. C'est de cette double propriété qu'on peut tirer l'explication d'un phénomene journalier, par lequel il est mon-

tré que l'homme eſt plus court en ſe met-
tant au lit qu'en ſe levant.

Ces cartilages ſervent comme de ſou-
dure pour unir les vertèbres entre elles.
Mais cette union eſt fortifiée & affermie
par pluſieurs ligamens, dont les uns ſont
extérieurs, & les autres intérieurs.

On peut faire cinq claſſes des ligamens
extérieurs.

Nous rangeons dans la premiere claſſe
une bande ligamenteuſe qui couvre extérieurement tout le corps des vertèbres en
forme de gaîne, & qui s'y attache étroitement. Elle s'étend depuis la premiere vertèbre du col juſqu'à l'os ſacrum : elle recouvre les ligamens croiſés qui font la ſeconde claſſe.

La ſeconde claſſe comprend un grand
nombre de petits ligamens très-courts &
très-forts, qui s'entrecroiſent obliclique-
ment. Ils ſont attachés aux bords de chaque vertèbre tout autour, recouvrant les
cartilages intermédiaires auxquels ils ſont
fortement adhérens. Ils ſont plus lâches
dans les vertèbres du col & des lombes
qu'au dos.

La troiſieme & quatrieme claſſe comprend les ligamens qui vont d'une apophyſe épineuſe, ou d'une tranſverſe à l'au-

tre , & qui les uniffent enfemble. Ce font des efpeces de cloifons qui féparent les mufcles d'un côté de ceux de l'autre. Il y en a encore une autre forte qui va de la pointe d'une épine à l'autre.

La cinquieme claffe comprend les ligamens des apophyfes obliques ou articulaires. Ce font des petits ligamens courts & forts qui font attachés par un bout autour de chaque facette cartilagineufe, & par l'autre autour de la facette voifine. Ils environnent fort étroitement les ligamens capfulaires. Ils fervent à affermir l'articulation, & à empêcher l'écoulement de la fynovie.

A ces cinq claffes de ligamens extérieurs, il faut encore ajouter un ligament plat un peu jaunâtre & très-élaftique, qui eft placé entre les racines des apophyfes épineufes, qui les attache étroitement les unes aux autres, & qui remplit particulierement les échancrures poftérieures des vertèbres

Outre tous ces ligamens extérieurs, qui affermiffent l'union des vertèbres, elles font affujéties très-fortement encore par un fourreau ligamenteux qui tapiffe toute la furface interne du canal de l'épine, auquel il eft adhérent. Il repréfente une efpece d'entonnoir long & flexible ; car en haut son orifice est égal au diametre du grand trou occipital, à la circonférence duquel il se trouve attaché ; & en bas, il va en pointe vers l'extrémité de l'os sacrum.

Ce ligament est recouvert à sa partie supérieure par un surtout ligamenteux très-fort qui lui est intimement uni. Ce surtout est attaché d'une part autour du trou occipital ; & de l'autre au bord supérieur de tout le contour de la premiere vertèbre.

Outre tous ces ligamens, qui sont communs à toutes les vertèbres, à l'exception du surtout ligamenteux par lequel la premiere du col est unie fortement à l'occipital, il y en a encore d'autres qui unissent la premiere & la seconde vertèbre du col entre-elles & à l'occipital ; les côtes avec les vertèbres ; & l'os sacrum avec les os des hanches. Je ne parlerai de ceux-ci qu'après la description des côtes & du bassin.

L'articulation de la premiere vertèbre cervicale avec la tête est une articulation ligamenteuse lâche, qui ne permet qu'un léger mouvement de flexion & d'extension : la maniere dont les condyles de l'os occipital sont reçus dans les cavités des apophyses articulaires supérieures, n'en

permettant point d'autre. Outre les ligamens communs qui affermiſſent cette articulation, elle eſt fortifiée conſidérable-
ment par le ſurtout ligamenteux dont il a
été parlé ci-deſſus.

Les mouvemens de rotation à droite &
à gauche ſe font par le mouvement de la
premiere vertèbre ſur la ſeconde, dont les
apophyſes articulaires ſupérieures ſont légérement convexes & moins obliques que
les ſuivantes, pour s'adapter à la cavité
des apophyſes articulaires inférieures de la
premiere. Cette articulation eſt affermie
par pluſieurs ligamens particuliers.

Car 1°, l'apophyſe odontoïde eſt bri-
dée par un ligament tranſverſal très-fort,
qui eſt attaché par ſes extrémités aux deux
petites tubéroſités internes de la premiere
vertèbre, & par ſon milieu, à la facette
poſtérieure de cette apophyſe.

2°. L'apophyſe odontoïde eſt attachée
à l'occipital par un ligament qui part de
la pointe de cette apophyſe, & ſe termine
au bord antérieur du trou de l'os occipital.

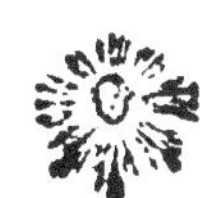

I I.

Le Thorax.

L E thorax ou la poitrine eſt la premiere des deux parties propres du tronc.
C'eſt une eſpece de berceau compoſé de
pluſieurs pieces latérales, nommées côtes,
& d'une piece antérieure appellée ſternum, leſquelles, avec les douze vertèbres dorſales, forment l'enceinte oſſeuſe
de la poitrine.

Les Côtes.

L E S côtes ſont des arcs oſſeux irréguliers ſitués tranſverſalement & obliquement de chaque côté de la poitrine.

Leur nombre le plus ordinaire eſt de
vingt-quatre, douze de chaque côté, que
l'on diſtingue en ſept vraies & cinq fauſſes. On a nommé vraies les ſept ſupérieures de chaque côté, dont les cartilages
aboutiſſent au ſternum, & qui forment de
vraies arcades. Les fauſſes ſont les cinq
inférieures de chaque côté, dont les cartilages ne ſe terminent point au ſternum.

Chaque côte eſt compoſée de deux portions, l'une oſſeuſe & l'autre cartilagineuſe, plus ou moins conſidérable.

On conſidere à la portion oſſeuſe de chaque côte; 1°, ſon corps ou ſa portion moyenne, & ſes extrémités, dont l'une eſt antérieure, & l'autre poſtérieure; 2°, deux faces, une externe convexe, & une interne concave; 3°, deux bords, un ſupérieur & un inférieur; 4°, & à chaque bord deux lévres, une externe & l'autre interne.

L'extrémité antérieure de chaque côte eſt terminée par une petite cavité pour recevoir la portion cartilagineuſe.

L'extrémité poſtérieure eſt terminée par une éminence arrondie, que l'on nomme tête ou condyle. Chacune de ces têtes a deux petites facettes cartilagineuſes, ſéparées par une eſpece d'angle, pour s'articuler avec les facettes correſpondantes des vertèbres. Il faut cependant en excepter la premiere, la onzieme & la douzieme, qui n'ont qu'une facette, parce qu'elles ne s'articulent qu'avec une vertèbre.

On obſerve à quelque diſtance des condyles des côtes une facette cartilagineuſe très-peu convexe, accompagnée immédiatement d'une petite tubéroſité, pour leur articulation avec les facettes caves des apophyſes tranſverſes des vertèbres. La portion qui eſt entre la tête & les facettes, est un peu rétrécie en maniere de col.

Entre cette tubérosité & la portion moyenne de la côte, on remarque à la face externe une espece d'angle dont le sommet est la tubérosité de la premiere côte, qui s'écarte de plus en plus de l'épine du dos en descendant jusqu'aux troisiemes fausses côtes. L'intervalle qui est entre ces tubérosités & cet angle, est marqué de petites aspérités pour l'attache des muscles dorsaux.

On remarque à la lévre interne & inférieure des cinq dernieres vraies côtes, & des trois premieres des fausses, une rainure ou scissure, qui s'étend depuis l'angle jusques vers l'extrémité antérieure où elle s'efface. Leur bord supérieur est arrondi, & l'inférieur plus ou moins tranchant, excepté cependant la premiere & la seconde, qui ont leur bord supérieur tranchant, & l'inférieur arrondi. Le bord supérieur de la troisieme est moins tranchant, & l'inférieur moins arrondi.

Les côtes n'ont pas toutes la même longueur, ni la même courbure. Leur longueur augmente en descendant, depuis la premiere des vraies jusqu'à la septieme ; ensuite elle va en diminuant jusqu'à la derniere des fausses ; ce qui doit s'entendre tant

tant de leur portion offeufe que de leur portion cartilagineufe. Les premieres font auffi plus courbes que les fuivantes, & ainfi fucceffivement jufqu'aux dernieres. On remarque encore dans leur courbure une contorfion, qui augmente en defcendant jufqu'à la troifieme des fauffes.

On remarque à la premiere côte, que fon extrémité poftérieure eft plus étroite, & qu'elle s'élargit de derriere en devant. Elle eft très-peu inclinée, & a fes bords tournés antérieurement & poftérieurement.

La feconde eft un peu plus inclinée ; les autres s'inclinent de plus en plus en defcendant, de forte que leurs bords font fupérieurs & inférieurs. Elles font auffi plus écartées en devant qu'en arriere par degré.

Les portions cartilagineufes des vraies côtes ont chacune deux petites facettes à leur extrémité antérieure, pour s'articuler avec le fternum, excepté la premiere, qui n'en a qu'une très-large. Celles des trois ou quatre premieres vraies côtes obfervent à peu-près la même direction que leur portion offeufe ; celles des autres fe coudent de bas en haut en remontant vers le fternum. Les portions cartilagineufes des fauffes côtes fe coudent auffi de bas

E

en haut , & se terminent en pointe. Celle de la premiere est attachée au cartilage de la derniere des vraies. Celles des deux suivantes tiennent ensemble , & s'attachent au bord cartilagineux de la premiere ; les deux dernieres sont flottantes, & ne sont attachées que par des muscles & des ligamens.

Pour mieux faire comprendre la maniere dont les côtes sont articulées , soit avec les vertebres , soit avec le sternum , il est nécessaire de faire précéder la description de ce dernier os.

La substance des côtes est spongieuse.

Le Sternum.

LE sternum est un os long & plat, situé à la partie antérieure & moyenne de la poitrine.

Cet os est composé de quatre à cinq pieces dans les enfans ; mais dans les adultes , il n'est composé que de deux & d'une appendice cartilagineuse.

La premiere piece du sternum, celle qui en occupe la partie supérieure, ressemble à un triangle tronqué, ou à un quarré irrégulier , dont les angles seroient écornés. Elle est plus épaisse & plus large en haut qu'en bas. On y considere 1°, deux faces ; une externe antérieure, inégalement convexe, & une interne postérieure légèrement concave.

2°. Quatre bords; un supérieur, où l'on remarque une échancrure assez unie vers le milieu, nommée fourchette. Sur les deux angles supérieurs une échancrure oblique & assez grande, pour recevoir les extrémités des clavicules.

3°. Les bords latéraux font minces & obliques. Ils ont à leur partie supérieure une cavité cartilagineuse longuette pour l'extrémité de la premiere côte. A leur angle inférieur on observe de chaque côté une petite demi-échancrure qui, avec une pareille de la seconde piece, forme une niche pour le cartilage de la seconde côte.

4°. Le bord inférieur est le plus petit & assez épais. Il est soudé avec la seconde piece par un cartilage dont on apperçoit les vestiges dans l'adulte.

La seconde piece du sternum a une fois plus de longueur que la premiere. Elle est plus large en bas qu'en haut.

On y considere 1°, une face antérieure & une postérieure; l'une & l'autre applaties & un peu enfoncées vers le milieu. On remarque à la face antérieure des traces transversales qui font des vestiges de l'union des piéces primitives.

2°. Quatre bords ; un supérieur petit & proportionné à l'inférieur de la premiere piece. Un inférieur plus large , & qui se termine en une pointe tronquée. Les deux bords latéraux sont les plus longs. Ils sont remarquables par leurs échancrures cartilagineuses, où sont reçues les extrémités des vraies côtes. On en compte de chaque côté cinq entieres qui se rapprochént à mesure qu'elles deviennent inférieures; de plus sur l'angle supérieur, une demi-échancrure qui se rencontre avec la pareille de la premiere piece. L'appendice cartilagineuse du sternum, que l'on peut regarder comme une troisieme piece , ressemble par sa figure à une pointe d'épée large. C'est ce qui lui a fait donner le nom de cartilage xyphoïde ou ensiforme. On la nomme encore le brechet. Elle est cartilagineuse dans la jeunesse ; mais elle devient osseuse dans les adultes , ou entiérement, ou en partie.

Cette piece est unie avec l'extrémité inférieure de la seconde piece. On observe quelquefois sur les angles supérieurs des petites demi-échancrures pour achever les dernieres de la seconde piece. Sa figure varie beaucoup. Car quelquefois sa pointe est fourchue & en croiffant ; & d'autrefois elle fe trouve percée.

Le fternum eft un os fort fpongieux recouvert en dehors d'une lame compacte extrémement mince. Il acheve la cavité de la poitrine antérieurement ; il fert d'appui aux extrémités antérieures des côtes, & donne attache à plufieurs mufcles & au médiaftin.

Articulation des Côtes.

LES côtes font articulées antérieurement avec le fternum par leur portion cartilagineufe ; & poftérieurement avec les vertèbres, mais d'une maniere bien différente.

Les vraies côtes s'articulent immédiatement avec le fternum. La premiere eft foudée par fon cartilage d'une maniere immobile. Les têtes arrondies des portions cartilagineufes des fix fuivantes font reçues dans les échancrures correfpondantes des bords latéraux de cet os, où elles ont un petit mouvement. Leur articulation eft affermie par des petits trouffeaux ligamenteux très-courts & trèsforts qui font attachés d'une part à la circonférence des échancrures latérales du fternum, & de l'autre au contour de la tête de chaque côte. Elles font toutes liées les unes aux autres par des bandes ligamenteufes très-minces, dont les fibres fe portent obliquement de la portion cartilagineufe d'une côte à celle d'une côte voifine.

Les portions cartilagineufes des fauffes côtes font unies à celles des vraies, comme il a été dit ci-deffus.

L'extrémité poftérieure des côtes eft fortement attachée aux vertèbres du dos par une articulation ligamenteufe ferrée, qui eft double dans la plupart.

La premiere côte de chaque côté eft articulée par fa tête avec la facette latérale du corps de la premiere vertèbre dorfale & par celle de fa tubérofité avec la petite cavité de fon apophyfe tranfverfe.

La feconde côte eft articulée par fa tête avec la demi-facette inférieure du corps de la premiere vertèbre, & avec la demi-facette fupérieure du corps de la feconde, & par la facette de fa tubérofité avec la cavité articulaire de l'apophyfe tranfverfe de la feconde vertèbre.

Les cinq vraies côtes fuivantes, de même que les trois premieres des fauffes, font unies aux vertèbres de la même maniere ; c'eft-à-dire, que la tête de chacune eſt articulée avec les demi-facettes des corps des deux vertèbres voiſines, & la facette de la tubéroſité, eſt articulée avec celle de l'apophyſe tranſverſe de l'inférieure de ces deux vertèbres.

La onze & douzieme côte ne touchent chacune qu'au corps de la vertèbre qui leur répond. Elles n'ont qu'une facette, & point de tubéroſité pour leur ſeconde attache qui manque. On obſerve cependant quelques fibres ligamenteuſes qui uniſſent la onzieme à l'apophyſe tranſverſe de la vertèbre qui la ſoûtient. La douzieme eſt arrêtée par un ligament très-large qui vient de l'apophyſe tranſverſe de la premiere vertèbre des lombes.

L'articulation des côtes avec les vertèbres eſt affermie par pluſieurs ligamens courts & aſſez forts qui recouvrent le ligament capſulaire de l'articulation du condyle de chaque côte avec le corps des vertèbres ; & celui de l'articulation de la tubéroſité des dix côtes ſupérieures, avec les apophyſes tranſverſes. Ces ligamens ſont attachés aux inégalités de la circonférence des facettes articulaires tant des côtes que des vertèbres.

Les côtes & le ſternum ſervent à former avec les vertèbres du dos, un coffre capable de dilatation & de rétréciſſement,

F 4

lequel renferme principalement les organes de la respiration & le cœur. Nous aurons dans la suite occasion d'expliquer en quoi consiste ce mouvement de dilatation & de rétrécissement du thorax, lorsque nous examinerons les causes & le méchanisme de la respiration.

I I I.

Les Os du bassin.

Le bassin est la troisieme partie du tronc, & la plus inférieure. C'est une cavité formée principalement par deux grands os irréguliers, nommés les os des hanches, ou os innominés. Ces deux os sont joints ensemble pardevant au moyen d'un cartilage, & ils sont unis postérieurement avec l'os sacrum qui acheve de former cette cavité.

On divise le bassin en deux parties ; une supérieure plus large qui forme sa portion évasée, & une inférieure plus étroite qui en forme le fond. Ces deux portions sont distinguées par une éminence saillante un peu mousse, nommée ligne iliaque.

Chacun des os innominés est fait de trois pieces qui se séparent facilement dans les jeunes sujets, n'étant jointes enfemble que par un cartilage qui s'offifie avec l'âge, fans laiffer de veftige de la division primitive. C'eft pourquoi on divife encore les os innominés en trois portions fous différens noms, comme fi c'étoient autant d'os particuliers.

De ces trois portions l'une eft fupérieure & poftérieure, nommée ilion, os des îles, ou des hanches; une inférieure nommée ifchion; & la troifieme antérieure & la plus petite nommée os pubis ou os barré.

Il y a dans l'os entier plufieurs parties qui font communes, & formées par la rencontre de deux, ou même de trois de ces portions.

On y obferve 1°, extérieurement une cavité profonde, revêtue d'un cartilage, connue fous le nom de cavité cotyloïde, formée par la rencontre de ces trois os.

2°. Au deffous & antérieurement, une grande ouverture ovale nommée trou ovalaire, formée par l'ifchion & l'os pubis.

3°. Poftérieurement une grande échancrure, nommée échancrure ifchiatique, faite par la rencontre de l'ilion & de l'ifchion.

4°. Intérieurement une ligne faillante qui fépare la portion évafée du baffin du fond, formée par l'ilion & le pubis.

L'Os des îles ou ilion.

L'os des îles ou ilion eſt la plus grande des trois portions qui compoſent chaque os innominé. Ceſt un os plat, large, inégalement convexe & concave, en partie arrondi, & en partie irrégulierement quarré.

On conſidere à l'os ilion 1°, deux faces ; une externe & l'autre interne : 2°, ſon bord ſupérieur nommé créte : 3°, un bord antérieur & un poſtérieur : 4°, ſa baſe.

La face externe eſt convexe antérieurement, & concave poſtérieurement. On y remarque pluſieurs aſpérités pour les attaches des muſcles feſſiers.

La face interne eſt inégalement concave & aſſez égale. Elle eſt ſéparée en deux portions inégales par une ligne faillante qui ſépare le grand baſſin du petit. On y obſerve poſtérieurement, au-deſſus de la grande échancrure, une grande facette cartilagineuſe & inégale, pour ſon articulation avec une pareille de l'os ſacrum. Au-deſſus de cette facette ſe trouvent pluſieurs inégalités qui forment conjointement avec des pareilles de l'os ſacrum, des cavités interrompues & raboteuſes.

L'os ilion eſt terminé ſupérieurement par un bord demi-circulaire aſſez épais, que l'on nomme crête. Cette crête approche de la figure d'une S romaine, étant voûtée en dehors antérieurement, & en dedans poſtérieurement. C'eſt une vraie épiphyſe dans la jeuneſſe : elle eſt bordée d'une croûte cartilagineuſe ou tendineuſe d'un bout à l'autre. On y diſtingne une levre externe, une interne & une portion mitoyenne.

On remarque au bord antérieur de l'ilion deux éminences ou tubercules, nommées épines antérieures, & deux échancrures. De ces épines l'une eſt ſupérieure & termine la crête en devant ; l'autre eſt inférieure & ſéparée de la premiere par une échancrure. La ſeconde échancrure eſt ſituée ſous l'épine inférieure. Ces deux échancrures donnent paſſage aux muſcles pſoas & iliaque & aux vaiſſeaux cruraux.

Le bord poſiérieur où l'on remarque intérieurement la facette cartilagineuſe, eſt plus court & plus épais que l'antérieur. On diſtingue auſſi deux épines ſéparées par une échancrure médiocre. L'épine ſupérieure qui eſt plutôt une tubéroſité, eſt l'extrêmité poſtérieure de la crête. L'inférieure eſt placée au-deſſus de la grande

échancrure fciatique qu'elle termine fupérieurement.

La bafe , ou portion fupérieure de
l'ilion, eft la plus épaiffe & la plus étroite.
Elle forme la portion fupérieure & antérieure de la cavité cotyloïde. Par fa partie
poftérieure elle forme prefque toute la
grande échancrure fciatique.

L'Os ifchion.

L'os ifchion eft un os de figure irréguliere qui forme la portion poftérieure
& inférieure des os innominé.. On le divife en trois portions , favoir ; fon corps,
fa tubérofité & fa branche.

Son corps eft à fa partie fupérieure
& fait la plus grande portion & la plus
inférieure de la cavité cotyloïde. On y
obferve poftérieurement une apophyfe
pointue, nommée l'épine de l'ifchion : au-
deffus de cette épine une portion de la
grande échancrure fciatique : au-deffous
entre l'épine & la tubérofité , une échancrure ou finuofité cartilagineufe, dans laquelle gliffe le tendon du mufcle obturateur interne : latéralement entre la tubérofité & la cavité cotyloïde, une finuofité
ou gouttiere , pour le paffage du tendon
du mufcle obturateur externe : antérieure-

ment une échancrure qui interrompt le bord de la cavité cotyloïde pour le paſ-ſage des vaiſſeaux.

La tubéroſité de l'iſchion eſt épaiſſe & inégale, & ſert d'appui à tout le corps quand on eſt aſſis. Elle paroît cartilagineuſe à cauſe des reſtes des tendons deſ-ſéchés & raccornis. C'eſt une apophyſe dans les enfans, dont les traces s'effacent avec l'âge. Sa ſubſtance cartilagineuſe ou tendineuſe ſe continue le long de la face interne de la branche de cet os, & s'a-vance même juſqu'au cartilage qui unit les os pubis. On y remarque pluſieurs empreintes muſculaires.

La branche de l'iſchion eſt une eſpece d'apophyſe platte & mince qui ſe porte obliquement en montant vers l'os pubis, avec la branche inférieure duquel elle ſe joint. Cette branche, en ſe coudant, forme une grande échancrure qui fait la plus grande portion du trou ovalaire.

L'Os pubis.

L'os pubis ou l'os barré eſt la troiſie-me & la plus petite portion des os inno-minés. Sa figure eſt irréguliere, & a la forme d'un V renverſé, dont la pointe eſt en devant, & la branche ſupérieure horizontale, & l'inférieure presque perpendiculaire. Il forme avec celui du côté opposé, la partie antérieure de l'enceinte du bassin. On considere dans cet os son angle & ses deux branches.

La branche supérieure du pubis a une coupe triangulaire ; elle se termine postérieurement en une tubérosité épaisse & arrondie qui se rencontre avec la partie inférieure de l'os ilion. La rencontre de ces deux os forme sur la face supérieure une éminence oblique qui les distingue. Cette tubérosité est échancrée extérieurement & inférieurement, pour concourir à la formation de l'échancrure cotyloïde.

Cette branche étant triangulaire, on y distingue trois faces & trois bords.

Le bord supérieur interne est une ligne saillante, ou une espece de crête qui se prolonge depuis l'angle du pubis jusqu'à la rencontre d'une ligne semblable de l'ilion qui sépare les deux bassins : on nomme cette ligne crête de l'os pubis.

Le bord supérieur externe est moins aigu. Il se prolonge depuis l'angle du pubis jusqu'à la racine de l'échancrure cotyloïde. Il donne attache au muscle pectiné. Vers l'angle du pubis, où ces deux bords se rapprochent & se rencontrent, eſt placée une petite tubéroſité nommée l'épine du pubis. Elle eſt quelquefois double.

Le bord inférieur eſt aigu & échancré, pour concourir à la formation du trou ovalaire. On y remarque une ſinuoſité en forme de gouttiere qui regne de dedans en dehors ſur la ſurface externe, pour le paſſage du nerf & des vaiſſeaux obturateurs.

Sur la face ſupérieure on obſerve une légere ſinuoſité, ſur laquelle gliſſent les vaiſſeaux ſpermatiques & les ligamens ronds; & des aſpérités pour l'attache des muſcles.

La face interne eſt légérement échancrée vers ſa partie antérieure.

La branche inférieure de l'os pubis eſt applatie, & tombe preſque perpendiculairement ſur celle de l'iſchion, avec laquelle elle ſe ſoude très-intimement. On remarque à la partie ſupérieure & interne de cette branche une face cartilagineuſe, oblongue, raboteuſe & épaiſſe pour s'articuler avec celui du côté oppoſé.

Cavité cotyloïde.

Là cavité cotyloïde eſt formée, comme il a déja été dit ci-devant, par la rencontre de l'ilion, de l'iſchion & du pubis,

C'eſt une cavité profonde & oblique revêtue dans la plus grande partie de ſon étendue d'un cartilage très-poli. Elle eſt plus profonde en haut & en arriere, qu'en bas & en devant.

On y conſidere ſon bord nommé ſourcil cotyloïde, ſa capacité cartilagineuſe, un enfoncement ou empreinte raboteuſe, & l'échancrure du bord inférieur.

Le bord ou ſourcil cotyloïde, a plus de ſaillie en haut & en arriere, qu'en devant & en bas, où il eſt interrompu par une échancrure dont nous parlerons bientôt. Dans l'état naturel il eſt augmenté par un bourrelet ligamenteux & élaſtique qui borde toute ſa circonférence, paſſant même ſur l'échancrure.

Sa capacité a plus de profondeur en haut & en arriere, qu'en bas & en devant. Elle eſt revêtue d'un cartilage fort poli, excepté à l'endroit de ſon empreinte.

L'empreinte eſt cet eſpace raboteux & inégal qui ſe trouve dénué de cartilage. Elle ſert à loger un ligament plat vulgairement, & mal-à-propos nommé rond, & un paquet de glandes mucilagineuſes environnées de graiſſe, qui fourniſſent la ſynovie.

L'échancrure eſt cette interruption oblique du bord ou ſourcil cotyloïde, que l'on remarque à sa partie inférieure & antérieure, derriere le trou ovalaire. Cette échancrure est fermée dans les os frais par un petit ligament plat & très-fort qui s'étend d'un angle de l'échancrure à l'autre ; il sert à défendre le ligament rond qui naît de cette échancrure, & les vaisseaux qui fournissent la graisse & l'humeur synoviale.

Le contour du sourcil cotyloïde est marqué à sa base d'aspérités pour l'attache du ligament capsulaire qui recouvre la tête du fémur. Nous parlerons de l'articulation de ces deux os après la description du fémur.

Le Trou ovalaire.

Le trou ovalaire est une grande ouverture de figure ovale, irréguliere, formée par la rencontre de l'ischion & de l'os pubis. Il est plus évasé à sa partie supérieure & antérieure, & plus aigu à sa partie inférieure & postérieure.

On y remarque supérieurement une sinuosité ou gouttiere creusée à la face postérieure de la branche supérieure du pubis, pour le passage des vaisseaux obturateurs.

Le trou ovalaire est fermé par un ligament membraneux qui eſt attaché au bord de toute ſa circonférence, excepté à l'endroit de la gouttiere, où il laiſſe un petit eſpace pour le paſſage des vaiſſeaux obturateurs ; c'eſt par-là que s'échappent quelquefois les viſcères renfermés dans le petit baſſin ; ce qui forme la hernie du trou ovalaire.

Subſtance des Os innominés.

LA ſubſtance des os innominés eſt preſque toute ſpongieuſe, & recouverte de deux lames compactes très-fines, excepté dans le milieu de l'ilion, où les deux lames ſe touchent ſans diploé, & rendent cet endroit tranſparent.

Connexion des Os innominés.

LES différentes portions des os innominés ſont jointes entr'elles par le moyen d'un cartilage qui s'oſſifie avec l'âge, de maniere qu'on n'apperçoit dans les adultes aucune trace de leur diviſion.

Les os pubis ſont unis entre-eux par le moyen d'un cartilage fort épais qui remplit tout l'eſpace que laiſſent leurs inégalités. Ce cartilage eſt plus épais inférieurement que ſupérieurement, pour donner plus d'ouverture à l'arcade du pubis. Cette union est nommée chez les auteurs, symphyse du pubis. Elle est affermie par des petits ligamens courts & forts pour empêcher l'écartement de ces deux os, qui arrive cependant quelquefois dans certains accouchemens difficiles & laborieux.

Les os du bassin sont liés au reste du tronc auquel ils servent de support par des cartilages & des ligamens. Nous avons remarqué à la face interne & postérieure de l'ilion, au-dessus de la grande échancrure sciatique, une facette articulaire qui s'adapte à une semblable facette de l'os sacrum. Ces deux facettes sont soudées ensemble par le moyen d'un cartilage intermédiaire moins épais que celui du pubis. Cette union est fortifiée par plusieurs ligamens très-forts tant intérieurs qu'extérieurs, qui partent de l'apophyse transverse de la derniere vertèbre des lombes, des parties latérales & supérieures de l'os sacrum, & vont s'attacher à la face raboteuse de la tubérosité de l'ilion. Mais outre ces ligamens, il y en a deux forts remarquables, connus sous les noms de grand & de petit ligamens sacro-sciatiques.

Le grand qui est aussi extérieur & le plus considérable, vient des parties latérales & supérieures de l'os facrum, &, par quelques fibres, de la tubérofité poſtérieure de la crête de l'ilion, recouvrant extérieurement les deux épines; il deſcend enſuite obliquement pour gagner la tubérofité de l'iſchion, où il s'attache en ſe prolongeant juſqu'à la branche de cet os.

. Le ſecond qui eſt plus petit & interne, naît de l'épine de l'iſchion, & va ſe terminer, en s'épanouiſſant, aux parties latérales & inférieures de l'os facrum, & au bord latéral ſupérieur du coccix : il ſe croiſe dans ce trajet avec le premier, auquel même il s'unit très-étroitement. Ces deux ligamens ferment par leur rencontre la grande échancrure ſciatique, ſoutiennent les viſcères renfermés dans le petit baſſin, & laiſſent une ouverture pour le paſſage du nerf ſciatique, & des vaiſſeaux cruraux poſtérieurs.

Pour ce qui regarde le ligament inguinal ou de Fallope, il trouvera mieux ſa place après la deſcription des muſcles du bas-ventre.

Uſages des Os du baſſin.

LES os innominés conjointement avec l'os facrum forment une grande cavité où ſont logés la veſſie & le rectum, dans l'homme ; & outre cela la matrice & les ovaires chez les femmes. Ils font la bafe & le fondement de tout le corps, & comme le centre général de tous fes mouvemens, foit qu'on foit affis ou debout. Ils fervent encore de foutien aux extrémités inférieures, & donnent des attaches à un grand nombre de mufcles.

Différence des Os du baſſin des Femmes.

LE baffin du fquelete d'une femme a plus de capacité, proportion gardée, que celui de l'homme.

On obferve 1°, que les vertèbres des lombes, l'os facrum & le coccix fe portent plus en arriere.

2°. Que les os des îles font beaucoup plus évafés.

3°. Que l'arcade du pubis eft plus ouverte & forme un plus grand angle.

4°. Que le cartilage qui unit les os pubis, eft plus épais & plus fouple.

5°. Qu'il y a une plus grande diftance d'une tubérofité de l'ifchion à l'autre, que dans l'homme : d'où il fuit que le col du fémur étant plus tranfverfal, fait un angle plus ouvert avec le tronc. Cet écartement des os des cuiffes leur donne plus d'affiette pour foutenir le tronc lorfque

le volume du bas-ventre augmente dans
la groffeffe. Comme le baffin des femmes
renferme des organes qui ne fe trouvent
pas dans l'homme, & que ces organes
dans la groffeffe acquierent plus de volume, il étoit néceffaire que leur baffin
eût plus de capacité.

On reconnoîtra le fquelete d'une femme, & on le diftinguera de celui d'un
homme, aux caracteres que je viens de
rapporter. On a encore obfervé que dans
l'homme, le thorax a plus de capacité que
le baffin; au lieu que dans la femme c'eft
tout le contraire.

LES EXTRÉMITÉS.

Les extrémités du fquelete font au
nombre de quatre, diftinguées eu deux
fupérieures & deux inférieures.

Les Extrémités fupérieures.

Les deux extrémités fupérieures font
fufpendues à la partie fupérieure & latérale du thorax, d'où elles peuvent s'é-
tendre jufqu'au deffous du baffin. On divife chacune d'elles en quatre parties,

qui font l'épaule, le bras, l'avant-bras & la main.

L'Épaule.

L'ÉPAULE est composée de deux os, favoir, l'omoplate & la clavicule.

L'Omoplate.

L'OMOPLATE est un os plat, large & en quelque maniere triangulaire, fitué à la partie fupérieure, latérale & poftérieure de la poitrine, s'étendant depuis environ la premiere des vraies côtes jufqu'à la feptieme.

On confidere à l'omoplate 1°, une face externe convexe, & une interne.

2°. Trois bords; un poftérieur nommé bafe, & deux autres nommés côtes, dont l'un est fupérieur, & l'autre inférieur.

3°. Trois angles; un antérieur tronqué nommé tête ou col, & deux poftérieurs, dont l'un est fupérieur, & l'autre inférieur.

La face interne de l'omoplate est concave, & marquée de plufieurs inégalités rayonnées, dont la direction croife celle des côtes.

La face externe est inégalement convexe & féparée en deux portions par une éminence plate & tranfverfale, nommée épine qui s'étend depuis environ le quart fupérieur de la bafe, à l'endroit où elle fe coude, jufqu'à l'angle antérieur ; cette épine s'éleve de plus en plus en s'avançant en devant, où elle fe termine, en fe contournant, en une apophyfe plate nommée acromion. Cette apophyfe porte en l'air & déborde d'un bon pouce l'angle antérieur, fe relevant fupérieurement en maniere de bec.

On nomme crête le bord de cette épine. On y remarque à l'endroit de fon origine une petite facette triangulaire & cartilagineufe, à quelque diftance une tubérofité oblongue & raboteufe, & à fon extrémité antérieure l'apophyfe acromion, au bord fupérieur & antérieur de laquelle fe trouve une facette cartilagineufe pour fon articulation avec la clavicule.

Cette épine partage la face externe en deux portions, dont la fupérieure, eft appellée foffe fus-épineufe, & l'inférieure foffe fous-épineufe. Elles font occupées par les mufcles du même nom. On apperçoit dans celle-ci, un peu au-deffus de la côte inférieure, un leger enfoncement qui s'étend depuis l'angle

inférieur

inférieur jusqu'au col, pour loger le muscle petit-rond.

Le bord postérieur nommé base, est le plus grand des trois. Il est épiphyse dans les enfans. Il est placé obliquement à côté de l'épine du dos, dont il s'écarte un peu de haut en bas. On y observe à la naissance de l'épine une facette triangulaire & deux lévres, une externe & l'autre interne.

Le bord ou la côte supérieure est courte & tranchante, & terminée antérieurement par une petite échancrure, fermée par un ligament. On y distingue aussi deux lévres.

La côte inférieure est plus épaisse que les autres, & elle se porte obliquement depuis l'angle inférieur vers le col. On y distingue deux lévres bien marquées & distinguées l'une de l'autre par une espece de canelure ou gouttiere.

Les angles postérieurs n'ont rien de particulier. On remarque seulement à l'inférieur, du côté de la face externe, une facette oblongue, ou une empreinte musculaire, pour l'attache du muscle grand-rond.

L'angle antérieur est tronqué, & se nomme tête de l'omoplate. On y voit une cavité cartilagineuse légere & ovale,

G

plus évasée en bas qu'en haut, appellée
cavité glénoïde, pour recevoir la tête de
l'humérus. On doit bien remarquer sa
situation naturelle à cause de la luxation
du bras; elle est tournée obliquement en
devant. Cette cavité dans les os frais est
plus profonde, afin de mieux contenir la
tête de l'humérus, parce qu'elle est
bordée dans son contour d'un bourrelet
cartilagineux qui fait saillie.

Au-dessus de cette tête qui est portée
par une espece de col très-court, s'éleve
une apophyse considérable en forme de
doigt courbe ou de bec de corbeau, nommée apophyse coracoïde. C'est une épiphyse dans la jeunesse. On y observe à sa
naissance une tubérosité pour des attaches
ligamenteuses de la clavicule. Ce bec se
termine par trois petites facettes musculaires qui forment ensemble une pointe
mousse. La facette interne donne attache
au petit dentelé antérieur, ou petit pectoral, l'externe à une des têtes du biceps,
& l'inférieure au coraco-brachial.

On remarque à l'omoplate trois échancrures; une grande entre l'épine & le col
pour le passage du tendon du muscle sus-
épineux & du sous-épineux; une petite
entre la côte supérieure & l'apophyse coracoïde, laquelle est fermée par un liga-

ment, & forme une ouverture par où passent des vaisseaux sanguins & des nerfs ; une troisieme médiocre entre l'apophyse coracoïde & la cavité glénoïde, par où passe le muscle sous-scapulaire.

On y observe aussi aux environs du col plusieurs trous plus ou moins considérables, qui se perdent dans l'épaisseur de l'os pour les vaisseaux sanguins ; deux petites empreintes musculaires ; l'une au-dessus de la cavité glénoïde où s'attache la seconde tête du biceps, & l'autre au-dessous, s'étendant un peu vers la côte inférieure, où s'attache le long extenseur de l'avant-bras.

On remarque encore sur le contour externe de la cavité glénoïde des aspérités pour l'attache du ligament capsulaire.

L'omoplate n'est point également épais dans toute son étendue. Il renferme beaucoup de diploé à son col. Il en a moins à son épine, à ses apophyses, à sa base & à sa côte inférieure. Le reste est transparent & sans diploé, n'étant formé que de l'union des deux lames compactes.

L'omoplate est attaché au tronc par plusieurs muscles qui partent de la tête, des vertèbres, de l'os hyoïde, des côtes, ou qui vont s'y terminer. Nous parlerons ci-après de ſes connexions avec la clavicule & l'humérus.

Il eſt capable de pluſieurs mouvemens en haut, en bas, en devant, en arriere, & peut tourner ſur ſon propre plan, entraînant toujours avec lui dans ſes différens mouvemens, la clavicule & l'humérus. Il ſert comme de bouclier aux parties poſtérieures de la poitrine ; il donne attache à pluſieurs muſcles, & facilite les différens mouvemens du bras, auquel il ſert de ſoutien.

La Clavicule.

La clavicule eſt un os long irréguliérement cylindrique, courbé & reſſemblant à une *S* italique couchée : il eſt ſitué tranſverſalement, & un peu obliquement, à la partie ſupérieure & antérieure de la poitrine, entre le ſternum & l'apophyſe acromion de l'omoplate. Cet os eſt convexe antérieurement du côté du ſternum, & concave poſtérieurement. C'eſt tout le contraire du côté de l'omoplate.

On conſidere à la clavicule ſon corps ou ſa partie moyenne, & ſes extrémités ; l'une interne qui touche au ſternum, & l'autre externe du côté de l'omoplate.

Le corps de la clavicule eft moins épais que fes extrémités ; il eft légerement applati en-deffus & en-deffous.

L'extrémité interne eft la plus épaiffe, & comme triangulaire. Elle eft plus évafée au bout, où elle fe termine par une facette cartilagineufe, légerement convexe & triangulaire, dont l'angle inférieur eft un peu tourné vers la cavité de la poitrine, & eft reçu dans la cavité fupérieure du fternum. Le contour de cette facette eft marqué d'empreintes mufculaires & ligamenteufes.

L'extrémité externe eft plate & large. On y confidere deux faces & deux bords.

La face fupérieure eft affez égale. L'inférieure eft plus inégale. On y remarque une petite tubérofité longuette & raboteufe, nommée épine.

Le bord antérieur eft concave, & le poftérieur convexe. Cette extrémité fe termine en une petite facette ovale & cartilagineufe, pour s'articuler avec une pareille facette de l'acromion.

La clavicule eft d'une fubftance fpongieufe, plus compacte dans fon milieu qu'aux extrémités. Elle eft légérement creufe en dedans à la maniere des os longs, pour loger la moëlle. On y re-marque plusieurs petits trous pour le passage des vaisseaux.

Elle est jointe au sternum & à l'omo-plate par articulation cartilagineuse & li-gamenteuse. L'angle inférieur de l'extré-mité interne de la clavicule est reçu dans l'échancrure supérieure du sternum; ces deux pieces sont revêtues chacune d'un cartilage. Mais on en observe encore un troisieme mobile & inter-articulaire pour faciliter le glissement de ces deux pieces l'une sur l'autre.

Cette articulation est affermie, outre le ligament capsulaire qui environne d'une part le bord de la facette triangulaire, & de l'autre le contour de l'échancrure du sternum, par plusieurs bandes ligamen-teufes qui font attachées par un bout au bord de la facette triangulaire, par leur portion moyenne au cartilage mobile, & par l'autre bout au bord de l'échan-crure supérieure. Mais outre ces liga-mens, on en remarque encore un long, étroit & fort qui passe de l'extrémité in-terne d'une clavicule à l'autre, derriere la fourchette du sternum.

La clavicule est unie avec l'omoplate par la facette cartilagineuse de son extré-mité externe qui s'adapte à une semblable facette de l'apophyse acromion. On y remarque aussi quelquefois un cartilage inter-articulaire très-mince.

Cette articulation est affermie, outre le ligament capsulaire, par plusieurs petits ligamens très-forts & très-serrés qui passent d'un os à l'autre, & qui embrassent l'articulation. La clavicule est aussi maintenue en place par deux ligamens très-forts, qui de la tubérosité du bec coracoïde vont se terminer à l'épine de sa face inférieure.

Les clavicules servent comme d'arc-boutans aux omoplates, dont elles bornent les mouvemens en devant, en arriere & en haut; n'ayant elles-mêmes que la liberté de glisser haut & bas, de devant en arriere, dans leurs articulations. Elles donnent attache à plusieurs muscles, & garantissent les vaisseaux sou-claviers.

L'Os du bras ou l'Humérus.

On divise le bras en deux parties, qui s'articulent ensemble dans l'endroit qu'on appelle coude. La partie supérieure retient le nom de bras proprement dit, & n'est formée que d'un seul os nommé humérus. La partie inférieure se nomme l'avant-bras , & eſt compoſée de deux os qui ſont le cubius & le radius.

L'humérus eſt un os long & creux, & d'une figure preſque cylindrique , ſitué ſous l'acromion, le long de la partie latérale du thorax.

On conſidere dans cet os ſon corps ou ſa partie moyenne, & deux extrémités , l'une ſupérieure & l'autre inférieure.

Le corps de l'humérus n'eſt pas exactement rond ; on y diſtingue ſenſiblement trois faces & trois angles , qui ſont plus marqués en deſcendant vers l'extrémité antérieure, où cet os ſe contourne de dehors en dedans.

De ſes faces deux ſont antérieures, l'une externe & l'autre interne, & la troiſieme eſt poſtérieure.

Les angles ſont diſtingués en antérieurs & en latéraux, l'un interne & l'autre externe.

On y remarque pluſieurs inégalités ou empreintes muſculaires qui donnent attache à différens muſcles.

L'extrémité ſupérieure de l'humérus eſt terminée par une téte demi-ſphérique obliquement inclinée de bas en haut, de dehors en dedans & un peu en arriere, encroutée d'un cartilage liſſe

& poli. On remarque à la bafe de cette tête ou demi-globe, une ligne circulaire légérement creufe, que l'on nomme col de l'humérus. Cette ligne fépare la tête, de deux éminences ou tubérofités inégales, placées antérieurement, & féparées par une gouttiere ou finuofité revêtue d'un cartilage, par où paffe le tendon du mufcle biceps. La plus groffe de ces éminences eft placée vis-à-vis le demi-globe. On y remarque à fa partie fupérieure trois facettes pour l'attache de différens mufcles. La petite eft placée plus en dedans, & n'a qu'une facette.

La gouttiere ou finuofité qui fépare ces deux éminences, defcend un peu obliquement jufqu'à environ le quart de l'os, où elle finit par une impreffion raboteufe. Elle eft revêtue d'un cartilage pour faciliter le gliffement du tendon du biceps; elle eft bordée par deux lignes faillantes qui ne font qu'un prolongement des deux tubérofités, avec cette différence que l'externe defcend plus bas que l'interne.

Dans les jeunes fujets la tête de l'humérus, la portion fupérieure des tubérofités & le commencement de la gouttiere, ne font qu'une épiphyfe dont les traces reſtent quelquefois très-diſtinctes juſqu'à un âge bien avancé.

L'extrémité inférieure de l'humérus eſt plus mince & plus applatie que la ſupérieure. Sa figure approche de la triangulaire. On y diſtingue, comme au corps, trois faces, une externe, une interne & une poſtérieure qui eſt la plus large; & trois angles, dont l'un eſt antérieur & deux latéraux.

On y remarque des éminences & des cavités. Des éminences il y en a deux qui ſont deſtinées pour l'attache des muſcles & des ligamens; elles ſont l'extrémité des angles latéraux: on les nomme condyles, & on les diſtingue en interne & en externe. L'interne eſt plus gros & plus ſaillant que l'externe qui eſt raboteux, oblong & ſurmonté d'une épine ou crête.

Entre ces deux condyles ſont placées deux autres éminences articulaires revêtues d'un cartilage, leſquelles ne ſont qu'une ſeule piece; l'une double & en maniere de poulie du côté du condyle interne, & l'autre arrondie en maniere de tête, qui eſt placée du côté du condyle externe, & ſur laquelle roule la tête cave du radius. La poulie a deux bords : elle

eſt creuſée au milieu & dirigée obliquement. Le bord interne eſt plus ſaillant ;
l'externe eſt plus petit & ſe confond
avec la petite tête.

On remarque encore trois cavités,
dont deux ſont antérieures , & une
poſtérieure qui eſt la plus conſidérable.
Celle-ci reçoit l'apophyſe olecrâne. Des
deux antérieures celle qui eſt immédiatement au deſſus de la poulie reçoit l'apophyſe coronoïde du cubitus ; & celle
qui eſt au-deſſus de la petite tête reçoit
le bord de la tête du radius, dans la
flexion de l'avant-bras.

Dans la jeuneſſe la poulie, la petite
tête & le condyle interne ſont des épiphyſes.

La ſubſtance de l'humérus eſt compacte en dehors, & principalement à la
partie moyenne où elle eſt fort épaiſſe.
Les extrémités ſont ſpongieuſes, plus
évaſées & moins ſolides. Cet os eſt creux
intérieurement, & garni d'un tiſſu réticulaire qui ſoutient la moëlle.

Il eſt important de bien connoître la
ſituation de cet os, à cauſe des luxations. La tête demi-ſphérique doit être
tournée en dedans & un peu en arriere ;
la groſſe tubéroſité en dehors & en devant ;
la gouttiere directement en devant ; le

condyle interne autant en arriere qu'en dedans.

La tête de l'humérus eſt recouverte d'un cartilage qui eſt plus épais vers le milieu que vers les bords, afin de gliſſer plus librement dans la cavité glénoïde de l'omoplate, avec laquelle elle eſt articulée.

La poulie & la petite tête de l'extrémité inférieure ſont auſſi revêtues d'un cartilage commun & continu, pour rendre le mouvement des os de l'avant-bras plus libre & en diminuer le frottement.

L'humérus eſt joint avec l'omoplate par une articulation ligamenteuſe, lâche, qui permet des mouvemens en tous ſens. Le ligament capſulaire qui aſſujettit ces deux os eſt attaché par une de ſes extrémités autour du bord de la cavité glénoïde de l'omoplate ; il embraſſe la tête de l'humérus & s'attache par ſon autre extrémité tout autour de la circonférence de cette tête.

Ce ligament eſt fortifié par des bandes ligamenteuſes placées de diſtance en diſtance, & par les tendons des muſcles qui le recouvrent & qui s'attachent aux quatre facettes des tubéroſités. Il eſt percé vis-à-vis la gouttiere qui ſe rencontre entre les deux tubéroſités pour le paſſage du tendon du muſcle biceps, qu'il recouvre,

en se prolongeant le long de cette gouttiere aux bords de laquelle il s'attache,
formant comme une gaîne au tendon,
qu'il assujettit & qu'il empêche de se dé-
placer, lorsque le biceps se contracte.

On doit observer que la cavité glénoïde
de l'omoplate, même dans les os frais,
n'est point proportionnée à la tête de l'humérus, parce qu'elle est moins destinée
à la recevoir qu'à lui servir d'appui dans
ses différens mouvemens. Si cette cavité
eût été plus profonde, les mouvemens
de l'humérus auroient été moins libres.
Cependant la tête de cet os y est suffisam-
ment retenue par les ligamens qui embrassent cette articulation, & par les muscles
qui s'y attachent, pour n'avoir pas à craindre de luxations fréquentes. Les apophyses coracoïde & acromion & les ligamens
qui vont de l'une à l'autre, forment d'ailleurs au dessus de l'article une espece de
voute & de rempart qui s'oppose au déplacement de la tête de l'humérus.

La partie inférieure de cet os est articulée avec ceux de l'avant-bras de la maniere qui sera dite ci-après.

Les usages de l'humérus sont assez connus. Il sert d'appui à l'avant-bras : il donne attache à différens muscles, par rapport auxquels on doit le considérer com-

me un levier capable d'être mu en différens sens, & d'obéir à leurs différentes actions.

L'Avant-Bras.

L'AVANT-BRAS est composé de deux os longs nommés cubitus ou l'os du coude, & radius ou l'os du rayon. Ces os sont situés presque parallelement l'un à l'autre, de maniere que le radius est placé antérieurement & le cubitus postérieurement.

On doit observer que l'os du coude est un peu plus long que le rayon, & qu'il est plus gros à sa partie supérieure qu'à l'inférieure ; au lieu que l'os du rayon est plus gros inférieurement qu'à sa partie supérieure.

L'Os du coude ou le Cubitus.

L'os du coude ou cubitus est un os long inégalement triangulaire, qui diminue d'épaisseur de haut en bas. On y considere son corps ou sa partie moyenne & ses extrémités ; l'une supérieure & l'autre inférieure.

L'extrémité supérieure est la plus grosse. On y remarque deux éminences ou apophyses principales, & deux cavités semi-lunaires ou sigmoïdes.

On appelle olecrâne l'apophyse la plus confidérable qui eft placée poftérieurement. La plus petite qui eft antérieure, fe nomme apophyfe coronoïde.

L'olecrâne eft raboteufe & convexe poftérieurement, & fe termine en une pointe mouffe antérieurement. Elle eft concave & enduite d'un cartilage liffe & poli ; elle forme la moitié fupérieure de la grande cavité femi-lunaire.

L'apophyfe coronoïde eft plus petite & plus pointue ; fa face fupérieure eft recouverte d'un cartilage liffe & poli, & elle forme la moitié inférieure de la cavité femi-lunaire.

Entre ces deux apophyfes eft la grande cavité femi-lunaire qui s'étend de la pointe d'une apophyfe à l'autre. Elle eft revêtue d'un cartilage, & partagée en deux demifaces obliques par une ligne faillante qui s'étend de la pointe de l'olecrâne à celle de l'apophyfe coronoïde. Cette cavité eft faite de façon à s'adapter parfaitement à la poulie de l'extrémité inférieure de l'humérus, fur laquelle elle roule obliquement dans les mouvemens de flexion & d'extenfion. Ces deux demi-faces font encore divifées tranfverfalement par une ligne où finuofité fuperficielle, qui fe termine de côté & d'autre au milieu de chaque bord par une légere échancrure. Cette sinuosité sert à loger les glandes synoviales, & elle n'est point recouverte de cartilage.

La petite cavité sigmoïde ou semi-lunaire est une espece d'échancrure placée latéralement au bord inférieur & externe de la grande cavité semi-lunaire, dont elle paroît être une vraie continuation. Elle est aussi recouverte d'un cartilage. Elle reçoit le bord de la tête du radius. On remarque un peu au-dessous une petite fossette pour loger une glande synoviale. Le contour de ces deux cavités est inégal & raboteux pour donner attache au ligament capsulaire de l'articulation.

On remarque encore à l'extrémité supérieure du cubitus quatre faces principales ou empreintes musculaires, pour l'attache de différens muscles. La premiere qui est triangulaire, est placée postérieurement au-dessous de la tubérosité de l'olecrâne. La seconde & la troisieme font placées de chaque côté, & la quatrieme, qui est plus raboteuse, est située directement au-dessous de l'apophyse coronoïde. Le corps ou la portion moyenne du cubitus, est d'une figure triangulaire. On y remarque trois faces & trois angles.

La face postérieure qui répond à l'olecrâne, est étroite & arrondie, & n'est recouverte que des tégumens. La face interne & la face externe font diftinguées de celle-ci par deux angles mouffes & obtus ; & elles s'uniffent par un angle tranchant qui donne attache au ligament inter-offeux, & qui fe termine tant fupérieurement qu'inférieurement par une éminence ou empreinte mufculaire.

Ces deux faces font applaties & plus ou moins enfoncées. On remarque vers le milieu de la face interne un trou qui perce obliquement de bas en haut pour le paffage des vaiffeaux médullaires.

L'extrémité inférieure du cubitus eft arrondie & plus grêle que le refte de cet os. C'eft une efpece de col qui fe termine en une tête renverfée, applatie, ou même légérement cave à fon fommet, & recouverte d'un cartilage liffe & poli : elle eft bornée du côté qui répond à la tubérofité de l'olecrâne par une petite apophyfe ftyloïde, d'où part un ligament qui s'attache aux os crochu & pififorme. Du côté qui regarde la petite cavité figmoïde, cette tête eft bornée par un bord arrondi & recouvert du même cartilage qui encroute le fommet. Ce bord eft reçu dans une cavité proportionnée du radius.

Entre cette tête & l'apophyfe ftyloïde, on remarque une petite foffette raboteufe

pour un paquet de glandes fynoviales : &
derriere l'apophyfe ftyloïde, une couliffe
ou finuofité dans laquelle gliffe le tendon
du cubital externe. On trouve encore
quelquefois de l'autre côté oppofé de cette
apophyfe une légere finuofité moins marquée, pour le paffage du tendon du cubital interne.

La fubftance du cubitus eft à peu de
chofe près la même que celle de l'humérus. Dans l'enfance la tubérofité de l'olecrâne & la petite tête de l'extrémité inférieure avec fon apophyfe ftyloïde, ne font
que des épiphyfes.

L'Os du rayon ou Radius.

LE radius eft un os long, irrégulierement triangulaire, un peu courbé & fitué
à côté du cubitus. On y confidere fon
corps ou fa partie moyenne, fon extrémité fupérieure qui eft la plus petite, & terminée par une efpece de tête, & fon extrémité inférieure qui eft la plus groffe &
qui reffemble à une bafe.

La tête ou extrémité fupérieure du
rayon eft courte & cylindrique. On remarque à fon fommet une cavité glénoïde
pour fon articulation avec la petite tête de
l'extrémité inférieure de l'humérus. Le

bord de cette tête eſt reçu dans la petite cavité ſigmoïde du cubitus. L'une & l'autre ſont revêtues d'une croute cartilagineuſe qui en rend les mouvemens plus libres.

Au-deſſous de cette tête eſt un col rond, étroit & un peu oblique, qui ſe termine à une tubéroſité revêtue en partie d'un cartilage, pour l'attache inférieure du biceps.

Le corps ou la portion moyenne du radius, eſt en quelque façon triangulaire, un peu courbé & groſſit inſenſiblement en deſcendant. On y diſtingue trois faces, une antérieure convexe, une interne légérement cave, & une externe applatie; & trois angles, un externe & un autre interne, qui ſont un peu ſaillans : le troiſieme & poſtérieur eſt plus tranchant, & forme une ſorte de crête ou d'épine qui répond à une pareille crête du cubitus, pour l'attache du ligament inter-oſſeux.

On remarque ſur les trois faces de cet os différentes impreſſions muſculaires, & à la face interne un trou plus ou moins marqué, qui ſe porte obliquement de bas en haut pour le paſſage des vaiſſeaux de la moëlle.

La baſe ou extrémité inférieure du radius, eſt irréguliérement triangulaire. On y conſidere antérieurement une éminence qui ſe termine en une pointe mouſſe nommée apophyſe ſtyloïde du radius, d'où part un ligament qui s'attache aux os du poignet : extérieurement pluſieurs petites éminences longuettes, & trois ou quatre gouttieres longitudinales pour le paſſage des tendons de différens muſcles.

Les cavités les plus remarquables ſont inférieurement la cavité glénoïde oblongue & triangulaire, qui reçoit la premiere rangée des os du carpe, & poſtérieurement une échancrure ou cavité ſemi-lunaire, qui reçoit le bord de l'extrémité inférieure du cubitus. Ces deux cavités ſont revêtues d'un même cartilage.

La ſubſtance du radius eſt la même que celle du cubitus. Sa tête & ſa baſe ſont épiphyſes dans la jeuneſſe.

Le cubitus & le radius ſont unis entre eux avec l'humérus & les os du carpe.

Le cubitus & le radius ſont unis entre eux par leurs extrémités. La tête du radius eſt reçue dans la petite cavité ſemi-lunaire du cubitus, & la petite tête du cubitus eſt reçue dans l'échancrure de la baſe du radius. Cette double articulation permet à ces deux os de ſe mouvoir l'un ſur l'autre, mais différemment.

Le premier mouvement eſt un mouvement de pivot, par lequel la tête du radius roule, comme ſur ſon axe, ſur la pe-

tite tête de l'humérus & fur la petite cavité femi-lunaire du cubitus.

Le fecond mouvement eſt un mouvement demi-circulaire , par lequel l'échancrure demi-circulaire de fa bafe roule autour de la petite tête de l'os du coude, &
exécute ce qu'on appelle mouvement de
pronation & de fupination. Dans le mouvement de pronation la paume de la main
eſt tournée vers la terre , & le radius fe
croife avec le cubitus. Dans la fupination
la paume de la main regarde le ciel , & ces
deux os font paralelles l'un à l'autre.

L'articulation de ces deux os eſt affermie par trois ligamens.

Le premier eſt un ligament circulaire
qui environne le bord circulaire de la tête
du radius , & s'attache aux deux côtés de
la petite cavité figmoïde du cubitus. Le
fecond eſt le ligament inter-offeux ou une
cloifon ligamenteufe qui affujettit ces deux
os dans toute leur longueur , & qui s'attache d'une part à la crête ou épine du cubitus , & de l'autre à la crête du radius. Le
troifieme eſt attaché par une de fes extrémités au bord de l'échancrure du radius ,
& de l'autre au cubitus.

Le cubitus & le radius font joints par
articulation ligamenteufe lâche avec l'humérus , fur lequel ils ont un mouvement de

charniere borné à la flexion & à l'extenfion. Ce mouvement dépend principalement de la conformation de l'extrémité fupérieure du cubitus & de la poulie de l'humérus. Il eſt borné dans l'extenſion par
l'apophyſe olecrâne, qui eſt reçue dans la
cavité poſtérieure qui ſe trouve au-deſſus
de la poulie, & dans la flexion par l'apophyſe coronoïde, qui eſt reçue dans la cavité que l'on remarque antérieurement.
Le radius ſuit les mouvemens du cubitus
dans la flexion & l'extenſion de l'avant-
bras, en roulant ſur la petite tête de l'humérus; mais il a outre cela un mouvement
de pivot en tournant ſur cette tête comme
ſur ſon axe dans les mouvemens de pronation & de ſupination.

L'articulation des os de l'avant-bras
avec l'extrémité inférieure de l'humérus,
eſt affermie par un ligament capſulaire &
deux latéraux.

Le ligament capſulaire eſt attaché d'u-
ne part aux condyles qu'il recouvre, &
tout autour de l'une & l'autre face de l'humérus au-deſſus des foſſettes voiſines de
la poulie; & par ſon autre extrémité il eſt
attaché à tout le bord de la cavité ſigmoïde du cubitus, & à celui du ligament
coronaire qui embraſſe la tête du radius.
Ainſi ce ligament embraſſe toute l'articu-

lation , les éminences du cubitus & la téte du radius , & il s'oppofe à l'écoulement de la fynovie. Il eſt fortifié par une toile ligamenteuſe fort fine , dont les fibres s'épanouiſſent en divers fens.

Les ligamens latéraux partent, l'un du condyle interne de l'humérus , & s'attache au côté interne de la cavité ſigmoïde du cubitus par des fibres rayonnées : l'autre part du condyle externe de l'humérus & s'attache au ligament coronaire , & au col du radius , en s'épanouiſſant auſſi en maniere de rayons. Ces ligamens recouvrent le ligament capſulaire auquel ils ſont très-adhérens ; & ils ſont recouverts eux-mêmes par pluſieurs expanſions tendineuſes.

L'articulation de l'avant-bras avec le carpe ne peut être entendue qu'après la deſcription de ces os.

Les Os de la main.

LA main eſt la derniere partie de l'extrémité ſupérieure. Elle comprend les os du carpe ou du poignet ; ceux du métacarpe & ceux des doigts. On y conſidere ſa face externe qui eſt convexe , & qui forme le dos de la main ; & ſa face interne qui eſt concave , & que l'on nomme la paume ou le creux de la main.

Les Os du carpe.

LE carpe ou le poignet , eſt fait de l'aſſemblage de huit os très-irréguliers , diſpoſés en deux rangées , de quatre chacune , qui par leur union forment une convexité en dehors , & une concavité en dedans.

La premiere rangée qui regarde l'avant-bras , eſt compoſée de quatre os qui ne ſont pas placés ſur une même ligne : les trois premiers formant une eſpece de voûte & le quatrieme étant hors de rang.

La ſeconde rangée eſt auſſi compoſée de quatre os placés à côté les uns des autres & formant une ligne plus droite ; elle regarde les os du métacarpe. Liſérus a donné des noms particuliers à chacun de ces os. Il a nommé ſcaphoïde ou naviculaire l'os de la premiere rangée qui eſt le plus antérieur. Le ſecond os lunaire. Le troiſieme os cunéiforme, & le quatrieme qui eſt hors de rang, os piſiforme ou lenticulaire. Le premier os de la ſeconde rangée qui ſoutient le pouce a été nommé trapeze , le ſecond trapezoïde ou pyramidal , le troiſieme le grand , os & le quatrieme os crochu ou unciforme.

L'Os

L'Os scaphoïde.

LE premier os du premier rang a été nommé scaphoïde ou naviculaire, à cause de quelque ressemblance à un petit bateau. On y observe plusieurs facettes encroûtées de cartilages; 1°, une supérieure convexe pour son articulation avec le radius, qui se termine inférieurement par une cavité articulaire assez étendue; 2°, une inférieure concave qui reçoit la convexité du grand os de la seconde rangée; 3°, deux demi-facettes du côté du pouce, dont la plus grande est pour l'os trapèze & la plus petite pour le trapézoïde; 4°, & une petite du côté opposé pour l'os lunaire.

La face externe & l'interne sont raboteuses & sans cartilages.

L'Os lunaire.

LE second os du premier rang a été nommé os lunaire, parce que sa facette inférieure est taillée en croissant. On y remarque quatre facettes articulaires; 1°, une supérieure convexe pour son union avec l'os du rayon; 2°, une inférieure concave pour la tête du grand os de la feconde rangée ; 3°, une femi-lunaire du côté du pouce pour l'os fcaphoïde ; 4°, & une autre triangulaire du côté oppofé pour l'os cunéiforme.

Les faces externe & interne font petites & raboteufes.

L'Os cunéiforme.

LE troifieme os du premier rang a reçu le nom de cunéiforme, parce qu'il eft enchâffé comme un coin entre deux rangs. On y remarque quatre facettes articulaires ; 1°, une fupérieure convexe qui acheve la convexité articulaire du carpe ; 2°, une facette orbiculaire interne qui foutient l'os pififorme ; 3°, une externe légérement concave qui touche à l'os lunaire ; 4°, une inférieure oblongue & comme triangulaire qui répond à l'os crochu.

On y remarque outre cela à fa partie fupérieure une face raboteufe avec un petit enfoncement pour l'attache d'un ligament.

L'Os pififorme.

LE quatrieme os du premier rang eft nommé pififorme, lenticulaire, ou orbiculaire. Cet os qui eft irréguliérement arrondi, n'a qu'une facette articulaire vers fa partie fupérieure & poftérieure. Le refte de fa furface n'eft qu'une convexité raboteufe qui donne attache à des ligamens & à des tendons. Il eft hors de rang, & fait faillie du côte de la paume de la main.

L'Os trapèze.

Le premier os de la feconde rangée a été nommé trapèze. Il eft irréguliérement quarré & placé entre le fcaphoïde & la premiere phalange du pouce qu'il foutient. Sa face externe eft raboteufe auffi bien que l'interne fur laquelle on remarque une éminence oblongue, & à côté une gouttiere pour le paffage du tendon du radial interne.

On y obferve quatre facettes articulaires; 1°, une fupérieure un peu cave qui touche à l'os fcaphoïde; 2°, une inférieure, qui eft comme partagée en deux facettes femi-lunaires par une légere éminence longitudinale, par laquelle il s'articule avec la premiere phalange du pouce; 3°, deux poftérieures; une oblongue pour l'os trapézoïde ou pyramidal; & une petite au-deffous, qui s'articule avec la bafe du premier os du métacarpe.

L'Os trapézoïde.

L E second os du second rang a été nommé trapézoïde ou pyramidal, à cause qu'il représente en quelque maniere une pyramide tronquée par sa pointe. Sa base fait partie de la face externe ou de la convexité du carpe; & sa pointe regarde la face interne ou concave.

On y distingue quatre facettes articulaires; 1°, une supérieure légérement cave & la plus petite de toutes, pour son articulation avec l'os scaphoïde; 2°, une inférieure longuette, taillée en maniere de poulie, pour son articulation avec le premier os du métacarpe; 3°, une latérale antérieure, irréguliérement triangulaire qui répond à une pareille du trapeze ; 4°, une latérale postérieure légérement concave, pour son articulation avec le grand os.

Le grand Os du second rang.

L E troisieme os du second rang a été nommé le grand, parce qu'il est en effet le plus grand de tous. Sa face externe est large & raboteuse pour l'attache du ligament. L'interne est aussi raboteuse, mais plus étroite.

On y diſtingue quatre facettes articulaires ; 1°, la ſupérieure eſt une tête convexe & arrondie qui eſt reçue dans la cavité formée par le ſcaphoïde & le lunaire.
Cette tête eſt comme partagée en deux
facettes inégales par une ligne légérement
ſaillante ; 2°, la facette inférieure a une
forme triangulaire, ayant ſa pointe tournée en dedans. Elle eſt légérement concave. Elle eſt jointe au ſecond os du métacarpe, & foiblement ſur le côté antérieur avec le premier os du métacarpe ;
3°, la facette latérale antérieure eſt petite,
& s'articule avec une pareille du trapézoïde ; 4°, la latérale poſtérieure eſt plus
longue, pour ſe joindre à l'os crochu.

L'Os crochu.

L'os crochu ou unciforme eſt le quatrieme os de la ſeconde rangée. Sa figure
eſt irréguliere. Il eſt aiſé à diſtinguer par
ſon apophyſe crochue qui fait une éminence conſidérable dans le creux de la
main. Elle eſt plate & recourbée vers le
grand os. Le corps reſſemble en quelque
façon à une pyramide, dont la pointe
touche à l'os lunaire, & la baſe eſt marquée par deux facettes articulaires.

On y remarque une face externe triangulaire & raboteufe , de même que la face interne qui eft plus petite. On y diftingue trois facettes articulaires ; 1°, une antérieure plate qui s'articule avec le grand os ; 2°, une poftérieure oblongue & oblique , légérement convexe fupérieurement, & concave inférieurement, pour fon union avec le cunéiforme ; 3°, la facette inférieure eft double ou formée de deux demi-facettes concaves diftinguées par une ligne figmoïde. Elle eft articulée avec les deux derniers os du métacarpe.

Remarques.

La fubftance des os du carpe eft prefque entiérement fpongieufe , n'étant recouverte que d'une lame compacte fort mince. Toutes les facettes articulaires font encroûtées de cartilages , afin de gliffer plus facilement les unes fur les autres. Les furfaces externes & internes font raboteufes pour donner attache à différens ligamens. Les os du carpe ayant leur furface externe raboteufe , plus grande que l'interne, forment par leur jonction une convexité du côté du dos de la main, & une concavité du côté de la paume de la main. On remarque du côté de la face interne quatre éminences , dont deux ſont formées d'un côté par l'os piſiforme & l'apophyſe de l'os crochu, & les deux autres par les tubéroſités de l'os ſcaphoïde & du trapèze. Ces éminences donnent attache au ligament tranſverſal interne, autrement dit, annulaire, qui ſert à brider & tenir en ſituation les tendons des muſcles fléchiſſeurs des doigts.

Les trois premiers os de la premiere rangée forment par leur aſſemblage une tête oblongue & arrondie, qui eſt reçue dans la cavité inférieure du radius, laquelle ſe trouve augmentée par un prolongement du cartilage qui a recouvert ſa ſurface & qui s'avance juſques ſur la face du cubitus, où il ſe trouve retenu par deux ligamens, dont l'un l'attache à l'os cunéiforme & l'autre à l'apophyſe ſtyloïde du cubitus, enſorte que le cubitus a la liberté de ſe mouvoir ſur la ſurface de ce cartilage mitoyen.

L'articulation de la premiere rangée des os du carpe avec le radius eſt une articulation ligamenteuſe lâche, qui permet un mouvement de demi-rotation & ceux de flexion & d'extenſion.

Le premier rang forme inférieurement une ſorte de cavité cotyloïde ſur laquelle roule la tête du grand os, en

même tems que le trapèze & le trapézoïde glissent sur les facettes correspon-
dantes du scaphoïde, & l'os crochu sur
l'os cunéiforme. Ce méchanisme sert à
rendre les mouvemens de flexion & d'extension du poignet sur le radius plus dégagés & plus étendus.

La seconde rangée est jointe aux os du
métacarpe comme il sera dit après l'expo-
sition de ces os.

Tous les os du carpe sont joints entre
eux par leurs facettes articulaires, d'une
articulation ligamenteuse serrée qui ne
leur permet qu'un mouvement fort obscur
& seulement la liberté de glisser les uns
sur les autres.

Tous ces os sont liés & assujétis soit ensemble, soit avec les os de l'avant-bras,
par des ligamens. Ceux qui forment la
connexion des os du carpe avec les os de
l'avant-bras sont très-forts. Les deux plus
considérables naissent, le premier de l'a-
pophyse styloïde du radius pour s'attacher à la tubérosité voisine du scaphoïde;
la seconde de l'apophyse styloïde du cubitus, & il s'attache à l'os cunéiforme &
au crochu, s'étendant même jusqu'au quatrieme os du métacarpe.

Outre ces deux ligamens plus considérables, on remarque dans leurs intervalles

plufieurs bandes ligamenteuſes qui naiſſent du bord de la baſe du radius, tant intérieurement qu'extérieurement, & qui
s'attachent à la circonférence de la convexité commune des trois premiers os du
carpe. Tous ces ligamens ſont fortement
collés au ligament capſulaire qui empéche
l'écoulement de la ſynovie.

Les os du carpe ſont liés entr'eux très-
étroitement par des petits ligamens très-
courts, dont les uns attachent chaque os
en particulier à un ou à deux des os voiſins de la même rangée, & les autres attachent les os du premier rang à ceux du
ſecond rang.

Ces ligamens ſont auſſi très-étroitement
collés à la membrane capſulaire, & fortifiés par des expanſions ligamenteuſes.

Je ne dois point oublier ici deux autres
ligamens très-forts connus ſous le nom de
ligamens annulaires, qui traverſent le carpe, l'un du côté interne, & l'autre du côté
externe.

Le ligament annulaire interne eſt attaché par une de ſes extrémités à la petite
tubéroſité du trapèze, & par l'autre à l'os
piſiforme & à l'apophyſe courbe de l'os
crochu. Ce ligament forme une arcade
pour le paſſage des tendons des muſcles
fléchiſſeurs des doigts.

H ;

Le ligament annulaire externe eſt attaché par une de ſes extrémités à la groſſe
extrémité du radius, environ deux doigts
au-deſſus de ſon apophyſe ſtyloïde, à laquelle il touche ; d'où ſe portant obliquement ſur le dos de la main, il va s'attacher
à l'os piſiforme. Ce ligament s'attache en
paſſant aux petites protubérances de la
face convexe de la baſe du radius ; ce qui
forme autant de petites arcades particulieres pour le paſſage des tendons des
muſcles extenſeurs des doigts & de ceux
du poignet.

Ces ligamens ſervent comme de brides
aux tendons, & font l'office de poulie.

Les uſages du carpe ſont de ſervir de
baſe à la main, & d'être le centre de tous
ſes mouvemens.

Les Os du Métacarpe.

LE métacarpe eſt la ſeconde partie de
la main, ſituée entre le carpe & les doigts.
Il eſt compoſé de cinq os longs, irrégulierement cylindriques, rangés à peu près
parallelement, & de grandeur inégale. Le
premier eſt le plus gros & le plus court.
Celui qui vient enſuite eſt le plus long,
& les autres diminuent par degrés. Ils ſont
un peu courbés, de ſorte que leur conve-

xité forme le dos de la main, & que leur concavité en forme la paume.

En général on considere aux os du métacarpe leur corps qui en est la partie moyenne, & deux extrémités, une supérieure & l'autre inférieure, qui ont plus d'épaiffeur que le corps.

Leurs extrémités fupérieures ou leurs bafes font applaties & anguleufes. On y voit des enfoncemens irréguliers pour leur articulation avec la feconde rangée des os du carpe. Elles ont fur les côtés de petites facettes articulaires par lefquelles elles fe touchent les unes les autres.

Leurs têtes ou extrémités inférieures, font arrondies pour leur articulation avec les premieres phalanges des doigts. Elles font applaties fur les côtés où l'on remarque de petites empreintes & des foffettes. On voit à leur racine en-dedans de la main, une ou deux petites protubérances pour l'attache des ligamens.

L'une & l'autre extrémités font revêtues de cartilages, de même que les facettes latérales.

Leurs corps font irréguliérement arrondis & comme triangulaires ; on y diftingue trois faces & trois angles. La face externe eft convexe ; les deux autres font antérieure & poftérieure, & légérement

H 6

concaves. L'angle interne eſt plus aigu & plus tranchant : les deux latéraux ſont mouſſes & foiblement marqués.

La ſubſtance des os du métacarpe eſt comme celle de tous les os longs. Leurs baſes & leurs têtes ne ſont que des épiphyſes dans la jeuneſſe

Le premier os du métacarpe eſt le plus court & le plus gros des quatre. Il ſoutient la premiere phalange du pouce. Sa baſe a une cavité ſygmoïde pour ſon articulation avec le trapèze ſur lequel il jouit des mouvemens d'extenſion , de flexion , d'adduction & d'abduction. Sa tête, qui eſt fort groſſe, offre intérieurement deux couliſſes pour les os ſéſamoïdes. Le ſecond ſoutient le doigt indice. Il eſt joint par la principale facette de ſa baſe avec le trapézoïde , & par une petite avec le trapèze ; & par une facette latérale avec le ſecond os du métacarpe.

On remarque au bord externe de ſa baſe une petite échancrure. Le bord interne ſe termine en angle oblique pour ſon articulation avec l'angle voiſin de la baſe du grand os.

Le troiſieme os du métacarpe eſt un peu moins long que le premier. Il ſoutient le doigt *medius*.

On remarque à ſa baſe une facette

oblongue & triangulaire pour son articulation avec la base du grand os, & sur le bord externe, une pointe angulaire en maniere d'apophyse. Il est articulé par ses facettes latérales avec le premier & le troisieme.

Le quatrieme est très-sensiblement plus petit que les précédens. Il soutient le doigt annulaire. La facette de sa base est comme semi-lunaire & légérement convexe, pour son articulation avec la premiere demi-facette de l'os crochu. Ses facettes latérales s'articulent avec les pareilles des os voisins.

Le cinquieme soutient le petit doigt. Il est le plus petit de tous, & il a ses angles plus tranchans. La facette de sa base est presque orbiculaire & un peu convexe, pour s'articuler avec la seconde demi-facette de l'os crochu. Il n'a qu'une facette latérale antérieure, par laquelle il touche au troisieme. A l'opposé de cette facette est une petite tubérosié, où s'attache le tendon du muscle cubital externe.

Toutes les faces articulaires des os du métacarpe sont encroûtées de cartilages. Ils sont unis par leur base avec la seconde rangée des os du carpe. Ils sont assujétis dans leur articulation par des petits ligamens courts, qui recouvrent & se col-

lent très-étroitement au ligament capfulaire. Les ligamens font attachés par une
de leurs extrémités aux os du carpe, &
par l'autre aux inégalités de la bafe des
os du métacarpe. Ils font auffi liés les
uns aux autres, tant par leurs bafes que
par leurs têtes, par de petits ligamens
courts qui s'oppofent à leur écartement.

Cette articulation ne permet qu'un
foible mouvement de flexion & d'extenfion fur le poignet.

Les os du métacarpe fervent à donner plus d'étendue à la main, & de foutien aux premieres phalanges des doigts.

Les Doigts en général.

LES doigts font la troifieme partie de
la main. On en compte cinq à chacune ;
favoir, le pouce, l'index, le doigt du
milieu ou *medius*, l'annulaire, & l'auri-
culaire ou petit doigt.

Chaque doigt eft compofé de trois
pieces nommées phalanges, dont la premiere eft plus grande & plus groffe que
la feconde ; & celle-ci plus que la troifieme.

On confidere à chaque phalange ; 1°,
fa bafe ou fon extrémité fupérieure, fon
corps ou fa partie moyenne, & fa tête

ou extrémité inférieure ; 2°, deux faces,
une convexe & une concave ; 3°, & deux
bords. Les bafes ne font que des épiphyfes dans la jeuneffe.

Le Pouce.

LE pouce n'eft pas dans le même plan
des autres doigts, étant fitué obliquement, & appuyé fur le premier os du
métacarpe que foutient le trapèze. Il en
diffère encore par le volume de fes phalanges qui font plus groffes à proportion
de leur longueur.

La premiere eft convexe à l'extérieur
& applatie en dedans. On remarque à fa
bafe une cavité glénoïde qui reçoit la
tête du premier os du métacarpe. Sa
tête eft une poulie cartilagineufe, pour
fon union avec la bafe de la feconde.
On y remarque de chaque côté une petite empreinte qui donne attache aux li-
gámens.

La feconde phalange eft large par fa
bafe & étroite par fa tête. Sa face convexe eft plus égale que fa face plate. On
remarque à fa bafe deux petites cavités
féparées par une éminence linéaire pour
s'adapter à la poulie de la tête de la
premiere. Sa tête eft petite & plate, &

aboutit à un rebord demi-circulaire très-raboteux, qui du côté de la face plate repréfente un fer à cheval.

Phalanges des quatre autres doigts.

Les quatre autres doigts fe reffemblent beaucoup ; ils ne différent qu'en volume. L'index & l'annulaire font à peu près de même grandeur. Celui du milieu eft le plus long de tous, & le quatrieme eft le plus petit.

Les premieres phalanges font faites à peu près comme la premiere du pouce. On y remarque une furface externe convexe, une interne applatie & creufée légérement pour loger les tendons des mufcles fléchiffeurs : deux bords tranchans pour l'attache de la gaîne ligamenteufe qui fert à contenir les tendons, une cavité glénoïde à leur bafe, & une tête terminée en poulie.

Les fecondes phalanges font femblables aux premieres : elles n'en différent que par leurs bafes qui ont une double cavité féparée par une ligne transverfale.

Les troifiemes & dernieres phalanges reffemblent à la derniere du pouce, dont elles ne different qu'en ce qu'elles font plus petites. Elles font terminées par un petit tubercule.

Les extrémités de toutes ces phalanges font revêtues de cartilages. Il n'y a que l'extrémité inférieure de la derniere qui n'en a pas.

Le premier os du métacarpe eft uni avec le trapèze par une efpece d'articulation qui participe de la charniere & du genou. Il eft affujéti par un ligament orbiculaire qui recouvre la membrane capfulaire.

L'union de cet os avec la premiere phalange du pouce permet auffi un mouvement en tout fens. Elle eft auffi recouverte par un ligament orbiculaire.

La feconde phalange du pouce n'a fur la premiere qu'un mouvement de charniere, & elle n'a que des ligamens latéraux qui recouvrent la membrane capfulaire fur les côtés.

Les premieres phalanges des quatre derniers doigts font jointes par leur bafe avec les têtes des os du métacarpe, & affujéties par un ligament orbiculaire. Elles ont un mouvement en tout fens.

Les fecondes phalanges font unies avec les premieres, & les troifiemes avec les fecondes par leurs bafes & par leurs têtes. Comme leur articulation eft double, elles n'ont qu'un mouvement de charniere. Les ligamens qui les affujétiffent, outre la membrane capfulaire, font des ligamens latéraux qui n'embraffent pas toute l'articulation. Ils font fortifiés par l'expanfion des tendons des mufcles tant fléchiffeurs qu'extenfeurs, qui rampent fur les côtés des doigts.

On rencontre à la main dans les fujets adultes des petits os nommés féfamoïdes, dont je parlerai ci-après.

Les ufages de la main font trop connus pour qu'il foit befoin de nous y arrêter.

LES EXTRÉMITÉS

INFÉRIEURES.

LES extrémités inférieures font au nombre de deux, placées latéralement au bas du tronc qu'elles foutiennent. On les divife chacune en cuiffe, en jambe & en pied.

L'Os de la cuiffe, ou le fémur.

LA cuiffe n'a qu'un feul os nommé fémur. Il eft le plus long & le plus gros de tous les os du squelette. Il est irrégulièrement cylindrique & un peu courbé. On le divise en corps ou partie moyenne, & en deux extrémités, une supérieure & l'autre inférieure.

On considère à son extrémité supérieure sa tête, son col & deux tubérosités nommées trochanters.

Sa tête est une portion de sphere revêtue d'un cartilage, située obliquement de bas en haut & de dehors en dedans, & un peu en devant. On y voit à la partie inférieure de sa convexité, une fossette irréguliere pour l'attache du ligament interne de l'articulation. Cette tête n'est qu'épiphyse dans la jeunesse.

Le col du fémur est une apophyse oblique qui en soutient la tête. Il est tourné de dehors en dedans & un peu de bas en haut, s'élargissant par en bas. On y remarque plusieurs petits trous; vers sa portion moyenne une trace raboteuse en maniere de collier, pour l'attache du ligament qui environne l'articulation.

Le grand trochanter est cette grosse tubérosité que l'on apperçoit à la base du col, qui est opposée à la tête & située à la partie latérale externe & postérieure de l'os, dont elle fait comme le sommet. Elle est convexe en dehors & se termine par une pointe mousse. Sa convexité est inégale, raboteuse & marquée de plusieurs facettes où s'attachent les muscles rotateurs de la cuisse. Entre cette tubérosité & la base du col du fémur, un peu postérieurement, est une fossette raboteuse qui donne aussi attache à des muscles.

Le petit trochanter est une apophyse située à la partie postérieure & inférieure de la base du col, sur la racine du grand trochanter, & tournée obliquement en dedans & du côté de la tête. Cette éminence est raboteuse, & donne attache aux muscles psoas, iliaque & pectiné.

Il y a entre ces deux tubérosités postérieurement, une éminence raboteuse & oblique par laquelle elles communiquent ensemble. Elle donne attache au muscle quarré.

Le corps ou la portion moyenne du fémur, est une colonne cylindrique un peu courbée, dont la convexité est en devant & la concavité en arriere. Il présente comme trois faces ; une antérieure plus arrondie & égale, & deux latérales qui regardent postérieurement, plus applaties. Ces faces font distinguées par une ligne saillante & raboteuse, nommée ligne osseuse, ou ligne âpre du fémur qui donne attache aux tendons du triceps. Cette ligne paroît naî‑tre des deux trochanters, par deux branches qui se réunissent à sa partie supérieure. La branche externe est une ligne raboteuse qui donne attache au tendon du grand fessier. Elle se divise inférieurement en deux branches moins saillantes, & presque effacées, qui se terminent aux condyles. La branche interne donne attache aux tendons de la longue tête du triceps ; & la branche externe à la petite tête du biceps. Ces deux branches laissent entre elles une face triangulaire applatie, dont la base est en bas pour le passage des vaisseaux & des nerfs cruraux.

On trouve à la partie postérieure, à côté de la ligne âpre, trois ou quatre doigts au-dessous du petit trochanter, l'orifice d'un canal osseux qui se porte obliquement de bas en haut, dans l'épaisseur de l'os pour le passage des vaisseaux médullaires.

L'extrémité inférieure du fémur est épaisse & fort évasée. Elle est terminée par deux grosses apophyses enduites de cartilages, unies par devant en maniere de poulie, & séparées postérieurement par une grande & profonde échancrure, où sont logées les glandes synoviales. On les nom‑

me condyles. L'interne paroît defcendre un peu plus bas que l'externe, lorfque l'on tient l'os dans une pofition verticale ; mais étant regardés felon la fituation oblique & naturelle du fémur, ils font au même niveau.

Il y a fur les côtés de chaque condyle une tubérofité peu faillante, & plufieurs facettes & empreintes mufculaires ; & au-deffus de chaque tubérofité poftérieurement, une petite facette cartilagineufe pour des os féfamoïdes.

On remarque auffi dans la grande échancrure plufieurs petits trous, & une empreinte femi-lunaire fur la face interne de chaque condyle, pour l'attache des ligamens croifés.

La fubftance du fémur eft la même que celle de tous les os longs ; elle eft fpongieufe aux extrémités. Le milieu eft creux & renferme un tiffu réticulaire environné d'une fubftance très-compacte.

Toute la convexité de fa tête eft revêtue d'un cartilage, excepté la petite foffette qui donne attache au ligament interne.

Les condyles font auffi revêtus fur toute leur convexité, ainfi que l'enfoncement antérieur qui forme la poulie, d'un cartilage liffe & poli : mais la grande échancrure n'en a point.

Sa tête est reçue dans la cavité coty-loïde des os innominés. Cette articula-tion est affermie par deux sortes de liga-mens très-forts, qui ne permettent pas à la tête du fémur de sortir de sa cavité.

Le premier de ces ligamens a été nom-mé orbiculaire, parce qu'il embrasse toute l'articulation. Il naît du bord externe de la cavité cotyloïde & du ligament tranf-versal de l'échancrure cotyloïdienne ; il embrasse toute la tête du fémur , & se termine par une attache circulaire à son col, à l'endroit de cette trace raboteuse que nous y avons fait remarquer.

Le second , qui est connu des Auteurs sous le nom de ligament rond , quoiqu'il soit plat & d'une forme triangulaire , & qu'il est à propos de nommer ligament interne , parce qu'il est renfermé dans l'ar-ticulation , est attaché d'une part aux bords de l'échancrure cotyloïde & de l'en-foncement raboteux , d'où se glissant obli-quement en arriere un peu en haut entre la glande cotyloïdienne & la convexité de la tête du fémur , il s'attache par son autre extrémité à la fossette de cette tête.

Cette articulation est fortifiée par l'at-tache de plusieurs muscles qui la recou-vrent , & qui retiennent fortement la tête du fémur dans la cavité cotyloïde.

En confidérant avec attention la conformation de la cavité cotyloïde, celle de la tête du fémur & la maniere dont celle-ci s'emboîte dans l'autre, on n'aura pas de peine à concevoir que cette articulation eft très-avantageufe, tant pour foutenir le poids du corps, foit qu'on foit debout ou à genoux, que pour le tranfporter d'un endroit à un autre.

1°. Pour foutenir le poids du corps, il faut que la tête du fémur appuie fur une affez grande furface, afin que l'affiette foit plus ferme, plus ftable & qu'il n'y ait pas à craindre de déplacement. C'eft pour cela que la cavité cotyloïde fe trouve plus profonde en haut & en arriere qu'en devant & en bas, parce que c'eft principalement fur la partie fupérieure & poftérieure de cette cavité qu'eft appuyée la tête du fémur lorfqu'on eft debout ou à genoux.

2°. Pour tranfporter le corps d'un endroit à un autre, il faut que la cuiffe puiffe être portée en devant, en arriere, en dedans & en dehors, pendant que le fémur foutient le corps, comme il vient d'être dit. C'eft pour rendre ces mouvemens plus libres & plus amples, que la cavité cotyloïde a moins de profondeur à fa partie antérieure & inférieure, que fon

bord

bord eſt moins ſaillant, que cette cavité a une coupe oblique, & que la tête & le col du fémur ſont auſſi diſpoſés obliquement.

Si la cavité cotyloïde eût eu autant de profondeur en bas & en devant qu'en haut & en arriere, les mouvemens de flexion & d'adduction auroient été fort gênés, & il auroit été impoſſible de la croiſer avec l'autre. C'eſt l'obliquité de la cavité cotyloïde qui facilite l'adduction ou le mouvement en dedans de la cuiſſe ; & c'eſt l'obliquité de la tête & du col du fémur, qui rend le mouvement de flexion aiſé & ample.

Quoiqu'il ſemble d'abord que le fémur doive avoir un mouvement de genou & en tous ſens dans la cavité cotyloïde, cependant en examinant de plus près la méchanique de cette articulation, on s'appercevra aiſément que ces mouvemens ſont bornés à ceux de flexion où la cuiſſe eſt portée en devant ; ceux d'extenſion où elle eſt portée en arriere ; d'adduction où elle eſt portée en dedans & approchée de l'autre cuiſſe ; d'abduction où elle eſt écartée & portée en dehors ; à des mouvemens plus ou moins obliques & à un mouvement circulaire compoſé des précédens, par lequel l'extrémité inférieure du fémur décrit une circonférence, pendant que sa tête n'est mue qu'autour d'un centre. Le ligament interne ne servant pas seulement à assujétir & à fixer la tête du fémur dans sa cavité, mais encore à le borner dans ses mouvemens; n'étant pas susceptible d'alongement, il se tord simplement.

Il faut remarquer que la tête, le col, les trochanters & les condyles du fémur ne sont que des épiphyses dans l'enfance.

Les Os de la Jambe.

La jambe est composée de deux os longs, dont le plus gros placé intérieurement, est nommé le tibia; l'extérieur qui est beaucoup plus grêle, se nomme le péroné; & d'un troisième plus petit & ressemblant à une chataigne, que l'on nomme la rotule. On peut le regarder comme une dépendance du tibia.

Le Tibia.

Le tibia est un os long irréguliérement triangulaire, situé à la partie interne de la jambe. On considere sa tête ou extrémité supérieure, son corps ou sa partie moyenne, & sa base ou son extrémité inférieure.

Sa tête est plus large que sa base. Elle est composée de deux condyles applatis en dessus lesquels forment une grande face articulaire, ovale tranſverſalement, diviſée en deux cavités ſuperficielles, par une tubéroſité cartilagineuſe qui paroît double & qui a des inégalités antérieurement & poſtérieurement pour l'attachement des ligamens croiſés. Ces deux faces répondent aux deux condyles du fémur. On remarque que l'interne eſt plus longue de devant en arriere, & un peu plus enfoncée que l'externe qui eſt plus arrondie. La circonférence de cette tête eſt inégale & raboteuſe pour l'attache du ligament orbiculaire; elle eſt échancrée poſtérieurement par une ſinuoſité ſuperficielle.

Le condyle externe a plus de ſaillie que l'interne; on y remarque poſtérieurement & inférieurement une petite éminence ou une facette cartilagineuſe pour recevoir la tête du péroné.

Sur le devant de la tête eſt une tubéroſité inégale nommée épine qui donne attache au ligament tendineux de la rotule.

Le corps du tibia eſt triangulaire & diſtingué en trois faces & trois angles.

Des trois faces l'interne eſt la plus large & légérement convexe; la face externe eſt applatie; la face poſtérieure eſt la plus étroite & un peu arrondie inférieurement. On y remarque ſupérieurement des impreſſions muſculaires.

Des trois angles, l'antérieur qui eſt plus ſaillant & plus aigu, porte le nom de crête. Il eſt un peu arrondi inférieurement. Cette crête n'étant recouverte que de la peau, les coups qu'on y reçoit ſont très douloureux, parce que le périoſte qui n'eſt pas matelaſſé de muſcles en cet endroit, eſt très-ſenſible. L'angle interne eſt plus arrondi. L'externe eſt un peu plus aigu & porte le nom de ligne oſſeuſe. On y remarque poſtérieurement à la diſtance de quatre doigts de la tête, l'orifice d'un canal oblique deſcendant pour le paſſage des vaiſſeaux médullaires.

L'extrémité inférieure ou la baſe du tibia eſt moins large que ſa tête ; on y remarque intérieurement une apophyſe nommée malléole interne, qui eſt un prolongement de ſa face interne. Elle deſcend plus bas que le contour de ſa baſe. Elle eſt légérement échancrée à ſa pointe : elle donne attache à un ligament. On y apperçoit poſtérieurement une gouttiere ou ſinuoſité, pour le paſſage du tendon du jambier poſtérieur. Il eſt utile pour la réduction des fractures & des luxations, d'obſerver que la malléole interne n'eſt pas dans un même plan avec le condyle interne. Elle eſt un peu plus antérieure.

On remarque au côté externe de cette

bafe, un enfoncement femi-lunaire pour recevoir l'extrémité inférieure du péroné : & au côté poftérieur, une gouttière pour le paffage du tendon du profond.

La bafe du tibia eft terminée par une cavité cartilagineufe fuperficielle, tranfverfalement oblongue & comme diftinguée en deux, par une éminence linéaire qui s'engage dans l'enfoncement de la poulie de l'aftragal. Cette cavité s'étend jufques fur la malléole interne qui eft auffi revétue du même cartilage.

La tête du tibia, de méme que fa bafe, ne font qu'épiphyfes dans la jeuneffe. Sa fubftance eft lamême que celle des autres os longs.

La Rotule.

La rotule eft un petit os rond & applati, placé antérieurement fur l'articulation du fémur avec le tibia auquel il eft attaché par un ligament tendineux. Il a à peu près la figure d'un maron d'Inde. Il peut avoir trois pouces de circonférence. Il eft plus épais dans fon milieu que fur fes bords.

On y confidére principalement fa bafe ou extrémité fupérieure, fa pointe ou extrémité inférieure, & deux faces, l'une antérieure convexe, & l'autre poftérieure concave & cartilagineufe.

On remarque à sa base un petit enfoncement superficiel où s'attache un grand nombre de fibres tendineuses des muscles extenseurs de la jambe. Sa pointe est mousse
& donne attache à un fort ligament qui
join la rotule à l'épine du tibia.

La face convexe est inégale, raboteuse
& percée de plusieurs petits trous pour
l'attache de plusieurs fibres tendineuses de
l'aponévrose formée par les tendons des
muscles extenseurs.

La face postérieure est lisse & polie &
revêtue d'un cartilage. Elle est distinguée
en deux cavités inégales par une éminence
qui s'étend de la base vers la pointe. La cavité externe est plus large que l'interne.
Ces deux cavités sont porportionnées aux
deux condyles du fémur, sur lesquels cet
os doit rouler ; & l'éminence qui les sépare , est reçue dans l'enfoncement de la
poulie.

Au dessous de ces facettes articulaires,
on apperçoit vers la pointe un enfoncement
raboteux pour l'attache du ligament dont
il a été parlé ci-dessus.

Le contour de cet os est aussi raboteux
pour l'attache du ligament capsulaire.

Sa substance est presque toute spongieuse. Elle est long-tems cartilagineuse
dans la jeunesse.

Le Péroné.

LE péroné eſt un os long, grèle & ir-réguliérement triangulaire, ſitué au côté externe du tibia.

On le diviſe en tête ou extrémité ſupé-rieure, en corps ou portion moyenne, & en baſe ou extrémité inférieure.

La tête du péroné eſt une tubéroſité oblique & raboteuſe dans ſon contour. On y remarque ſupérieurement & intérieure-ment une facette cartilagineuſe, circulaire & oblique pour ſon articulation avec une facette ſemblable du condyle externe du tibia. Cette facette ſe termine par une pointe mouſſe qui donne attache au muſcle biceps. On y apperçoit auſſi poſtérieure-ment & intérieurement une petite tubéro-ſité qui donne attache au muſcle ſoléaire.

Le corps ou la portion moyenne du péroné eſt courbé, tortueux & irrégu-liérement triangulaire, diſtingué en trois faces & trois angles.

Les faces externe & interne ſont plus larges & creuſées en maniére de gouttiére dans leur moitié ſupérieure, pour loger des muſcles; elles s'arrondiſſent & ſe con-tournent dans leur moitié inférieure.

La face poſtérieure eſt plus étroite &

convexe fupérieurement. Elle s'applatit &
fe contourne dans fa partie inférieure de
dehors en dedans. On remarque vers fon
milieu l'orifice d'un canal oblique qui perce
l'épaiffeur de l'os de haut en bas pour les
vaiffeaux médullaires.

Les angles font affez faillans. L'antérieur
eft le plus tranchant & forme une efpéce
de créte. L'interne eft plus faillant que l'externe. Il répond à l'angle externe du tibia,
pour l'attache du ligament interoffeux. Ces
angles deviennent mouffes en defcendant
vers l'extrémité inférieure.

L'extrémité inférieure ou la bafe du
péroné, forme une efpéce de tête oblongue, applatie & comme triangulaire, qui
fe termine par une pointe mouffe un peu
tournée en arriére.

On y confidere trois faces ; une interne,
plate & revêtue d'un cartilage pour fon articulation avec l'aftragal : une antérieure
convexe, raboteufe, plus large ; & une
poftérieure convexe plus étroite. L'angle
commun à ces deux derniéres faces, forme ce qu'on appele la malléole externe.

On remarque à la bafe de cette extrémité, antérieurement à la face poftérieure,
une petite foffette pour une petite glande
mucilagineufe ; & derriére la tubérofité,
une finuofité ou couliffe, pour le paffage

des tendons des muscles péroniers. Cette tubérosité porte à sa pointe une petite facette qui donne attache à un ligament qui joint cet os avec le pied.

La structure du péroné est la même que celle des autres os longs & creux. Ses extrémités dans la jeunesse ne sont qu'épiphyses.

Il est articulé par son extrémité supérieure avec la facette articulaire du condyle externe du tibia, & par son extrémité inférieure, avec l'échancrure latérale de la base du tibia, sur laquelle porte la portion supérieure de sa face articulaire, & en partie avec l'astragal, de la maniere qu'il sera dit ci-après. On voit par cette articulation que la tête du péroné ne monte pas aussi haut que celle du tibia, & que sa base descend plus bas que celle de ce dernier.

Remarques.

Comme le tibia, la rotule & le péroné concourent ensemble à la jonction de la jambe, soit avec le fémur, soit avec le pied, il est à propos d'examiner les différentes pieces accessoires qui les unissent entre eux & aux autres os.

1°. La face supérieure de la tête du tibia est incrustée par deux cartilages légérement caves, qui s'attachent à tout son contour ; ils font féparés poftérieurement par l'échancrure poftérieure de cette tête, & dans leur milieu par la tubérofité qui partage cette face en deux. La forme de ces cartilages eft faite pour recevoir les deux condyles du fémur.

2°. Mais dans les fujets frais, on y apperçoit encore deux cartilages en forme de croiffans, qui font mobiles & inter-articulaires. Ils font formés en croiffans ou en maniere de C, & couchés fur les faces fupérieures de la tête du tibia. Leur bord extérieur eft plus épais que l'intérieur qui eft mince & tranchant. Ces cartilages ne recouvrent pas toute la face de la tête du tibia, étant féparés par la tubérofité qui fe trouve au milieu, à laquelle ils font attachés par des ligamens courts & affez forts ; par leur contour extérieur ils font attachés au ligament orbiculaire & aux ligamens latéraux de l'articulation. Leur face inférieure eft applatie, & la fupérieure eft un peu concave pour former conjointement avec les faces du tibia, deux cavités deftinées à recevoir les conduits du fémur.

3°. La facette du condyle externe du tibia qui reçoit la tête du péroné, eft auffi revêtue d'un cartilage liffe & poli.

4°. La face inférieure de la bafe du tibia est enduite d'un cartilage qui s'étend sur la face voisine de la malléole interne, & sur l'échancrure qui reçoit l'extrémité inférieure du péroné.

5°. La face articulaire de la rotule est garnie d'un cartilage assez épais, qui est comme partagé en deux demi-faces par une légere éminence longitudinale.

6°. Les faces articulaires des extrémités supérieure & inférieure du péroné sont aussi revétues de cartilages.

Tous ces cartilages font destinés à rendre les mouvemens des articulations plus libres & plus dégagés. Ils font lubréfiés par l'humeur synoviale mélée avec l'huile des pelotons graisseux qui font logés en grande quantité dans cette articulation.

Les deux condyles du fémur font reçus dans les deux cavités articulaires du sommet de la tête du tibia, lesquelles font rendues plus creuses par le moyen des cartilages mobiles. Cette articulation est de la classe de celles que nous avons nommé ligamenteuses lâches. Outre le ligament capsulaire qui embrasse toute l'articulation pour s'opposer à l'écoulement de la synovie, & qui est attaché d'une part à toute la circonférence raboteuse des condyles du fémur, & de l'autre au bord raboteux de la tête du tibia & à toute la circonférence de la rotule, elle eſt affermie par des ligamens externes qui recouvrent la capſule articulaire, & par des ligamens internes qui en ſont couverts.

Les ligamens antérieurs ſont au nombre de trois, deux latéraux & un poſtérieur.

Des deux ligamens latéraux, l'un eſt interne & large, attaché à la tubéroſité du condyle interne, un peu poſtérieurement, par ſon extrémité ſupérieure, & par ſon extrémité inférieure au côté interne de la partie ſupérieure du tibia, deſcendant environ quatre doigts au-deſſous de l'articulation.

L'autre eſt externe, plus étroit; il part de la tubéroſité du condyle externe du fémur poſtérieurement, & va s'attacher en partie à la tête du tibia pour ſe terminer à celle du péroné.

Ce troiſieme ou poſtérieur vient du condyle externe du fémur, d'où s'épanouiſſant obliquement en arriere ſur l'article, il va ſe terminer à la partie poſtérieure de la tête du tibia.

Ces ligamens en paſſant ſur l'articulation, ſe collent à la circonférence du cartilage inter-articulaire.

Les ligamens internes connus ſous le nom de ligamens croiſés, ſont au nombre de deux, que l'on diſtingue en antérieur & en poſtérieur.

L'antérieur est attaché par une de ses extrémités à l'empreinte externe de l'échancrure du condyle du fémur, & par l'autre à la partie antérieure du tubercule cartilagineux de la tête du tibia, dans une petite sinuosité que l'on y remarque.

Le postérieur est attaché par une de ses têtes à l'empreinte interne de la même échancrure, & par l'autre à l'échancrure de la tête du tibia, derriere la tubérosité cartilagineuse. Ces ligamens ont une direction oblique & se croisent l'un sur l'autre. Ils empêchent le tibia de fléchir en devant.

La rotule est attachée au tibia par un large & fort ligament, qui naît de la pointe de la rotule & s'attache à l'épine du tibia. Ce ligament est fortifié par les fibres aponévrotiques des muscles extenseurs de la jambe, qui s'attachent à la partie supérieure de cet os, comme il sera dit dans la Myologie.

La rotule tient par sa circonférence au ligament capsulaire, qui paroît comme percé en cet endroit & former un trou qui est bouché par cet os. Elle tient encore au tibia par de petits ligamens latéraux qui paroissent se détacher du grand ligament, & se terminer au bord antérieur de la tête du tibia.

On remarque encore intérieurement

dans l'articulation un petit ligament délié attaché par un bout au bas de la face cartilagineuse de la rotule; & par l'autre au bord antérieur de la grande échancrure du fémur. C'est une espece de bride qui empêche la graisse articulaire d'être pincée dans les mouvemens du genou.

Le péroné rencontre par sa tête la facette articulaire du condyle externe du tibia; & par sa base l'enfoncement ou sinuosité articulaire de la base du même os.

Il est affermi dans cette situation par plusieurs ligamens. Car outre le ligament capsulaire qui environne l'articulation, on en compte quatre pour l'extrémité supérieure, quatre pour l'extrémité inférieure, & le ligament ou la membrane inter-osseuse.

Les quatre ligamens de l'extrémité supérieure sont courts & forts, & distingués en deux antérieurs & deux postérieurs, placés obliquement les uns au-dessus des autres. Ils ont leurs attaches aux parties latérales de la tête du péroné & du tibia. Les supérieurs embrassent plus étroitement l'articulation que les inférieurs. Ils sont tous collés au ligament capsulaire.

Les quatre ligamens de l'extrémité inférieure sont plus longs, plus forts & plus obliques que les premiers. Ils sont disposés à peu près de même, & distingués aussi

en antérieurs & en postérieurs. Ils sont attachés d'une part au bord antérieur & postérieur de l'enfoncement semi-lunaire de la
base du tibia, d'où ils descendent obliquement pour se terminer à la malléole externe.

Le corps du péroné est encore attaché
dans toute sa longueur au corps du tibia
par le ligament inter-osseux qui n'est autre
chose qu'une cloison composée de deux
plans de fibres ligamenteuses qui se croisent obliquement ; elle est attachée d'une
part le long de l'angle externe du tibia,
& de l'autre à l'angle interne du péroné.
On y remarque haut & bas plusieurs trous
pour le passage des vaisseaux sanguins &
des nerfs.

Je renvoie à parler des ligamens qui
attachent l'extrémité inférieure de la jambe
aux os du tarse, après la description de ces
derniers.

En examinant avec attention l'articulation du tibia avec le fémur, & les ligamens
qui les tiennent suspendus l'un à l'autre,
on appercevra facilement que le mouvement de la jambe sur le fémur est borné à
un mouvement de charniere, qui ne permet
que la flexion en arriere & l'extension, & à
un mouvement de pivot, par lequel la
jambe étant à demi-fléchie & formant un
angle droit avec la cuisse, elle est mue

demi-circulairement en dedans & en dehors, la face interne de la téte du tibia tournant alors fur le condyle interne du fémur comme fur un pivot.

La jambe ne peut être fléchie en devant à caufe des ligamens croifés qui la retiennent & s'oppofent à ce mouvement.

Quelques Anatomiftes ont cru que c'étoit la rotule qui empéchoit le mouvement de flexion en devant, de même que l'olecrâne empêche le mouvement de flexion du bras en arriere : mais il eft aifé de fe convaincre du contraire. Car l'olecrâne ne fait qu'une feule & même piece avec le cubitus, qui eft reçu, pendant l'extenfion de l'avant-bras, dans la cavité qui fe trouve au-deffus de la poulie de l'humérus, laquelle ne permet pas à cet os de fe fléchir en arriere; au lieu que la rotule eft une piece détachée du tibia, à l'épine duquel elle eft unie par un fort ligament; il n'y a point au-deffus de la poulie du fémur, de cavité qui l'arréte; elle fuit la jambe dans fes mouvemens de flexion & d'extenfion, en gliffant haut & bas fur la poulie du fémur. D'ou il fuit qu'elle eft incapable d'empécher la flexion de la jambe en devant, & qu'il n'y a uniquement que les ligamens croifés qui s'y oppofent.

Les principaux ufages de la rotule font

d'augmenter l'action des muscles extenseurs de la jambe, en éloignant leur direction du centre du mouvement de l'article ; de garantir les tendons de ces mufcles de la compreſſion, de la meurtriſſure
& du déchirement qu'ils souffriroient dans
les grands efforts, en gliſſant ſur les extrémités du fémur & du tibia ; de mettre ces
mémes tendons à couvert de pareils acci-
dens, lorſque cette articulation appuie
ſur des corps durs, comme quand on eſt
à genoux ; & enfin de réſiſter au choc &
aux efforts des corps étrangers ſur la ſurface de l'articulation du genou. Comme la
jambe lorſqu'elle eſt fléchie, eſt capable
d'un mouvement demi-circulaire en dedans
& en dehors ſur le fémur, ſi la rotule n'eût
fait qu'une méme piece avec le tibia, &
qu'elle eût été immobile, elle n'auroit pu
faire ces demi-tours, ſans ſe déboîter ou
ſans rompre la rotule ; c'eſt pourquoi elle
n'eſt attachée au tibia que par un ligament
flexible qui permet à celui-ci de faire ſes
rotations, ſans que la rotule ſorte de la
poulie du fémur.

L'articulation des deux extrémités du
péroné avec celle du tibia étant une articulation ligamenteuſe ſerrée, il n'a d'autre
mouvement, que la liberté de gliſſer tant
ſoit peu en devant & en arriere, & de pré-

ter dans les efforts violens des muscles qui s'y attachent, comme lorsque l'on court ou que l'on saute. Le ligament inter-osseux paroît moins destiné à lier ces os ensemble, qu'à augmenter, pour ainsi dire, la surface des os, pour l'attache des différens muscles.

Les Os du Pied.

LE pied est la troisieme partie de·l'extrémité inférieure. Il comprend le tarse, le métatarse & les doigts ou orteils.

Les Os du Tarse.

LE Tarse est composé de sept os qui sont l'astragal, le calcanéum, le scaphoïde, le cuboïde, & les trois cunéiformes distingués en grand, moyen & petit cunéiforme.

L'Astragal.

L'ASTRAGAL est un os très-irrégulier qui occupe la partie supérieure du pied. On peut le diviser en deux portions; une postérieure qui est la plus grande, & qui est comme le corps de l'os; & une antérieure plus petite, que l'on peut regarder comme une apophyse.

On remarque au corps de l'astragal quatre faces; une supérieure, deux latérales & une inférieure.

La face supérieure est la plus grande, & toute cartilagineuse. Elle est voutée de devant en arriere, ayant sur sa convexité un enfoncement superficiel en maniere de demi-poulie, pour son articulation avec le tibia. Cette face est distinguée des faces latérales par deux petits bords mousses, dont l'externe est le plus saillant.

La face latérale externe est comme triangulaire & revêtue d'un cartilage pour recevoir l'extrémité inférieure du péroné, qui forme la malléole externe.

La face latérale interne est partagée en deux, dont l'une est articulaire & n'est que la continuation de la face supérieure pour s'articuler avec la malléole interne; elle est plus petite que l'externe. La portion inférieure de cette face est inégale pour l'attache des ligamens.

La face inférieure est aussi cartilagineuse, & obliquement concave pour s'articuler avec le calcanéum.

On remarque à la partie postérieure du corps de l'astragal, sur le bord commun de la face inférieure, une sinuosité oblique & polie pour le passage du tendon du long fléchisseur du pouce.

L'apophyse, ou partie antérieure de l'aftragal, eft diftinguée de la poftérieure, fupérieurement par un petit enfoncement raboteux, & inférieurement par une longue échancrure oblique & inégale, qui eft fort large du côté externe, & deftinée à recevoir des ligamens & des glandes.

On remarque à cette aphophyfe 1°. Sa face antérieure obliquement convexe & cartilagineufe, pour s'articuler avec l'os fcaphoïde. 2°. Sa face inférieure oblique & cartilagineufe, qui eft reçue dans une pareille du calcanéum. 3°. Une petite face latérale interne, polie, qui eft comme un prolongement de la face antérieure, qui ne touche à aucun os dans le fquelette, mais qui glifle fur un ligament cartilagineux qui va du calcanéum au fcaphoïde, & qui affermit & fert comme d'appui à l'aftragal.

Le Calcanéum.

L x calcanéum ou l'os du talon, eft le plus confidérable des os du pied, dont il occupe la partie poftérieure & inférieure. C'eft un os long & irrégulier applati fur les côtés. On le divife en corps & en deux apophyfes ; une grande qui eft placée antérieurement, & une petite située au côté interne.

On considere à son corps six faces; une supérieure, une inférieure, une antérieure, une postérieure & deux latérales.

La face supérieure n'a rien de particulier qu'un léger enfoncement qui sépare l'antérieure de la postérieure.

La face inférieure est inégale, applatie & occupée par les muscles fléchisseurs.

La face postérieure est une tubérosité raboteuse où s'attache le tendon d'achille. On y remarque inférieurement deux petites pointes ou tubercules; une interne d'où les muscles abducteurs du pouce, & le sublime ou le court-fléchisseur commun des orteils prennent leur origine: l'autre externe où est attachée la tête du métatarsien.

La face antérieure est convexe, oblique & cartilagineuse pour s'articuler avec la face articulaire inférieure de l'astragal.

Les deux faces latérales s'étendent depuis la tubérosité postérieure jusqu'au bord de la grande apophyse antérieure. La face externe est légérement convexe & inégale, & n'est recouverte que des tégumens & des ligamens. On y remarque vers le défaut de la face antérieure un petit tubercule sous lequel est une petite facette cartilagineufe pour le paffage du tendon du long péronier. La face interne eft un peu enfoncée & concave pour le paffage des vaiffeaux & des nerfs, & pour loger le mufcle acceffoire du long fléchiffeur des orteils. On y remarque fupérieurement une gouttiere oblique fous la petit apophyfe latérale pour le paffage du tendon du long fléchiffeur du pouce.

L'apophyfe antérieure eft terminée en devant par une facette cartilagineufe oblique pour fon articulation avec l'os cuboïde. On y remarque fupérieurement une foffette ou finuofité oblique qui répond à celle de l'aftragal ; & inférieurement au bord de la facette articulaire, une petite finuofité pour l'attache d'un ligament.

La petite apophyfe latérale interne préfente à fa partie fupérieure une facette cartilagineufe oblongue pour fon articulation avec la facette inférieure & antérieure de l'aftragal. Elle eft féparée du corps de l'os par la finuofité raboteufe dont on vient de parler. Sa face inférieure eft raboteufe ; fa bafe eft creufée en gouttiere pour le paffage du tendon du long fléchiffeur des orteils.

L'Os scaphoïde.

L'os scaphoïde ou naviculaire, ainsi nommé à cause de sa ressemblance avec un petit bateau plat, est placé entre l'astragal & les trois os cunéiformes.

Sa figure est ovale. On y distingue six faces.

1°. Une postérieure concave, ovale & cartilagineuse qui reçoit la tête de l'astragal.

2°. Une antérieure convexe, cartilagineuse divisée en trois pans ou facettes par deux lignes superficielles, pour son articulation avec les trois os cunéiformes.

3°. Une face supérieure convexe & raboteuse, assez large.

4°. Une face inférieure plus étroite & plus raboteuse qui donne attache à des ligamens.

5°. Une face interne avec une petite tubérosité où s'insere le tendon du jambier postérieur.

6°. Une face externe raboteuse plus étroite sur laquelle on apperçoit une petite facette articulaire qui répond à une semblable du cuboïde.

L'Os cuboïde.

L'os cuboïde est un os fort irrégulier placé entre le calcanéum & les deux derniers os du métatarse, à côté du scaphoïde & des cunéiformes. On y distingue six faces.

1°. Une supérieure plate & inégale pour l'attache des ligamens.

2°. Une inférieure aussi raboteuse, sur laquelle on remarque une éminence transversale qui la partage en deux & qui donne attache au muscle abducteur du pouce. L'extrémité extérieure de cette éminence est cartilagineuse, de même que la gouttiere qui se trouve placée antérieurement pour le passage du tendon du long péronier.

3°. Une postérieure cartilagineuse, large & oblique pour s'articuler avec la face antérieure du calcanéum.

4°. Une antérieure oblongue, concave & cartilagineuse divisée en deux demi-facettes par une ligne perpendiculaire & superficielle, pour s'articuler avec les deux derniers os du métatarse.

5°. Une interne qui est la plus grande de toutes, qui est inégale & raboteuse dans presque toute son étendue, avec de
petits

petits enfoncemens pour loger des glandes & des vaisseaux. On y remarque supérieurement vers le milieu une petite facette cartilagineuse arrondie pour sa jonction avec le troisieme os cunéiforme ; & derriere celle-ci, une autre petite facette étroite qui s'articule avec une semblable de la facette interne du scaphoïde.

6°. Une externe fort étroite & échancrée pour la gouttiere du long péronier.

Les Os cunéiformes.

LES os cunéiformes ont tiré leur nom de leur figure. Ils font au nombre de trois, placés entre le scaphoïde & les trois premiers os du métatarse. Le premier qui est du côté du pouce est le plus gros, le second est le plus petit, & le troisieme est moyen entre les deux. On y considere leur base, leur pointe, quatre faces, une postérieure, une antérieure & deux latérales, une interne & l'autre externe.

Le premier os cunéiforme a sa base en bas & sa pointe en haut. Sa base est légérement concave & inégale, & donne passage aux tendons des fléchisseurs du gros orteil, & attache à des ligamens. Sa face postérieure est concave, cartilagineuse & distinguée de la facette articulaire de la face interne par une ligne tranſverſale. Elle s'articule avec la premiere des trois facettes du ſcaphoïde. Sa face antérieure eſt convexe & cartilagineuſe. Elle s'articule avec la baſe du premier os du métatarſe. La face interne eſt inégalement convexe & raboteuſe. Elle donne attache au tendon du jambier antérieur & à des ligamens. Sa face externe eſt inégalement concave. Elle eſt raboteuſe en bas. On y remarque vers le bord ſupérieur une face cartilagineuſe oblongue un peu concave pour ſon articulation avec le ſecond os cunéïforme. Il y a vers le bord antérieur une petite facette diſtinguée de la facette principale par une ligne ſuperficielle pour ſa jonction avec le ſecond os du métatarſe.

Le ſecond os cunéïforme eſt le plus petit des trois. Il eſt enclavé entre quatre os, auxquels il préſente autant de faces articulaires. Il a ſa baſe en haut & ſa pointe en bas. Il a une forme aſſez approchante de la priſmatique. Sa baſe eſt plate & raboteuſe, & donne attache aux ligamens. Sa pointe eſt tranchante & auſſi longue que ſa baſe. La face poſtérieure par laquelle il eſt joint à la ſeconde facette du ſcaphoïde, eſt concave & à peu-près triangulaire. Sa face antérieure eſt légére-

ment convexe, cartilagineuse, d'une forme triangulaire plus alongée, pour s'articuler avec la base du second os du métatarse. La face interne est cartilagineuse,
légérement convexe le long du bord supérieur, pour sa jonction avec le premier
cunéïforme. La portion inférieure est raboteuse & un peu enfoncée pour loger
des pelotons de graisse. La face externe
est inégale dans presque toute son étendue.
On remarque seulement vers le bord supérieur & postérieur une petite facette
articulaire, qui fait un angle presque droit
avec la postérieure pour son articulation
avec le troisieme os cunéïforme.

Le troisieme os cunéïforme est placé
à côté du second: il a sa base en haut &
sa pointe en bas. La base est plate & raboteuse. Sa pointe est moins tranchante
que celle du second: sa face postérieure
est cartilagineuse & un peu concave
pour son articulation avec la troisieme
facette du scaphoïde. Sa face antérieure
est aussi cartilagineuse & triangulaire
pour s'articuler avec le troisieme os du
métatarse. La face latérale interne est
inégale & un peu concave pour la plus
grande partie. On y remarque deux facettes cartilagineuses; l'une vers le bord
supérieur & postérieur pour s'articuler

avec le fecond os cunéiforme, l'autre vers le bord antérieur & fupérieur pour fon articulation avec la bafe du fecond os du métatarfe. La face externe eft auffi inégale. On y remarque vers le bord fupérieur & poftérieur une facette articulaire pour fe joindre à l'os cuboïde; & une autre plus petite vers le bord antérieur & fupérieur pour s'articuler avec le quatrieme os du métatarfe.

Remarques.

La fubftance des os du tarfe eft fpongieufe intérieurement & couverte extérieurement d'une lame compacte affez fine. Elle ne contient qu'un fuc médullaire. Tous ces os font cartilagineux dans l'enfance, excepté le calcanéum & l'aftragal, qui font déja offifiés au moment de la naiffance.

Toutes leurs faces articulaires font encroûtées de cartilages, & les faces raboteufes donnent attache à des ligamens qui les uniffent entr'eux, & à plufieurs mufcles. Leurs inégalités logent auffi des glandes & des pelotons graiffeux.

C'eft par le moyen de l'aftragal que le pied fe trouve articulé avec la jambe. La face fupérieure de cet os qui eft voûtée & taillée en maniere de poulie, est reçue dans la cavité de l'extrémité inférieure du tibia. Sa face latérale interne s'articule avec la malléole interne; & sa face latérale externe avec la malléole externe ou l'extrémité inférieure du péroné. Cette articulation est affermie outre le ligament capsulaire qui l'embrasse, par des ligamens latéraux dont l'un vient de la malléole interne & s'épanouit sur la partie latérale interne de l'astragal; l'autre vient de la malléole externe & s'attache à la face latérale externe du calcanéum. Ces ligamens sont très-forts & composés chacun de plusieurs bandes qui ont donné lieu à des divisions plus embarrassantes que nécessaires.

Cette articulation est de l'espece des ligamenteuses lâches. Elle permet un mouvement de charniere ou de flexion & d'extension du pied sur la jambe. La position des deux malléoles qui emboîtent l'astragal sur les côtés, & celle des ligamens latéraux, ne permettent aucun mouvement sur les côtés. Ainsi ceux d'adduction & d'abduction n'en dépendent pas, ou du moins ils sont peu sensibles.

L'astragal s'emboîte par ses différentes faces avec les différentes faces du calca-

K 3

néum , de maniere qu'elles peuvent gliffer tant foit peu les unes fur les autres en
dedans & en dehors. Mais ce mouvement
eft très-peu fenfible. Il eft articulé antérieurement avec l'os fcaphoïde fur lequel
il a une forte de mouvement de genou
qui permet au pied de fe porter en dedans
& en dehors ; ce qu'on appelle mouvement d'adduction & d'abduction. Dans
ces mouvemens le fcapoïde fait des petits
tours de pivot fur la convexité de la tête
de l'aftragal , pendant que l'os cuboïde
qui eft appuyé par fa face poftérieure fur
la face antérieure de la grande apophyfe
du calcanéum , fait de petites gliffades
obliques de bas en haut & de haut en bas
fur cet os. Dans ces mouvemens le calcanéum & l'aftragal font prefque immobiles , & les autres font entraînés par le
fcaphoïde.

Les os cunéïformes font articulés avec
le fcaphoïde , entr'eux , & le troifieme avec
le cuboïde , par différentes facettes qui
fe répondent réciproquement. C'eft une
articulation ligamenteufe ferrée qui ne
permet que des mouvemens obfcurs &
feulement la facilité de gliffer les uns fur
les autres. Ces mouvemens font plus fenfibles dans l'enfance ; mais ils fe perdent
bientôt par la chauffure.

Tous les os du tarſe ſont liés entr'eux par une multitude de ligamens dont le dénombrement ſeroit trop long. Ce ſont des ligamens courts, plats & plus ou moins larges, qui s'uniſſent aux ligamens capſulaires, & les fortifient. Ils paſſent d'un os à l'autre en différens ſens & s'attachent aux inégalités raboteuſes de leurs faces.

Les os du tarſe forment par leur arrangement une eſpece de voûte convexe ſupérieurement & concave inférieurement, pour donner au pied une aſſiete plus ſtable & pour loger les muſcles, les tendons & les vaiſſeaux qui ſe rencontrent à la plante des pieds.

Les Os du métatarſe.

Le métatarſe eſt la ſeconde partie du pied, placé entre les os du tarſe & les orteils. Il eſt compoſé de cinq os rangés à peu-près de même que ceux du métacarpe & ayant à peu-près la même forme. Ce ſont des os longs, triangulaires & un peu courbés. Ils ſont plus longs que ceux du métacarpe.

On les diviſe en baſe, en corps, & en tête. Leurs baſes & leurs têtes ſont encroûtées de cartilages. Les baſes ont une figure irréguliere & ſont à proportion beaucoup plus groſſes que les têtes qui ſont arrondies, & qui portent inférieure‑ment deux petits tubercules en maniere de petites cornes. Leur corps eſt triangu‑laire, un peu courbé & placé de façon que leur angle inférieur eſt tourné un peu obliquement en dehors.

Le premier Os du métatarſe.

LE premier os du métatarſe eſt le plus gros & le plus court de tous. On remar‑que à ſa baſe une longue face articulaire, concave & oblique pour ſon articulation avec le premier os cunéïforme. Le côté interne de cette baſe eſt convexe; l'externe eſt applati & porte une petite facette car‑tilagineuſe par laquelle cet os touche à une pareille du ſecond. Au bas eſt une petite tubéroſité ou empreinte muſculaire pour l'attache du tendon du long péronier. Son corps eſt triangulaire. Sa tête eſt convexe pour ſon articulation avec la premiere phalange du pouce ou gros orteil. On re‑marque à la partie inférieure de cette tête deux eſpeces de facettes ou gouttieres ſé‑parées par une éminence mitoyenne, & qui forment une double poulie qui ſert de couliſſe aux deux os ſéſamoïdes du pouce. Au côté externe eſt une petite facette ou finuofité qui s'adapte avec la tête de l'os fuivant.

Le fecond Os du métatarfe.

LE fecond os du métatarfe eft le plus long de tous. Sa bafe eft groffe & triangulaire. On y remarque cinq faces articulaires ; une poftérieure qui eft la plus grande pour fon articulation avec le fecond os cunéiforme & deux de chaque côté. Du côté interne, celle qui eft fupérieure & poftérieure, s'articule avec une femblable demi-facette du premier os cunéiforme. Celle qui eft antérieure & longuette touche au premier os du métatarfe. Elles font féparées par une afpérité. Du côté externe l'une eft fupérieure & l'autre inférieure. Elles font l'une & l'autre à deux pans diftingués par une ligne fuperficielle. Les deux pans poftérieurs touchent à deux facettes femblables du troifieme cunéiforme ; & les deux antérieurs touchent au troifieme os du métatarfe. Ces deux faces font féparées par un léger enfoncement raboteux. Ainfi cette bafe eft enchâffée entre cinq os.

La tête de cet os eft arrondie & porte de chaque côté une petite facette moins marquée, pour fa jonction avec les deux os voifins.

Le troisieme Os du métatarse.

L A bafe du troifieme os du métatarfe eft auffi triangulaire pour fon articulation avec le troifieme os cunéïforme. On y remarque du côté interne deux petites facettes arrondies, l'une fupérieure & l'autre inférieure, féparées par une finuofité, par lefquelles il touche au fecond os. Du côté externe il n'y en a qu'une vers le bord fupérieur pour s'articuler avec le quatrieme os. Le corps & la tête n'ont rien de particulier.

Le quatrieme Os du métatarfe.

L E quatrieme os du métatarfe eft à peu près de la même longeur que le troifieme. Sa bafe eft moins alongée & moins exactement triangulaire. Sa face poftérieure s'articule avec une des demi-facettes du cuboïde. Du côté interne, il y a une facette à deux pans, par laquelle il fe joint au troifieme os & au troifieme cunéïforme. Du côté externe il n'y en a qu'une pour fon articulation avec le cinquieme os du métatarfe.

Le cinquieme Os du métatarse.

CET os est plus court que les trois précédens. Sa base est tournée obliquement en dehors , & terminée par une tubérosité ou pointe qui donne attache à l'abducteur du petit doigt. Cette base est applatie supérieurement & inférieurement. Elle n'a que deux faces articulaires , une postérieure oblique pour son articulation avec le cuboïde , & une du côté interne par laquelle elle touche au quatrieme os. La face supérieure donne attache au tendon du muscle péronier.

Les Orteils ou Doigts du pied.

LES doigts du pied ont reçu le nom d'orteils. Ils forment la troisieme partie du pied. Ils sont au nombre de cinq, nommés le pouce ou le gros orteil, le second , le troisieme, le quatrieme & cinquieme orteils. Ils ressemblent assez aux doigts de la main. Ils sont composés chacun de trois phalanges, à l'exception du pouce qui n'en a que deux.

Les phalanges des orteils ont à peu près la même forme que celles des doigts de la main.

K 6

La premiere phalange du pouce a à fa bafe une cavité glénoïde pour fon articulation avec la tête du premier os du métatarfe; fa tête eft creufée en maniere de poulie.

La bafe de la feconde phalange préfente une facette oblongue & tranfverfale avec une petite éminence au milieu, pour s'adapter à la poulie de la premiere phalange. Sa tête eft terminée par une tubérofité raboteufe.

Les premieres phalanges des autres doigts ne différent entre elles que par leur volume.

Les premieres phalanges ont une cavité glénoïde à leur bafe, pour s'articuler avec la tête des os du métartafe. Leur tête eft creufée en poulie.

Les bafes des fecondes & troifiemes phalanges ont une face concave, tranfverfale, féparée par une éminence qui répond à la poulie des têtes de la premiere & de la feconde.

La tête des fecondes phalanges eft auffi creufée en poulie; mais celle des troifiemes & dernieres fe termine en tubérofité.

Remarques.

Les os du métatarse & ceux des orteils ont la même structure que les os longs, proportion gardée. Leurs bases & leurs têtes sont épiphyses dans l'enfance.

Toutes les faces articulaires que nous avons observées, sont encroûtées par des cartilages pour rendre les mouvemens de ces os plus glissans.

Les os du métatarse ne sont unis à ceux du tarse que par le contact de leurs surfaces, & par des ligamens très-courts qui recouvrent la capsule articulaire supérieurement & inférieurement, & qui se terminent à la base de cet os. Cette articulation ne permet que des mouvemens fort foibles, ne pouvant que glisser les uns sur les autres.

Leurs bases & leurs têtes sont aussi liées ensemble par des ligamens latéraux qui s'étendent d'un os à l'autre tant supérieurement qu'inférieurement.

L'articulation des premieres phalanges des orteils avec les os du métatarse permet de petits mouvemens en plusieurs sens. Celle des phalanges ne permet qu'un mouvement de charniere. Ces mouvemens sont assez libres dans l'enfance ; mais ils se perdent par la chaussure. Il arrive

même affez fréquemment que les dernieres phalanges font tout-à-fait foudées avec
les fecondes.

Les premieres phalanges font affujéties
fur la tête des os du métatarfe par des ligamens orbiculaires, & par les tendons des
mufcles inter-offeux. Les quatre orteils qui
fuivent le pouce, ont la partie inférieure
de ces ligamens très-épaiffe & comme ligamenteufe. Elle s'endurcit avec le tems,
& fe change quelquefois en os féfamoïde. C'eft de cette maniere que font formés les deux os féfamoïdes qui fe rencontrent fous la bafe de la premiere phalange
du pouce, & qui gliffent dans les deux
couliffes de la tête du premier os du métatarfe.

Les fecondes & troifiemes phalanges
font affermies dans leurs articulations par
des ligamens latéraux qui fe collent à la
membrane capfulaire, & qui vont de la
partie latérale de chaque bafe, à la partie
latérale de chaque tête voifine. On trouve
au bord inférieur de chaque bafe une matiere cartilagineufe qui dégénere auffi quelquefois en os féfamoïde.

Les pieds fervent de bafe à tout le
corps. C'eft principalement fur le calcanéum & fur la partie antérieure des os du
métatarfe, que porte tout le poids du

corps, quand nous sommes debout ; mais quand nous marchons , le poids du corps porte sur les orteils.

Les Os séfamoïdes.

LES os séfamoïdes font des petits os d'une figure irréguliere & d'un nombre indéterminé, qui se rencontrent principalement à l'endroit des articulations. Ils ressemblent à des petits pois plus ou moins applatis. On en trouve le plus ordinairement à l'articulation des doigts de la main avec les os du métacarpe, à celle des orteils avec les os du métatarse , un sur le condyle externe du fémur , & un autre sur le condyle interne , & un dans la sinuofité du cuboïde sous le tendon du muscle péronier postérieur. Les plus remarquables font ceux qui se trouvent à la base de la premiere phalange du gros orteil , & qui font en cet endroit l'office de rotule. Ils font tous attachés aux ligamens. Il paroît même qu'ils ne font autre chose que des portions de ligamens, ou des tendons ossifiés. De-là vient qu'à l'exception des deux du gros orteil , on n'en trouve guere dans les jeunes gens, & dans ceux qui menent une vie oifive.

Ces os augmentent la force des mufcles en éloignant leurs tendons des articulations ; ils en facilitent le jeu à peu-près de
la même maniere que la rotule le fait à
l'égard des extenſeurs de la jambe.

Fin de l'Oſtéologie.

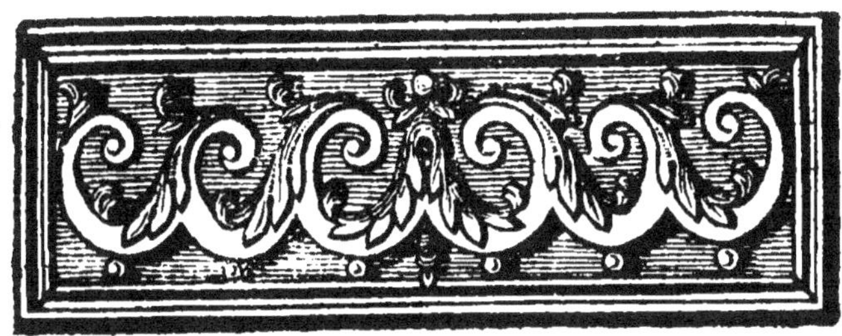

ABREGE
D'ANATOMIE.

MYOLOGIE.

LA Myologie eſt cette partie de l'Anatomie qui traite des muſcles, qui nous en
fait connoître la ſtructure, les différences,
la ſituation, la direction, les attaches &
les uſages.

DES MUSCLES EN GÉNÉRAL.

Lᴇs muſcles ſont des parties du corps
humain, fibreuſes & charnuës qui exécutent tous ſes mouvemens. Les uns ſont
attachés aux os; d'autres ſont flottans dans
l'intérieur du corps, & n'ont d'adhérence
aux parties voiſines que par le moyen du

tiſſu cellulaire ou de quelque membrane. Il n'eſt queſtion ici que des premiers, les autres appartenant à la Splanchnologie.

On diſtingue en général dans les muſcles une portion moyenne qui en fait le corps, & leurs extrémités.

Le corps ou la portion moyenne que l'on nomme encore le ventre, eſt cette maſſe rouge & mollette que l'on connoît vulgairement ſous le nom de chair. Les extrémités ſont communément d'une ſubſtance plus ferme, plus denſe, plus ſerrée & d'un blanc éclatant. On les nomme tendons lorſqu'elles ont la forme de cordons blancs, roides & durs; & aponévroſes lorſqu'elles s'épanouiſſent en maniere de bandes ou de membranes.

Le corps ou la portion charnue ne manque jamais dans les muſcles : elle en fait la partie principale & eſſentielle. La portion tendineuſe ou aponévrotique manque quelquefois, ou du moins elle eſt ſi courte & en ſi petite quantité, qu'elle paroît manquer. Il y a des muſcles dont elle fait une portion conſidérable ; elle en occupe ordinairement les extrémités : mais l'on en trouve auſſi quelquefois dans le corps même, comme dans les muſcles droits du bas-ventre.

Chaque muſcle eſt compoſé de pluſieurs

faifceaux ou paquets de fibres qu'on appelle
motrices, de vaiffeaux fanguins & lymphatiques, de nerfs, de tiffu cellulaire qui fert
à unir toutes ces parties, & d'une enveloppe membraneufe dans laquelle il eft
renfermé comme dans une gaîne, qui le
fépare & le diftingue de ceux qui l'avoi-
finent. Cette enveloppe n'eft qu'un prolongement de la fubftance cellulaire ou adi-
peufe qui tapiffe la peau intérieurement,
laquelle s'infinue plus ou moins dans les
interftices que les mufcles laiffent entre
eux, quelquefois fous la forme de bandes graiffeufes, felon le plus ou moins
d'embonpoint du fujet, & la grandeur des
vides qu'elle remplit.

Les différens faifceaux de fibres motrices qui compofent un mufcle, font féparés
les uns des autres & liés enfemble par des
prolongemens de la furface interne de l'enveloppe propre à chaque mufcle, lefquels
s'infinuent dans leurs interftices en forme
de cloifons, & leurs fourniffent à chacun
une gaîne particuliere. Ces faifceaux ne
font pas compofés de fibres fimples. C'eft
l'affemblage de plufieurs autres petits faifceaux parfaitement femblables au mufcle
total, ayant, comme lui, une portion
charnue qui en forme le corps, & une
portion tendineufe aux extrémités. Ceux-

ci ont auffi leurs cloifons & leurs gaînes.
Si l'on pouffe la décompofition plus loin,
l'on fe convaincra qu'ils font compofés
d'autres faifceaux, & ceux-ci encore
d'autres plus petits à l'infini, toujours de
même nature, diftingués par des cloifons
du tiffu cellulaire qui leur donne des enveloppes & les unit enfemble par des filets
qui les entourent & les brident, & que
quelques-uns ont pris pour des filets nerveux. Leuwenhoek qui a pouffé cette décompofition fort loin, a obfervé qu'une
fibre motrice feize fois plus déliée qu'un
cheveu, & que l'on feroit tenté de regarder comme fimple, étoit elle-même compofée de trois cent autres plus petites &
de même nature que la fibre totale. La
raifon nous perfuade cependant qu'il doit
y avoir un terme à toutes ces divifions,
au-delà duquel les faifceaux ne doivent
plus contenir que des fibres élémentaires.
Mais nos yeux aidés des meilleurs microf-
copes, ne peuvent atteindre jufques-là,
ni nous en découvrir la ftructure. Tout ce
que l'on apperçoit bien diftinctement, c'eft
que les fibres qui nous paroiffent les plus
fimples, font des filets longs & cylindriques, froncés dans leur longueur, & comme tors à leurs extrémités, revêtus d'une ef-
pèce de duvet cellulaire extrêmement fin.

Leur fronçure difparoît quand on les tire, & ne dépend que de leur élafticité.

Nos connoiffances fur la ftructure des fibres élémentaires des mufcles fe bornent là. Sont-elles creufes, ou folides, poreufes ou cellulaires? Sont-elles une chaîne de petites véficules pofées de file en maniere de grains de chapelet, comme l'ont penfé quelques Phyficiens pour pouvoir expliquer l'action mufculaire; ne font-elles autre chofe que les extrémités des artères ou des nerfs qui entrent dans la compofition des mufcles? c'eft ce que l'Anatomie ne nous apprend pas. Il eft même difficile de dire fi les dernieres fibres fenfibles ne font qu'un filet continu qui fe prolonge d'un bout du mufcle à l'autre, ou fi elles font formées par la réunion de plufieurs filets unis bout à bout. Car M. Albinus * a obfervé que ces dernieres fibrilles s'uniffoient entr'elles fi étroitement de diftance en diftance, qu'il n'a pu diftinguer fi elles fe confondoient enfemble, ou fi elles n'étoient que collées & intimement adhérentes.

La portion tendineufe des mufcles eft compofée, de même que leur portion charnue, de l'affemblage de plufieurs faifceaux tendineux féparés par des cloifons

* Hiftor. Mufcul. lib. 1. cap. 1. pag. 8.

du tiſſu cellulaire qui leur fournit à chacun des gaînes particulieres. Ceux-ci ſont encore compoſés d'autres faiſceaux plus petits, & ainſi de ſuite dans le même ordre que les faiſceaux & les fibres charnues dont ils ne paroiſſent être que le prolongement. Toute la différence que préſentent les fibres charnues & celles qui ſont tendineuſes, c'eſt que celles-ci ſont beaucoup plus fines, plus denſes, plus ſolides, plus ſerrées & plus rapprochées que celles-là. Le tiſſu cellulaire qui les unit, les ſépare & les recouvre, eſt plus fin, plus délié & moins abondant. Elles ſont auſſi plus blanches, ce qui vient ſans doute de la petiteſſe & du petit nombre des vaiſſeaux ſanguins qui les arroſent. Mais peut-on dire que la même fibre qui eſt charnue, ſouple & mollette dans le corps ou le ventre du muſcle, devienne tendineuſe aux extrémités & ſurtout à l'endroit de ſon inſertion aux os?

Pour lever ce doute, il n'y a qu'à faire la comparaiſon des muſcles d'un fœtus ou d'un enfant avec ceux d'un adulte ou d'un vieillard. Dans ceux-là la portion tendineuſe eſt en bien moindre quantité & d'un blanc moins éclatant que dans les adultes, & bien moindre encore dans ceux-ci que dans les vieillards. La portion charnue y eſt au contraire incomparablement plus grande, & nous voyons qu'elle décroît avec l'âge, à proportion que la partie tendineuse augmente. Celle-ci paroît donc se former aux dépens de celle-là. Ainsi on peut croire que la fibre tendineuse n'est autre chose que la fibre charnue qui, par le frottement & la compression inséparable de l'action musculaire, est plus foulée, plus amincie, & acquiert plus de densité & de solidité. Car on observe que la portion tendineuse se manifeste principalement aux insertions des muscles aux os, où il y a plus de frottement. Ceux au contraire qui ne s'attachent point aux os, comme les sphincters, les muscles de la face, n'ont point ou presque point de portion tendineuse.

Les vaisseaux sanguins qui se distribuent aux muscles, en font une portion si considérable, que l'on seroit tenté de croire qu'ils en composent toute la substance.

Ce font ces vaisseaux remplis de sang qui leur donnent la couleur rouge. Car si par la macération ou par des injections aqueuses ont vient à bout d'enlever tout le sang des vaisseaux, les fibres charnues perdent leur rougeur & reprennent la couleur blanchâtre qui est naturelle à toutes les parties du corps.

Chaque muscle reçoit des artères voifines un ou plufieurs rameaux qui percent fon enveloppe, & pénetrent dans le ventre charnu, où ils fe divifent & fe fubdivifent en une infinité de ramifications qui vont toujours en décroiffant, & qui fe répandent entre les faifceaux mufculeux & fur leurs furfaces, s'étendant jufqu'aux plus petites fibrilles. Elles font foutenues dans tout ce trajet par les cloifons de la fubftance cellulaire, fur lefquelles elles forment par leurs fréquentes anaftomofes des réfeaux innombrables. Plufieurs de ces ramifications aboutiffent aux véficules cellulaires où elles verfent le fuc huileux ou une vapeur fubtile & onctueufe. Les autres gagnent les fibres mufculaires fur lefquelles elles rampent, & où elles paroiffent fe perdre. Se confondent-elles avec elles ? c'eft ce que nos fens ne nous apprennent pas.

Les ramifications artérielles font accompagnées dans leur trajet d'autant de ramifications veineufes qui fuivent le même arrangement, & fe réuniffent en un ou plufieurs petits troncs qui vont fe dégorger dans la branche de veine la plus voifine.

La portion tendineufe des mufcles n'eft point abfolument dépourvue de vaiffeaux fanguins, mais leur fineffe & leur petit nombre ne permettent guere de les y fuivre.

Les

Les vaisseaux lymphatiques se font appercevoir assez sensiblement dans les muscles de la langue, du col & de la face, mais ils ne font pas aussi apparens dans les autres. On ne doit pas croire cependant qu'ils en soient tout-à-fait dépourvus. Avec de l'art & de la patience il n'est pas impossible de s'assurer de leur existence.

Les nerfs font aussi une partie essentielle des muscles. Ils suivent ordinairement le trajet des artères. En entrant dans le corps du muscle, ils se dépouillent de la membrane qui les enveloppe, ils se divisent & se répandent dans toute sa substance, de sorte qu'il n'y a pas un seul point où il ne s'en trouve ; mais leur ramifications se dérobent bien-tôt à nos yeux : c'est pourquoi il est si difficile de les suivre jusques dans la partie tendineuse. Son extrême sensibilité prouve cependant qu'elle n'en est pas privée.

Boerhaave & avec lui plusieurs Physiciens, pensent que les fibres élémentaires des muscles ne font autre chose que les dernieres ramifications des nerfs dépouillées de leurs enveloppes. Si cette idée que l'analogie semble autoriser, étoit bien prouvée, elle leveroit quelques-unes des difficultés qui se rencontrent dans l'expli-

L

cation du méchanifme de l'action mufcu-
l ire. Mais comment imaginer que des cordons de nerfs auffi petits que ceux qui fe
diftribuent dans la fubftance des mufcles,
foient capables de former un nombre de
fibres auffi prodigieux, & qui fuivent une
direction bien différente de celle des filets
nerveux.

D'autres ont cru remarquer que les
filets nerveux entouroient les vaiffeaux
fanguins en maniere de petits fphincters,
& fervoient à y former d'efpace en efpace
des étranglemens qui rendoient leur gon-
flement plus facile. Mais n'ont-ils pas pris
pour des filets nerveux, ces filets de la
fubftance cellulaire qui fervent à lier les
fibres entr'elles?

Cette fubftance cellulaire qui, comme
il a été dit ci-devant, s'infinue dans tous
les interftices des faifceaux mufculaires,
en maniere de cloifons, fait auffi une grande portion de celle des mufcles. On la re-
connoît jufques fur les fibres les plus petites fous la forme d'un duvet extrêmement
fin qui fert à les revêtir. Elle jette de côté
& d'autre des filets déliés qui uniffent les
fibres & les faifceaux mufculaires, les lient
enfemble, les affujetiffent & les maintiennent dans une fituation réciproque & uni-

forme les uns à l'égard des autres. Elle eſt plus abondante dans le corps charnu & partout où les fibres motrices laiſſent entr'elles de plus grands vides. A meſure que celles-ci ſe rapprochent & ſe reſſerrent davantage, elle diminue & devient d'un tiſſu plus ſerré & plus fin. Celle qui ſépare les fibres tendineuſes & les revêt, eſt plus fine, & en moindre quantité.

Toutes les cellules qui forment ſon tiſſu communiquent entr'elles, & ſont plus ou moins remplies de graiſſe ſuivant l'embonpoint du ſujet. Dans les endroits où le tiſſu eſt plus fin & plus ſerré, comme entre les tendons, elles ne reçoivent qu'une ſéroſité fine, onctueuſe en forme de vapeur. Cette humeur plus ou moins graiſſeuſe y eſt dépoſée par les extrémités des petites artères qui y aboutiſſent. Elle ſert à entretenir la ſoupleſſe des fibres motrices, à empêcher leur concrétion en les tenant écartées, à les lubréfier pour qu'elles gliſſent plus facilement les unes ſur les autres, & à s'oppoſer à l'acrimonie du ſang qui eſt inſéparable de la chaleur & du frottement. Auſſi remarque-t-on que la graiſſe eſt plus abondante dans les interſtices des muſcles qui ſont expoſés à des mouvemens & à des frottemens plus fréquens & plus répétés.

Les muscles tirent leurs différences & leurs dénominations de leur volume, leur figure, leur direction, leur situation, leur structure, leur connexion & leurs usages, comme on le verra dans la suite.

Il est à propos d'observer par rapport à leur stucture, que les fibres motrices n'ont pas le même arrangement dans tous les muscles. Il y en a de simples où les fibres suivent une même direction, & d'autres composés où les fibres suivent des directions différentes & forment comme autant de plans particuliers qui concourent à la formation du muscle total. On dit qu'un muscle est plus ou moins composé suivant que ces plans sont plus ou moins multipliés, & que leurs directions varient ; ceux qui ne sont composés que de deux plans, dont les directions se portent obliquement vers un tendon mitoyen comme les barbes d'une plume, sont nommés penniformes.

La plûpart des muscles sont attachés aux os par leurs extrémités Quelques-uns sont attachés aux os d'une part, & de l'autre à quelque cartilage, à la peau ou à quelque autre partie molle. La nature s'en sert comme de rênes qui en se raccourcissant rapprochent leurs extrémités l'une de l'autre & entraînent les parties solides auxquelles elles sont attachées, si elles sont également mobiles : ou elles approchent feulement la partie mobile de celle qui l'eft moins , ou qui eft fixe.

On défigne ordinairement fous le nom d'origine, l'attache d'un mufcle au point fixe, & par le nom d'infertion , fon attache au point mobile. Quoique ces dénominations ne foient pas fort exactes , puifque c'eft une véritable infertion de part & d'autre, il convient cependant de fe conformer au langage reçu , en obfervant toutefois que le point que l'on regarde communément comme l'origine ou l'attache fixe d'un mufcle, devient quelquefois le point mobile ; & que le point d'infertion devient auffi quelquefois à fon tour le point fixe. Mais on a coutume de regarder comme point fixe, celui qui eft ordinairement le plus ftable.

Les mufcles, comme toutes les autres parties molles du corps humain , font fufceptibles d'allongement ou d'extenfion, & de raccourciffement ou de contraction. Cette propriété qu'ils ont de pouvoir s'alonger ou fe raccourcir, les rend capables de trois fortes d'actions qu'il faut bien prendre garde de confondre ; fçavoir , l'élafticité, l'action tonique & la contraction mufculaire proprement dite.

L 3

On entend en général par élasticité , cette action d'un corps solide par laquelle les parties de ce corps étant distendues ou déprimées , tendent à se rétablir dans leur premier état. Il n'y a aucune partie solide du corps humain , sensible ou insensible , soit pendant la vie , soit après la mort , qui en soit privée.

L'action tonique est cette propriété qu'ont toutes les fibres sensibles du corps humain vivant de se raccourcir indépendamment de la volonté & d'aucune distention précédente.

L'action musculaire est propre aux muscles & ne subsiste que pendant la vie. Elle consiste dans le raccourcissement actuel des fibres motrices , ou au moins dans une tendance à se raccourcir; elle differe de l'action tonique en ce que celle-ci est commune à toutes les fibres sensibles , musculaires & autres , & augmente même à proportion de leur sensibilité , & qu'elle est tout-à fait indépendante de la volonté. La musculaire au contraire est particuliere aux fibres motrices & soumise pour l'ordinaire à la volonté. Mais elles ont cela de commun qu'elles dépendent l'une & l'autre de l'action des nerfs sur les fibres qui leur sont destinées.

On diſtingue le mouvement muſculaire en ſpontané ou involontaire, en volontaire & en mixte.

Le mouvement ſpontané s'exécute in-dépendamment de la volonté. Les fibres motrices ſe raccourciſſent & s'allongent alternativemeut ſans qu'elle y ait aucune part. Tel eſt le mouvement du cœur, de l'eſtomac, des inteſtins, &c.

Dans le mouvement volontaire les muſ-cles ſont ſoumis aux ordres de la volonté, ſoit-pour agir, ſoit pour reſter en repos. Je veux mouvoir mon bras, & il eſt mu ſur le champ. Je ceſſe de le vouloir, & auſſi-tôt le mouvement ceſſe.

Enfin le mouvement mixte ou en partie volontaire & en partie involontaire, eſt celui où les muſcles par la conſtitution na-turelle du corps humain, ſont dans un état alternatif de contraction & de relâchement indépendamment de la volonté ; mais ſur leſquels elle ne laiſſe pas d'avoir quelque empire, puiſqu'elle peut accélérer ces mouvemens, les retarder ou les ſuſpendre pour quelques momens. Tel eſt le mouve-ment des muſcles de la reſpiration.

Je ne m'arrêterai point ici à diſcuter la célebre queſtion ſur la cauſe du mouve-ment muſculaire, qui a tant exercé la ſa-gacité de pluſieurs grands Phyſiciens.

Tous leurs efforts n'ont abouti jufqu'à préfent qu'à imaginer des hypothèfes plus ou moins ingénieufes, mais qui laiffent toujours quelque chofe à défirer. Pour la réfoudre il faudroit connoître parfaitement la ftructure des fibres motrices élementaires. Or il n'y a point d'apparence que nos connoiffances puiffent jamais y atteindre. Tout ce que nous fçavons de bien certain fur cette matiere, c'eft que les nerfs font la caufe principale de la contraction mufculaire. Car fi un nerf eft irrité, on voit le mufcle auquel il fe diftribue fe contracter avec une forte de convulfion. Si on le lie ou fi on le coupe, le mufcle ceffe d'agir & tombe en paralyfie. La même chofe arrive s'il eft comprimé. La ligature des artères, qui fait tomber en paralyfie les mufcles auxquelles elles fourniffent, prouve auffi que l'abord du fang eft néceffaire, finon comme caufe efficiente au moins comme une condition effentielle au mouvement mufculaire. Mais comment les nerfs & les artères operent-elles ce mouvement? c'eft encore jufqu'à préfent un myftere, qui ne fera vraifemblablement pas fi-tôt dévoilé. Cette connoiffance au refte eft peu néceffaire pour la pratique de la Médecine & de la Chirurgie.

Dans la contraction des mufcles, il n'a

a proprement que leur portion charnue qui agiſſe & ſe raccourciſſe ; les tendons ne ſe contractent pas. Ils ne ſont capables que d'un mouvement tonique & d'élaſticité, & l'on ne doit les conſidérer que comme des alonges dont la nature ſe ſert pour attacher les muſcles à des endroits éloignés de leur origine, ſans augmenter le volume de la partie, ni en changer la figure, ni gêner le mouvement des articles. Les plus longs ſe rencontrent ordinairement dans le voiſinage des articulations.

Puiſque l'action muſculaire conſiſte dans la contraction des fibres motrices qui compoſent les muſcles, il s'enſuit que l'on doit eſtimer leur force par la quantité de ces fibres, & l'étendue de leur mouvement par leur longueur. Mais les muſcles agiſſant ſur les os, comme des puiſſances agiſſent ſur des leviers pour vaincre un obſtacle qui fait réſiſtance, afin de pouvoir eſtimer leur force avec plus de préciſion, il faudra, outre la multiplicité des fibres, avoir encore égard à la diſtance plus ou moins grande de leur attache au point d'appui ; au plus ou moins d'obliquité de leur inſertion, & à la diſtance de la réſiſtance au centre du mouvement.

En général l'inſertion des muſcles eſt toujours beaucoup plus voiſine de l'articulation qui forme le point d'appui ou centre du mouvement, que l'extrémité de l'os où est la résistance, & leur direction est en même tems fort oblique. Or il est démontré en méchanique, que l'effort d'une puissance sur un levier pour vaincre une résistance quelconque, doit être d'autant plus grande, que sa direction est plus oblique, & que sa distance au point d'appui est moindre que celle de la résistance.

Sur ce principe on peut juger de la force de l'action musculaire, puisque malgré les déchets que produisent nécessairement l'obliquité de la direction des muscles, la proximité de leur insertion au point d'appui, & l'éloignement de la résistance à ce même point, nous ne laissons pas d'exécuter la plûpart de nos mouvemens avec facilité & promptitude & d'élever souvent des poids très-considérables.

La machine du corps humain est en cela bien différente de celles que les hommes construisent. Dans celles-ci on vise à l'économie & on ménage la dépense des forces le plus qu'il est possible. Ce que la puissance gagne du côté de la force, elle le perd du côté de la vîtesse, puisqu'en tems égal le chemin qu'elle fait est d'autant plus grand que l'obstacle à surmonter oppose plus de résistance, parce que son éloignement du point d'appui croît, comme la réfiſtance augmente. Au contraire dans nos corps la force n'y eſt point épargnée, les mouvemens s'exécutent avec une vîteſſe incroyable, & le chemin que fait la réfiſtance excede de beaucoup celui de la puiſſance.

Mais ſi le créateur s'eſt plu à manifeſter ſa ſouveraine puiſſance, en opérant des effets ſi prompts, ſi grands & ſi admirables, avec des organes ſi peu proportionnés en apparence ; ſa ſageſſe infinie ne brille pas pas moins dans les précautions qu'il a priſes pour aſſurer la juſteſſe, la liberté & la facilité du mouvement des muſcles, en conſervant à ſon ouvrage la plus parfaite régularité. Quelques réflexions générales ſuffiſent pour le faire ſentir.

1°. Tous les muſcles ſont aſſujettis & maintenus dans leur ſituation reſpective, par des bandes aponévrotiques ou ligamenteuſes qui les recouvrent en maniere de ſangles, les renferment dans un eſpace déterminé & les empêchent de s'écarter & de ſe déranger, lorſqu'ils ſe contractent & qu'ils font les plus grands efforts, ſans cependant que la liberté de leurs mouvemens en ſoit génée.

2°. Les tendons de pluſieurs muſcles, ſont bornés par des brides ligamenteuſes, ou renfermés dans des eſpeces de gaînes de même nature, comme on le remarque principalement aux fléchisseurs & extenseurs des extrémités. Ces sortes de gaînes ou d'anneaux servent à les brider, à les assujettir, & font l'effet de poulis , de renvoi.

3°. Ailleurs les tendons traversent des anses membraneuses, cartilagineuses, ou osseuses qui font l'office de poulies, changent leur direction, la rendent moins oblique, & par conséquent plus avantageuse ; ou bien ils tournent autour de quelque éminence osseuse pour former un angle plus ouvert avec l'os auquel ils s'attachent.

4°. Pour empêcher que les tendons des muscles ne fissent un angle trop aigu avec la partie qu'ils doivent mouvoir, la nature a placé en différens endroits des os plus ou moins épais comme la rotule, les os sésamoïdes qui font l'office de billots & rendent les angles d'insertion plus ouverts : ou bien il se rencontre dans le voisinage des articulations des avances osseuses qui non-seulement donnent une assiette plus grande aux os qui se joignent, mais écartent encore le point d'insertion du centre du mouvement.

5°. Pour entretenir les muscles & les fibres motrices dans une fléxibilité & une souplesse convenable, empêcher leur desféchement & leur concrétion , & rendre les frottemens plus doux & exempts de douleur, tous les mufcles font recouverts d'une fubftance cellulaire qui remplit les vides qu'ils laiffent entr'eux, s'infinue dans les interftices de leurs fibres motrices & leur fournit à tous des enveloppes. Les cellules de cette fubftance renferment une huile plus ou moins fine qui les humecte & les lubréfie continuellement, & particulierement lorfqu'ils agiffent, puifqu'ils ne peuvent fe contracter fans les preffer & fans exprimer l'humeur huileufe qui y eft contenue. Les gaînes tendineufes renferment auffi une humeur mucilagineufe qui les enduit, lubréfie les tendons, rend les frottemens plus doux & les mouvemens plus libres & plus dégagés.

6°. Enfin il n'y a point de mufcle qui ne foit aidé dans fon action ou par la coopération de quelques autres qui concourent à la même action , & auxquels on a donné pour cette raifon le nom de congenères ; ou par l'opération en fens contraire d'autres mufcles que l'on a nommé antagoniftes.

L'action de ceux-ci fe borne quelquefois à affermir la partie d'où part le mufcle dont on confidere principalement l'effet : d'autres fois ils font l'office de modérateurs, en les contrebalançant par degrés. Il y en a d'autres que l'on a nommé directeurs, parce qu'en se contractant, ils changent la direction du mouvement des autres muscles. Ainsi lorsque l'on voudra déterminer l'action d'un muscle, on ne se contentera pas de le considérer seul, d'examiner sa situation, la direction de ses fibres, ses attaches, il faudra encore avoir égard à ses connexions latérales avec les muscles voisins & à l'action de ceux qui sont attachés aux mêmes os.

Lorsque tous les muscles destinés à mouvoir une partie chacun suivant leur direction, agissent en même tems & avec des forces relativement égales, ils rendent la partie roide & immobile, & operent ce que l'on appelle mouvement tonique. Quand ils agissent alternativement & successivement, il résulte de leur action un mouvement combiné qui est différent suivant les différentes sortes d'articulations.

On conçoit facilement par tout ce qui a été dit jusqu'ici, comment les muscles operent en général tous les mouvemens du corps humain. Mais on ne peut connoître les usages propres à chacun en particulier, si par une dissection méthodique & refléchie, on ne s'est formé une bonne idée de

ſes attaches, de ſa direction & de ſes connexions.

DES MUSCLES

EN PARTICULIER.

On peut ranger les muſcles du corps humain ſous quatre claſſes. La 1e comprend ceux de la tête. La 2e ceux du tronc. La 3e ceux des extrémités ſupérieures. Et la 4e ceux des extrémités inférieures.

DES MUSCLES DE LA TETE.

Sous cette claſſe ſont compris les muſcles qui meuvent la peau du crâne & les ſourcils; ceux de l'oreille externe, des paupieres & des yeux, du nez, des lévres & des joues, de la mâchoire inférieure, de l'os hyoïde, de la langue, du larynx, du pharinx, de la luette, & ceux qui meuvent la tête ſur le col.

I.

Des Muſcles qui meuvent la peau du crâne
& les ſourcils.

La peau qui recouvre le crâne eſt ſuſceptible de quelques mouvements qui ſont plus fenfibles au front, où elle forme des rides tranfverfales plus ou moins marquées dans différens fujets. On les attribue ordinairement à l'action de quatre mufcles diftingués en deux frontaux & deux occipitaux. Mais ces quatre mufcles n'en font réellement qu'un feul, que l'on pourroit nommer avec M. Dowglas, occipitofrontal, eu égard à fes attaches & à fa fituation.

1. L'*Occipito-Frontal.*

Le mufcle occipito-frontal eft un toîle mufculeufe fort mince, très-adhérente à la peau, aponévrotique dans prefque toute fon étendue, & n'ayant des fibres charnues qu'à fes extrémités. Elle recouvre les parties fupérieures & latérales du crâne, en maniere de calotte, s'étendant depuis l'occiput jufqu'aux fourcils & à la racine du nez.

Ce mufcle naît par des fibres tendineufes fort courtes & qui fe changent bientôt en fibres charnues, de l'arcade fupérieure & tranfverfale de l'os occipital, fe prolongeant de part & d'autre jufqu'à la racine des apophyfes maftoïdes. Ses fibres charnues qui ne font pas toujours bien apparentes, montent obliquement vers le fommet de la tête en s'inclinant fur les côtés, & se changent presqu'aussi-tôt en une large aponevrose qui recouvre les os pariétaux, la partie écailleuse des os des tempes, les muscles crotaphytes jusqu'à l'arcade zygomatique au bord supérieur de laquelle elle s'attache ; cette aponévrose redevient charnue après avoir dépassé la suture coronale : à mesure qu'elle descend sur le front, ses fibres se portent obliquement de part & d'autre, de dehors en dedans, en maniere d'arcs. Les plus antérieures de chaque côté se réunissent & s'adossent sur le milieu du front. Elles descendent vers la racine du nez, où elles forment plusieurs petits trousseaux dont les uns donnent naissance aux muscles pyramidaux du nez ; d'autres communiquent avec les obliques descendants, avec les sourciliers & l'orbiculaire des paupieres, à l'endroit du grand angle ; il y en a deux qui s'inserent aux apophyses orbitaires internes du coronal. Les fibres extérieures descendent de part & d'autre vers les bords supérieurs des orbites jusqu'au petit angle, & se terminent à la peau qui soutient les sourcils.

Cette calotte musculeuse ne tient au péricrâne que par le moyen du tissu cellulaire, qui lui permet de glisser dessus. Elle tient à la peau par des fibres qui s'y implantent par gradation en traversant le pannicule adipeux. Ainſi lorſqu'elle vient à ſe contracter, elle doit tirer la peau du crâne en arriere, relever les ſourcils & rider la peau du front tranſverſalement. Elle concourt auſſi avec les pyramidaux & les obliques à la dilatation des narines, & à relever la lévre ſupérieure.

La partie poſtérieure de ce muſcle qui paroît comme partagée en deux portions dans ſon milieu par une bande aponévrotique, a été diviſée en deux muſcles que l'on a nommés occipitaux. Celle qui recouvre le front a été ſéparée en deux autres nommés frontaux. Mais les plus habiles Anatomiſtes conviennent que ces quatre ne font qu'un ſeul & même muſcle.

2. *Les Sourciliers.*

Les muſcles ſourciliers ſont deux petits paquets de fibres charnues, un de chaque côté, ſitués ſous les ſourcils. Chacun d'eux naît par un petit tendon court, quelquefois deux ou trois, de l'apophyſe naſale du coronal à l'endroit de ſa jonction avec les os du nez : d'où il ſe porte obliquement en dehors, le long du bord ſupérieur de l'orbite juſqu'à environ les deux tiers, recouvert dans ce trajet, par l'extrémité frontale du précédent, avec lequel il confond fes fibres, pour s'inférer à la peau qui foutient les fourcils. Il s'amincit enfuite & s'avança vers l'angle externe de l'orbite, gliffe fous l'orbiculaire des paupieres, s'unit avec lui & fe termine à la peau.

Ces mufcles en fe contractant abaiffent les fourcils, les rapprochent l'un de l'autre & en font dreffer les poils. Ils effacent les rides tranfverfales de la peau du front, après l'action de l'occipito-frontal dont ils font les antagoniftes, & la froncement longitudinalement lorfqu'ils agiffent avec force : ils aident auffi aux orbiculaires des paupieres à rétrécir l'ouverture des yeux.

I I.

Des Mufcles de l'oreille externe.

LES mufcles de l'oreille externe font quelquefois fi peu apparens, & fujets à tant de variétés qu'on ne s'accorde point fur leur nombre. Les uns attachent les cartilages de l'oreille externe à l'os des tempes, & les autres ne paffent pas les cartilages. Ceux-ci ne font que des traits de fibres pâles & peu fenfibles, placés fur l'une & l'autre face des cartilages. Leur petiteffe, leur variété & leur peu d'action font qu'on les néglige ordinairement. Les premiers font plus conſtans & plus faciles à démontrer. On en compte trois pour l'ordinaire, diſtingués en antérieur, en ſupérieur & en poſtérieur. Ce font des petits plans fort minces qui naiſſent du bord aponévrotique de l'occipito-frontal & vont s'attacher à la conque de l'oreille. Leur action eſt peu ſenſible dans les hommes ; ce qui dépend de la maniere de coëffer les enfans. Lorſqu'ils agiſſent concurremment , ils dilatent le conduit de l'oreille, pour qu'il reçoive une plus grande quantité d'air.

1. *Le Muſcle antérieur.*

Le muſcle antérieur de l'oreille externe eſt un petit plan de fibres très-mince & qui manque quelquefois. Il ſe détache de l'aponévroſe de l'occipito-frontal qui recouvre le crotaphyte vers la racine de l'apophyſe zygomatique, & il va s'inférer à la partie ſupérieure & antérieure de la conque, pour la tirer en devant & un peu en haut.

2. *Le Muſcle ſupérieur.*

Celui-ci eſt le plus apparent des trois & le plus grand , quoique très-mince. Ses fibres charnues naiſſent en maniere de rayons de l'aponévrofe de l'occipito-frontal , qui recouvre le crotaphyte : elles fe réuniffent vers la convexité de la conque où elles fe terminent. Il la tire en haut.

3. *Le Mufcle poftérieur.*

Ce mufcle eft compofé de deux ou trois petits plans minces plus ou moins diftingués entr'eux. Il prend naiffance de la partie fupérieure & poftérieure de l'apophyfe maftoïde où il eft recouvert & fe confond avec l'aponévrofe de l'occipito-frontal , & il s'infére à la partie poftérieure de la convexité de la conque , qu'il tire en arriere.

I I I.

Des Mufcles des Paupieres.

LES paupieres ont un mufcle commun nommé orbiculaire. La fupérieure en a un qui lui eft propre nommé le releveur.

1. *L'Orbiculaire des paupieres.*

Le Mufcle orbiculaire des paupieres eft compofé de deux plans de fibres charnues plus ou moins courbes , très-minces & très-adhérentes à la peau ; ils recouvrent l'une & l'autre paupiere , & bordent le contour des orbites tant supérieurement qu'inférieurement, s'étendant environ un travers de doigt au-delà de chaque bord. Ils naissent de la jonction de l'apophyse orbitaire interne du coronal avec l'apophyse nazale de l'os maxillaire & l'os unguis, par un tendon commun & comme ligamenteux qui unit les têtes des tarses des deux paupieres. De là ils vont en s'amincissant & en s'épanouissant haut & bas gagner l'angle externe de l'orbite où ils se rencontrent, se réunissent & jettent des petits épanouissemens rayonnés qui se perdent à la graisse & à la peau.

Les fibres charnues qui composent ces deux plans sont plus arquées à mesure qu'elles s'écartent du rebord des paupieres. Celles qui en sont plus voisines le sont très-peu, & se terminent par leurs extrémités aux bords des paupieres. Celles qui suivent deviennent plus courbes. Les supérieures & les inférieures se rencontrent sur le bord de l'angle externe, s'unissent à angles aigus, entrelacent leurs fibres & laissent appercevoir du côté de la surface interne, un petit tendon court & transversal qui les sépare. Les fibres les plus extérieures, celles qui recouvrent les bords des orbites sont presque circulaires & paroissent continues, ne laissant appercevoir aucun veſtige de leur entrelacement. Les ſupérieures ſont recouvertes par l'extrémité antérieure de l'occipito-frontal & par le ſourcilier auxquels elles ſont adhérentes; les inférieures communiquent auſſi quelquefois avec l'inciſif & le zygomatique par un petit trouſſeau qui ſe détache d'auprès de l'angle externe.

Ce muſcle rapproche les paupieres l'une de l'autre, les ferme entiérement lorſqu'il ſe contracte tout à-fait; il comprime le globe de l'œil, en tirant les paupieres du côté du grand angle, il porte le globe ſur le ſac lacrymal & en exprime les larmes qui ſervent à le mouiller & à laver les pouſſieres qui pourroient le ſalir.

2. *Le Releveur de la paupiere ſupérieure.*

Le releveur de la paupiere ſupérieure eſt un petit muſcle très-mince qui naît par un principe tendineux & gréle du fond de l'orbite au-deſſus du trou optique, entre le releveur & le grand-oblique de l'œil : d'où il monte en s'épanouiſſant par-deſſus le globe de l'œil, tapiſſe la paupiere intérieurement, croiſant ſes fibres avec celles du plan ſupérieur de l'orbiculaire, & il vient s'inſérer par une aponevroſe au tarſe.

Il tire en haut la paupiere fupérieure & découvre le globe de l'œil qui fait à fon égard l'office de poulie lorfqu'il agit.

I V.

Des Mufcles des yeux.

LE globe de l'œil exécute fes mouvemens par le moyen de fix mufcles, quatre droits & deux obliques.

Des quatre droits l'un eft fupérieur & recouvre la convexité fupérieure du globe, nommé releveur, ou le fuperbe : un inférieur qui s'étend fur fa convexité inférieure nommé abbaiffeur, ou l'humble : les deux autres font collés fur les faces latérales. Celui qui occupe le côté du grand angle, a reçu le nom d'adducteur, lifeur ou buveur : & celui qui eft placé du côté de l'angle externe fe nomme abducteur ou dédaigneux.

Les deux obliques font diftingués en grand & petit oblique.

1. *Les quatre Mufcles droits.*

Ces quatre mufcles ne different que par leur fituation & leur longueur. Le releveur & l'abbaiffeur font à peu près de même longueur : l'adducteur eft le plus

plus court de tous : l'abducteur est le
plus long.

Ils naissent du fond de l'orbite, autour du trou optique, par des tendons
courts & étroits. A mesure qu'ils deviennent charnus, ils s'amincissent, s'élar-
gissent & se dirigent chacun vers la face
correspondante du globe de l'œil, pour
s'insérer par autant d'aponévroses qui
s'unissent les unes aux autres, à la partie antérieure de la sclérotique à environ
une ligne de distance de la cornée.

Le releveur tire le globe de l'œil en
haut; l'abbaisseur en bas : l'adducteur
vers l'angle interne, & l'abducteur vers
l'angle externe. La convexité du globe
fait à leur égard l'office de poulie. Quand
deux muscles voisins agissent ensemble,
ils meuvent le globe de l'œil obliquement sur le côté & suivent une direction moyenne. Lorsqu'ils agissent successivement, ils meuvent l'œil circulai-
rement : c'est ce que l'on appelle rouler
les yeux. S'ils agissent tous en même
tems & également, l'œil reste en équi-
libre & dans un état tonique; ils tirent
le globe vers le fond de l'orbite &
rapprochent le cristalin de la rétine.

M

2. *Le grand Oblique.*

Le mufcle grand-oblique , que l'on nomme encore oblique fupérieur & trocléateur , naît du bord interne du trou optique entre les tendons du releveur & de l'adducteur, par un tendon court & étroit. Son corps qui eft charnu & arrondi fe porte le long de l'os planum vers le bord fupérieur du grand angle, où il redevient grêle & tendineux, paffe par un demi-anneau cartilagineux attaché par fes deux extrémités aux côtés d'un petit enfoncement , que l'on remarque au bord fupérieur de l'orbite du côté de l'angle interne. Cet anneau fait l'office de poulie. Ce mufcle fe réfléchit enfuite en s'épanouiffant vers la partie poftérieure , fupérieure & externe du globe de l'œil, gliffe fous l'aponévrofe du releveur, fe termine du côté du petit angle, proche l'abducteur.

3. *Le petit Oblique.*

Le petit-oblique ou l'oblique inférieur naît par un principe tendineux, mince & étroit du bord inférieur de l'orbite à côté du conduit nazal. Devenu charnu, il s'applatit & paffe obliquement fous le globe de l'œil, pour aller fe terminer à fa partie latérale externe & poftérieure, par un tendon plat qui s'étend jufqu'à l'aponévrofe du grand-oblique.

Le principal ufage des mufcles obliques eft de contrebalancer l'action des mufcles droits, & de fervir d'appui au globe de l'œil dans tous fes mouvemens. Lorfque le grand oblique agit feul, il tire le globe de l'œil obliquement en devant, en le faifant tourner fur fon axe, & il dirige la prunelle en bas & en dehors vers l'éminence de la joue qui eft fous le petit angle. Si c'eft le petit oblique qui agit feul, il tire le globe de l'œil dans un fens contraire a.i précédent & le meut obliquement en haut, dirigeant la prunelle vers le grand angle. Quand ils agiffent enfemble & également, ils tirent l'œil directement en dehors & à fleur de tête.

V.

Des Mufcles du nez.

LES aîles cartilagineufes du nez font dilatées par le moyen de quatre mufcles, deux de chaque côté; fçavoir, le pyramidal & l'oblique defcendant ; &

elles font rapprochées par les tranfverfes ou myrtiformes, un de chaque côté.

1. *Le Pyramidal.*

Le pyramidal eft un petit mufcle plat
& mince qui naît de la jonction des os
du nez avec l'apophyfe nazale du coronal, où il confond fes fibres avec
celles de l'occipito-frontal & du fourcilier. Il defcend en s'élargiffant fur le
côté du nez, & il fe termine à l'aîle
cartilagineufe de la narine par une aponévrofe qui recouvre celle du tranfverfe & fe confond avec elle.

M. Albinus regarde ce mufcle comme
un trouffeau de l'occipito-frontal.

2. *L'Oblique defcendant.*

L'oblique defcendant eft un petit plan
mince & charnu placé à côté du précédent avec lequel il communique. Il naît
de l'apophyfe nazale de l'os maxillaire
un peu au-deffous de fon union avec le
coronal, s'uniffant avec le grand incifif
fupérieur. Il defcend fur le côté du nez
& va s'inférer à l'aîle cartilagineufe proche l'os maxillaire, où il communique
avec la naiffance du fuivant.

Quelques Anatomiſtes ne le conſide-
rent que comme une portion du grand
inciſif.

Le pyramidal & l'oblique deſcendant
ſoulevent, lorſqu'ils agiſſent, les aîles du
nez & dilatent par conſéquent les narines.

3. *Le Tranſverſe ou Myrtiforme.*

Le tranſverſe ou myrtiforme eſt un petit plan mince qui naît par un principe
étroit de l'os maxillaire vis-à-vis le fond
de l'alvéole de la dent canine. Il s'élargit
en montant obliquement ſur l'aîle cartilagineuſe du même côté, & ſe termine
par une aponévroſe qui ſe confond avec
celle du tranſverſe de l'autre côté, & eſt
fortifiée par celle du pyramidal. On pourroit regarder ces deux muſcles comme un
digaſtrique.

Il rapproche les aîles du nez de la cloiſon. Mais il ne ferme pas les narines aſſez
exactement, pour les garantir de l'impreſſion des mauvaiſes odeurs. Le reſſerre-
ment des narines dépend peut-être plus de
l'élaſticité des aîles cartilagineuſes, que
des tranſverſes.

Quelques Anatomiſtes attribuent encore au nez un petit muſcle ou un petit
trouſſeau de fibres charnues, qui ſe déta-

che du mufcle orbiculaire des lévres pour
fe terminer au cartilage qui forme la cloifon du nez. Quand il fe trouve , il peut
tirer foiblement la cloifon en bas , lorfque
la bouche eft fermée.

V I.

Des Mufcles des lévres & des joues.

LES lévres exécutent leurs mouvemens
par le moyen de plufieurs mufcles que
l'on divife en communs & en propres.
On nomme mufcles propres ceux qui ne
fe terminent qu'à l'une des deux lévres,
foit fupérieure, foit inférieure ; & mufcles
communs ceux qui fe terminent aux angles
ou à la commiffure des lévres.

On compte ordinairement fept mufcles
propres , dont quatre appartiennent à la
lévre fupérieure & trois à l'inférieure ; &
onze communs en y comprenant ceux de
la joue & les péauciers.

Mufcles propres de la lévre fupérieure.

Les mufcles propres de la lévre fupérieure font diftingués en grands & petits
incififs fupérieurs, deux de chaque côté.

1. *Le grand Incisif supérieur.*

Le grand incisif supérieur est un muscle biceps ou à deux têtes. La premiere prend naissance de l'apophyse nazale de l'os maxillaire, proche sa jonction avec le coronal. Elle descend le long de la partie latérale du nez, confondant ses fibres avec celles de l'oblique descendant. La seconde naît du bord inférieur de l'orbite au-dessus du trou orbitaire inférieur, par un principe large & charnu qui se porte obliquement vers l'aîle du nez où il se joint à la premiere tête, pour ne faire plus qu'un corps qui va s'insérer par des fibres tendineuses à la lévre supérieure au-devant des dents incisives.

Ce muscle reçoit encore quelquefois un petit trousseau de fibres qui part de l'os de la pommette, dont quelques Auteurs font un muscle particulier qu'ils nomment petit zygomatique. Dans ce cas le grand incisif est un muscle triceps ou à trois têtes.

Il communique par quelques petits trousseaux de fibres avec l'orbiculaire des paupieres, le pyramidal du nez, l'oblique descendant & le myrtiforme. Il releve la lévre supérieure & aide aussi à la dilatation des narines.

2. *Le petit Incisif supérieur.*

Ce muscle tire son origine des alvéoles des premieres dents incisives supérieures, d'où se portant un peu obliquement en haut, il se termine à la lévre supérieure intérieurement, auprès des narines auxquelles il s'insere aussi.

Il abbaisse la lévre supérieure, & la rapproche des gencives.

Muscles propres de la lévre inférieure.

La lévre inférieure a trois muscles propres, deux pairs qui sont les petits incisifs inférieurs, un impair nommé quarré ou mentonnier.

1. *Le petit Incisif inférieur.*

Le petit incisif inférieur est un plan de fibres fort mince, qui naît des alvéoles des dents incisives inférieures, & s'insere vers le milieu du bord de la lévre inférieure intérieurement.

Il releve la lévre & l'approche des gencives.

2. *Le Quarré.*

Le muscle quarré ou mentonnier occupe toute la partie antérieure du menton. Il naît des inégalités des foſſettes que l'on remarque de chaque côté de la ſymphyſe du menton , & de la ſymphyſe même , & il ſe termine au bas du demi-orbiculaire de la lévre inférieure , jettant par gradation des fibres à la peau. Celles du milieu & les plus voiſines de la ſymphyſe s'élevent perpendiculairement & ſont les plus courtes. Celles des côtés ſont plus longues & inclinées vers les joues. Les plus extérieures ſont preſque paralleles à l'os & les plus longues de toutes. Elles communiquent avec celles du muſcle péaucier. Ce muſcle , par la direction de ſes fibres , repréſente une eſpece de houppe , ce qui lui a fait donner par M. Lieutaud le nom de houppe du menton.

Il concourt avec les péauciers à abbaiſſer la lévre inférieure. Il ſert auſſi à froncer le bas du menton.

Muſcles communs des lévres.

Les muſcles communs des lévres ſont au nombre de onze ; ſavoir , un impair nommé orbiculaire , les deux zygomatiques , les deux canins , les deux buccinateurs , les deux triangulaires , & les deux péauciers qui ſont regardés par quelques

Auteurs comme abbaisseurs de la mâchoire inférieure.

1. *L'Orbiculaire.*

Le muscle orbiculaire des lévres, est un muscle impair qui embrasse les deux lévres. Il est composé de deux plans de fibres demi-circulaires, un pour chaque lévre, qui s'entrecroisent aux coins de la bouche & se perdent à la peau. Il paroît formé par l'entrelacement des fibres de tous les muscles qui se terminent aux lévres.

Il forme tout le contour de la bouche qu'il ferme exactement, sur-tout lorsqu'il est secondé par les incisifs supérieurs & inférieurs. Il sert encore à froncer la peau des lévres, lorsqu'on les porte en devant.

2. *Les Zygomatiques.*

Les zygomatiques sont deux petits muscles grêles qui naissent de chaque côté de la jonction de l'os de la pommette, avec l'apophyse zygomatique de l'os des tempes, d'où chacun d'eux descend obliquement vers la commissure des lévres, où ils se terminent sous les buccinateurs auxquels ils sont fort adhérents,

Quand ces deux muscles agissent en

même tems , ils écartent les coins des lévres l'un de l'autre , en les tirant du côté
des joues. Lorſqu'ils agiſſent ſéparément ,
chacun tire à ſoi l'angle où il ſe termine.

3. *Les Canins.*

Les canins ſont deux petits muſcles qui
naiſſent , l'un d'un côté & l'autre de l'autre , de la foſſe maxillaire , de la ſaillie
des alvéoles des dents canines , au-deſſous
du trou orbitaire externe. De-là ils deſcendent obliquement en ſe rétreciſſant
vers la commiſſure des lévres où ils rencontrent les zygomatiques , les buccinateurs & les triangulaires , & ſe confondent
avec l'orbiculaire.

Ils tirent les coins de la bouche ſur les
côtés un peu obliquement & en haut. Ils
ſont auxiliaires des inciſifs inférieurs , pour
relever la lévre inférieure.

4. *Les Buccinateurs.*

Les buccinateurs ſont deux muſcles
plats , & de figure trapézoïde , un de chaque côté des joues dont ils forment l'intérieur. Leurs fibres ſe portent tranſverſalement de derriere en devant. Les ſupérieures & les inférieures ſont attachées
poſtérieurement & comme par degrés tout

le long des alvéoles des dents molaires de l'une & l'autre mâchoire , d'où elles se portent un peu obliquement vers les coins de la bouche. Celles du milieu naissent du ligament inter-maxillaire * & suivent la même direction. Elles sont continues postérieurement à celles de la portion supérieure du muscle œsophagien. Ces trois plans de fibres se réunissent pour venir s'insérer à la commissure des lévres , glissant sous l'orbiculaire , où elles communiquent avec les zygomatiques , les canins & les triangulaires.

Les buccinateurs sont percés dans leur milieu par le conduit salivaire , environ vers la troisieme dent molaire , & sont recouverts extérieurement de beaucoup de graisse.

Ils tirent les coins de la bouche vers leur origine & en rétrecissent la cavité en appliquant exactement les joues contre les dents. Pendant la mastication, ils repous-

---

* Le ligament inter-maxillaire est attaché par une de ses extrémités au-dessus de la derniere dent molaire de la mâchoire supérieure , à côté de l'apophyse ptérygoïde , & par son autre extrémité au-dessous de la derniere dent molaire de la mâchoire inférieure , à la racine de l'apophyse coronoïde. Ce ligament qui est fort & médiocrement large sert à brider la mâchoire inférieure , & à en borner l'abaissement quand on ouvre la bouche.

fent les alimens fous les dents , & preffent les glandes falivaires pour en exprimer la falive. Ils s'enflent confidérablement dans ceux qui fonnent de la trompette , d'où leur vient le nom de buccinateurs.

5. *Les Triangulaires.*

Les triangulaires font deux mufcles plats, qui naiffent l'un d'un côté & l'autre de l'autre , par une bafe affez large de la lévre externe de la bafe de la mâchoire inférieure , entre le maffeter & le trou mentonnier ; d'où ils montent obliquement & en fe rétreciffant vers les angles de la bouche , où ils s'inférent , entre les extrémités des buccinateurs & des zygomatiques auxquelles ils font très-adhérents.

Ces mufcles reçoivent des fibres des péauciers. Ils tirent les coins de la bouche en bas & fur les côtés.

6. *Les Péauciers.*

Les péauciers font deux mufcles cutanées , larges & très-adhérents à la graiffe , qui recouvrent les parties antérieures & latérales du col , un de chaque côté. Chacun de ces mufcles naît de la partie fupérieure & antérieure du fternum , de la clavicule, & de l'expanfion aponévrotique

qui recouvre le grand pectoral, le deltoïde & le trapèze. Leurs fibres charnues se
portent obliquement de bas en haut &
vers le devant de la gorge, où les plus antérieures de l'un se rencontrent avec les
semblables de l'autre & forment un angle
aigu, pour aller s'insérer à la symphyse
du menton, en s'entrecroisant de part &
d'autre. Celles d'à côté montent vers les
angles de la bouche ; quelques-unes s'attachent à la lévre externe de la base de la
mâchoire inférieure, & les autres se perdent dans les muscles triangulaires. Les
plus extérieures s'avancent vers les masseters, où elles deviennent aponévrotiques,
se répandent sur toute la face & communiquent avec la coëffe aponévrotique du
crâne.

On attribuoit autrefois à ces muscles la
fonction d'abaisser la mâchoire inférieure ; mais ils ne paroissent guere capables
de cet effet. Ils servent plutôt à froncer
la peau du visage & du col, & à rider celle
des vieillards & des personnes maigres :
d'où leur vient le nom de grimaciers.

V I I.

Muscles de la mâchoire inférieure.

L A mâchoire inférieure peut être abbaiffée & écartée de la fupérieure ; relevée & rapprochée de celle-ci ; portée de derriere en devant & de devant en arriere ; elle peut encore fe mouvoir latéralement vers l'un ou l'autre côté en tournant fur l'un de fes condyles comme fur fon centre. On attribue communément tous ces mouvemens à l'action de cinq paires de mufcles qui font les crotaphytes, les maffeters, les ptérygoïdiens internes & externes, & les digaftriques. Mais les ftylo-hyoïdiens, le mylo-hyoïdien & les genio-hyoïdiens y contribuent auffi. *

1. *Les Crotaphites ou Temporaux.*

Les mufcles crotaphytes font deux mufcles larges, plats & très-forts qui occu-

---

* On trouve dans les Mémoires de l'Acad. Roy. des Sciences, année 1744, deux favantes differtations de M. Ferrein fur le méchanifme de l'articulation & des mouvemens de la mâchoire inférieure & fur l'action des mufcles qui operent les mouvemens de l'une & de l'autre mâchoire, où il démontre que les ftylo-hyoïdiens, le mylo-hyoïdien & les génic-hyoïdiens y ont beaucoup de part.

pent la région des tempes de chaque côté. Ils naiſſent de tout le contour de la trace demi-circulaire que l'on remarque ſur la face latérale du crâne, & de toute la ſurface bornée par cette arcade, c'eſt-à-dire, des os coronal, pariétal, temporal, & de l'aîle du ſphénoïde. Leurs fibres ſe ramaſſent en maniere de rayons pour former un tendon aponévrotique, lequel après avoir paſſé ſous l'arcade zygomatique va s'inférer à l'apophyſe coronoïde qu'il embraſſe de tous côtés. Ces muſcles ſont recouverts extérieurement par une expanſion de la calotte aponévrotique, & par le feuillet extérieur du péricrâne qui viennent s'attacher à l'apophyſe zygomatique.

2. *Les Maſſeters.*

Les maſſeters ſont des muſcles épais & charnus placés à la partie poſtérieure des joues, un de chaque côté. Chacun d'eux eſt compoſé de deux ou trois portions. La premiere naît du bord inférieur de l'os de la pommette, d'où ſe portant un peu obliquement en arriere, elle va s'inférer aux inégalités de la face externe de l'angle de la mâchoire inférieure. La ſeconde naît du bord inférieur de l'arcade zygomatique & ſe porte obliquement en devant, derriere la précédente, avec laquelle elle croife fes fibres, pour s'inférer à la face externe de la mâchoire, fous l'apophyfe coronoïde. La troifieme naît de la lévre interne du bord inférieur de l'apophyfe zygomatique & va s'inférer extérieurement à la bafe de l'apophyfe coronoïde, fe confondant avec la feconde portion.

3. *Les Ptérygoïdiens internes.*

Les ptérygoïdiens internes ou les grands ptérygoïdiens font deux mufcles plats & larges affez femblables aux maffeters, mais moins épais, fitués aux côtés internes de la mâchoire inférieure, un de chaque côté. Ils naiffent par un principe charnu de la face interne de l'aîle externe de i'apophyfe ptérygoïde, d'où ils fe portent obliquement vers l'angle de la mâchoire inférieure pour s'inférer aux inégalités de fa face interne, vis-à-vis l'attache des maffeters.

4. *Les Ptérygoïdiens externes.*

Les ptérygoïdiens externes ou les petits ptérygoïdiens font deux petits mufcles longs & charnus fitués horifontalement, un de chaque côté, entre les apophyfes ptérygoïdes & les condyles de la mâchoire inférieure. Ils naiſſent du bord de la face externe de l'aîle externe de l'apophyſe ptérygoïde, par un principe charnu ; d'où ſe portant preſque tranſverſalement en arriere, ils vont s'inférer dans une foſſette qui ſe trouve immédiatement au deſſous des condyles de la mâchoire inférieure antérieurement, s'étendant même un peu ſur le ligament capſulaire de l'articulation.

5. *Les Digaſtriques.*

Les digaſtriques ſont deux muſcles longs & grêles, un de chaque côté, ſitués latéralement entre toute la baſe de la mâchoire & la gorge. Ils ſont compoſés de deux ventres diſtingués par un long tendon. Leur extrémité poſtérieure & ſupérieure eſt attachée à la rainure maſtoïdienne, & l'antérieure & inférieure au bas du menton, dans un petit enfoncement de la lévre interne, à côté de la ſymphyſe. Ces muſcles ne ſont point en ligne droite. Chacun d'eux ſe porte d'abord obliquement de derriere en devant, & de haut en bas, vers la jonction de la corne de l'os hyoïde avec ſa baſe, où il ſe coude, change ſa direction & s'avance preſqu'horiſontalement juſqu'au menton. Le ventre poſtérieur un peu avant de devenir tendineux, s'engage dans un écartement de la portion inférieure du stylo-hyoïdien qui lui fournit des fibres, sans le traverser entiérement. Le tendon mitoyen, à l'endroit où il se coude, est lié & assujetti à l'os hyoïde par un ligament annulaire & par une aponévrose, de maniere qu'il ne peut se porter de bas en haut sans cet os. Ainsi on ne doit pas considérer ce ligament comme faisant fonction de poulie pour donner au tendon la facilité d'obéir à la contraction du ventre postérieur. Il est destiné uniquement à retenir le tendon & à l'assujettir.

Il est nécessaire, avant d'expliquer les usages des muscles précedents, de décrire ceux de l'os hyoïde, puisque plusieurs d'entr'eux coopérent aux mouvemens de la mâchoire inférieure.

V I I I.

Muscles de l'os hyoïde.

L'os hyoïde, comme il a été dit dans l'Ostéologie, est situé à la partie supérieure & antérieure du col, entre la racine de la langue & le cartilage thyroïde. Il peut être mu en haut, en bas, se porter de derriere en devant & se rétablir dans sa situation. Mais en partant de fa fituation naturelle, il ne peut être mu de devant en arriere, à caufe que les extrémités de fes grandes cornes font appuyées de chaque côté fur les portions tendineufes des muf-cles grands droits antérieurs de la tête, qui recouvrent les parties latérales du corps des vertébres du col, & qui leur oppofent un obftacle invincible; cet os n'a d'autre mouvement en arriere que celui de retourner dans fa fituation na-turelle, lorfqu'il en a été dérangé par un mouvement en devant.

On attribue ordinairement tous ces mouvemens à l'action de neuf mufcles, qui font le mylo-hyoïdien mufcle impair, les génio-hyoïdiens, les ftylo-hyoïdiens, les fterno-hyoïdiens & les cofto-hyoïdiens qui font des mufcles pairs.

1. *Les Stylo-Hyoïdiens.*

Je commence par ceux-ci pour ne les pas trop féparer des digaftriques, avec lef-quels ils ne font proprement qu'un même mufcle à deux têtes.

Les ftylo-hyoïdiens font deux mufcles longs & grêles, placés obliquement un de chaque côté entre les apophyfes ftyloïdes & l'os hyoïde. Ils naiffent des racines des

apophyſes ſtyloïdes par un principe tendineux, d'où ſe portant obliquement de
derriere en devant & de haut en bas vers
l'os hyoïde, ils s'inſérent à l'endroit où ſes
cornes s'uniſſent avec ſa baſe : d'où vient
que quelques Anatomiſtes leur ont donné
le nom de ſtylo cérato-hyoïdiens.

Les ſtylo-hyoïdiens recouvrent le plus
ordinairement les ventres poſtérieurs des
digaſtriques dans leur trajet, & leur ventre
s'ouvre inférieurement à l'endroit où ceux-
ci deviennent tendineux pour recevoir
leurs tendons mitoyens, mais ils ne ſont
pas fendus ſupérieurement ; ils ne ſont que
changer de nature, c'eſt à-dire, que leur
partie ſupérieure ſe change en une aponévroſe très-mince qui recouvre le tendon
mitoyen des digaſtriques, lequel paroît
comme enſeveli dans l'écartement de la
portion inférieure. Les faiſceaux de fibres
qui forment cet écartement, laiſſent échap-
per des fibres tendineuſes qui ſe joignent
à l'aponévroſe ; & s'avançant vers la jonction de la baſe de l'os hyoïde avec ſes
cornes, ils produiſent un petit tendon
qui ſe joint au ligament annulaire ou à
l'aponévroſe des digaſtriques & s'inſére à
l'os hyoïde. Toutes les fibres qui forment
le corps du ſtylo-hyoïdien, n'aboutiſſent
pas à l'os hyoïde. Une partie ſe joint au

tendon du digaſtrique, & ſe porte avec lui de derriere en devant pour l'aider à former le ventre antérieur de ce muſcle. L'aponévroſe qui recouvre ce tendon lui fournit auſſi quelques fibres qui ſuivent la direction des précédentes, & qui concourent de même à la formation du tendon mitoyen & du ventre antérieur.

Il réſulte de cette ſtructure 1°. que les fibres du ſtylo-hyoïdien qui ſe diſtribuent au tendon mitoyen, ont deux parties charnues de même que le digaſtrique. 2°. Que le digaſtrique a deux ventres poſtérieurs & qu'il eſt biceps à cet égard. 3°. Qu'à le prendre ſelon ſon tout, il mériteroit le nom de muſcle trigaſtrique. 4°. Que ſelon la loi des muſcles à deux têtes, le ſtylo-hyoïdien & le ventre poſtérieur du digaſtrique, ſont deſtinés à agir enſemble & à produire à peu-près les mêmes effets.

2. *Le Milo-Hyoïdien.*

Le mylo-hyoïdien eſt un muſcle impair ſitué tranſverſalement entre les parties latérales internes de la mâchoire inférieure. C'eſt un muſcle large, mince & penniforme compoſé de deux plans de fibres charnues qui ſe réuniſſent obliquement à un tendon mitoyen. Chacun de ces plans eſt attaché par des fibres charnues le long de la face interne de la mâchoire inférieure, à une ligne offeufe qui regne depuis les dernieres dents molaires jufqu'à la fymphyfe du menton. Les fibres antérieures des portions droite & gauche fe portent obliquement de devant en arriere vers le tendon mitoyen, où elles fe terminent. Les poftérieures vont s'inférer à droite & à gauche au deffus du bord inférieur de la face convexe de l'os hyoïde. Ce mufcle peut être comparé à un lit de fangle, fur lequel portent la langue & les glandes fublinguales dont il exprime la falive pendant la maftication.

3. *Les Génio-Hyoïdiens.*

Les génio-hyoïdiens font deux petits mufcles longuets placés à côté l'un de l'autre entre la fymphyfe du menton & l'os hyoïde, au deffus du précédent. Ils naiffent des inégalités de la face interne du menton, proche la fymphyfe, & vont s'inférer au bord fupérieur & externe de la bafe de l'os hyoïde, étant contigus l'un à l'autre dans prefque tout leur trajet.

4. *Les Sterno-Hyoïdiens.*

Les fterno-hyoïdiens que l'on nomme encore fterno-cleïdo-hyoïdiens, font deux mufcles longs & plats, fitués un de chaque côté à la partie antérieure de la gorge. Ils naiffent inférieurement de la partie latérale interne & fupérieure du fternum & de l'extrémité antérieure de la clavicule ; d'où ils montent le long de la trachée-artere, unis l'un à l'autre fupérieurement par une membrane qui forme entr'eux une efpece de ligne blanche, & ils vont s'inférer au bord inférieur de la bafe de l'os hyoïde.

5. *Les Cofto-Hyoïdiens.*

Les cofto-hyoïdiens que l'on nomme encore coraco-hyoïdiens & omo-hyoïdiens, font deux mufcles longs & déliés, fitués obliquement fur les parties latérales du col, entre la côte fupérieure de l'omoplate & l'os hyoïde. Ils prennent naiffance inférieurement du bord de la côte fupérieure de l'omoplate, & du ligament qui recouvre l'échancrure par où paffent les vaiffeaux & les nerfs des mufcles fus-épineux & fous-épineux : de là ils montent obliquement vers l'os hyoïde, paffant par deffus l'apophyfe coracoïde à laquelle ils s'attachent quelquefois par une aponévrofe, & ils vont s'inférer au bord inférieur

&

& latéral de l'os hyoïde, à l'endroit où sa baſe ſe joint avec ſes cornes, au deſſous de l'attache des ſtylo-hyoïdiens, avec leſquels ils communiquent par quelques fibres. Ces muſcles deviennent tendineux à l'endroit où ils croiſent le ſterno-maſ-toïdien & la veine jugulaire interne, entre leſquels ils paſſent : enſuite ils redeviennent charnus, à la maniere des digaſtriques.

Uſages des Muſcles de la machoire inférieure & de l'os Hyoïde.

Pour bien entendre les fonctions de tous ces muſcles, il eſt néceſſaire d'établir quelques faits anatomiques que l'on trouve développés avec étendue & toute la ſagacité poſſible dans les deux Mémoires de M. Ferrein déjà cités *.

1°. La machoire inférieure peut être mue horiſontalement de derriere en devant, & de devant en arriere ; latéralement & vers les côtés ; de haut en bas, ou de bas en haut.

2°. Dans le mouvement de la machoire en devant, les condyles ſortent tout à-fait des cavités glénoïdes, & deſcendent ſous

* Voyez Mém. de l'Académ. Roy. des Sciences an. 1744.

N

les éminences tranfverfales. Le mouvement en arriere n'eft que le retour de cet
os dans fa fituation naturelle.

3°. Le mouvement latéral vers les côtés
eft proprement un mouvement circulaire
de la machoire inférieure qui tourne fur
l'un de fes condyles comme fur fon centre,
pendant que l'autre fe meut de derriere en
devant, ou de devant en arriere. Dans certains cas l'un des condyles fe porte en arriere, pendant que l'autre fe meut en devant. Alors le centre du mouvement fe
rencontre dans un point de l'axe qui tra-
verferoit les deux condyles.

4°. L'abaiffement de la machoire inférieure eft compofé du mouvement de
cet os en avant & de celui par lequel le
menton defcend obliquement vers la poitrine. L'élévation n'eft que le retour de
cette partie dans fa premiere fituation.

5°. Quand on abaiffe la machoire inférieure, l'os hyoïde ne s'éleve pas ; il tend au
contraire à defcendre ; & dans certains
cas il defcend même affez fenfiblement.

6°. L'ouverture de la bouche ne fe fait
pas feulement par l'abaiffement de la machoire inférieure, l'élévation de la fupérieure y contribue auffi ; comme on peut
s'en convaincre en fixant vis-à-vis le
concours des dents incifives des deux ma-

choires, un fil tendu horifontalement, ou
même le bout du doigt, ou une lame fort
mince.

Quand on ouvre la bouche, les deux
machoires font mues par un feul & même
acte de la volonté, l'une de haut en bas,
& l'autre de bas en haut, & ce mouvement fe fait à peu près fur le même axe.

7°. Puifque le concours des deux machoires a lieu dans l'ouverture de la bouche, (N° 6.) & que par l'abaiffement de
la machoire inférieure, fes condyles fortent des cavités glénoïdes (N° 4.) &
gliffent fur la tête en fe portant de derriere
en devant, tandis que le menton & le corps
de l'os fe meuvent de haut en bas; il eft
clair que la tête tournant fur le même axe,
doit gliffer de fon côté de devant en arriere
fur les condyles.

8°. Cela pofé, il eft évident que les
mufcles qui fervent à ouvrir la bouche
font de deux fortes. Les uns font gliffer
les condyles fur la tête de derriere en devant, & la tête fur les condyles par un
mouvement de devant en arriere : les autres
écartent les deux machoires, & tirent l'inférieure de haut en bas, & la fupérieure
de bas en haut.

9°. Les mufcles qui font gliffer la machoire inférieure & la fupérieure récipro-

quement l'une fur l'autre, font les deux
ptérygoïdiens externes qui tiennent chacun par leur extrémité antérieure à l'apophyfe ptérygoïde & par l'extrémité
poftérieure au col des condyles & à la
partie antérieure du bord de la lame inter-
articulaire. Ces mufcles ne peuvent fe contracter qu'ils ne faffent effort pour tirer en
même tems les condyles de derriere en
devant, & la tête de devant en arriere.
Car c'eft une loi de méchanique que deux
corps étant attachés aux deux extrémités
d'une corde qui fe raccourcit, ils font tirés
l'un vers l'autre & parcourent des efpaces
réciproques à leurs maffes.

10°. Les mufcles qui opérent l'écartement des deux machoires, font le mylo-
hyoïdien, les génio-hyoïdiens, les ftylo-
hyoïdiens & les digaftriques qui ont tous
pendant cette action leur point fixe à l'os
hyoïde. Car lorfqu'on ouvre la bouche,
cet os n'approche ni du menton, ni de la
machoire inférieure, ni de l'apophyfe ftyloïde; il n'obéit par conféquent à la contraction d'aucun de ces mufcles ; quoiqu'il femble qu'agiffant de concert les premiers devroient l'élever & le porter en
devant : mais il eft retenu par les hyo-
thyroïdiens foutenus des fterno-thyroï-
diens, par les fterno-hyoïdiens & les cofto-

hyoïdiens, qui n'empêchent pas feulement
l'os hyoïde de monter, mais même l'obligent fouvent à defcendre : de là vient
qu'on les fent avec le doigt durs, tendus
& contractés.

Or 1° l'os hyoïde étant fixe, lorfqu'on
ouvre la bouche naturellement, la machoire inférieure doit néceffairement s'en
approcher & fe baiffer par la contraction
du mylo-hyoïdien, des génio-hyoïdiens,
& du ventre antérieur des digaftriques,
qui tiennent à fa bafe comme à un point
mobile. Cette loi ne fouffre d'exception
que dans le cas où l'on oppoferoit à la machoire inférieure, un obftacle invincible à
l'effort qu'on fait pour l'abaiffer. Elle de-
viendroit pour lors le point fixe & l'os
hyoïde le point mobile, lequel feroit par
conféquent tiré vers le menton. Mais fi
l'obftacle qu'on oppofe n'empêche pas
abfolument la machoire de faire quelques
pas pour defcendre, l'os hyoïde & le menton s'approcheront mutuellement l'un de
l'autre, & le point fixe fe rencontrera entre
ces deux termes.

2°. Les ftylo-hyoïdiens & les ventres
poftérieurs des digaftriques doivent élever
la machoire fupérieure. Car il eft certain
que lorfqu'on ouvre la bouche, ces mufcles fe contractent ; puifque fans cela l'os

hyoïde feroit mu de derriere en devant par le mylo-hyoïdien, les génio-hyoïdiens & les ventres antérieurs des digaftriques qui ne font pas moins d'effort pour tirer cet os vers le menton, que le menton vers l'os hyoïde. Or ces mufcles ne peuvent fe raccourcir, que leurs extrémités poftérieures qui font attachées aux apophyfes ftyloïdes & maftoïdiennes, ne foient ramenées vers l'os hyoïde qui eft fixe & ne peut être porté en arriere, & par conféquent fans que la machoire fupérieure foit élevée.

11°. On regarde communément le digaftrique tout entier comme abaiffeur de la machoire inférieure, mais il eft évident qu'il n'y a que fa partie antérieure qui puiffe concourir à cet effet, & que fon ventre poftérieur n'y a aucune part. Puifque de la maniere dont fon tendon mitoyen eft attahéà l'os hyoïde, ce tendon n'apas la liberté de fuivre fa contraction. Il eft bien plus naturel de penfer que ce ventre tirant l'apophyfe maftoïde vers le tendon mitoyen, doit élever la machoire fupérieure.

D'ailleurs le ventre poftérieur du digaftrique & le ftylo-hyoïdien forment enfemble un mufcle à deux têtes, & doivent agir de concert & concourir à la production des mêmes mouvemens. Ce ventre fert donc, comme le ftylo-hyoïdien à l'élévation de la machoire supérieure.

Si l'on porte le doigt sur le ventre postérieur du digastrique, pendant que l'on ouvre la bouche, on sentira qu'il est en contraction : & il faut bien qu'il se contracte, ne fut-ce que pour fournir un point fixe au ventre antérieur. Il tirera donc l'apophyse mastoïde vers l'os hyoïde où les deux ventres ont leur point fixe. Or l'apophyse mastoïde ne peut se mouvoir vers l'os hyoïde, que la machoire supérieure ne soit élevée : la contraction du ventre postérieur sert donc à élever cette machoire.

12°. Bien plus, le mylo-hyoïdien, les génio-hyoïdiens & le ventre antérieur du digastrique, aident, dans certains cas, les stylo-hyoïdiens & le ventre postérieur du digastrique à élever la machoire supérieure ; mais ceux-ci ne peuvent jamais aider les premiers à abaisser la machoire inférieure. Car il arrive quelquefois que la machoire inférieure est fixée par un obstacle invincible qui s'oppose à son abaissement en tout ou en partie, & que la bouche ne s'ouvre que par l'élévation de la machoire supérieure. D'autres fois c'est la machoire supérieure qui est fixée, & la bouche ne s'ouvre que par l'abaissement de la machoire inférieure.

Dans le premier cas les mufcles mylo-hyoïdien, génio-hyoïdiens & les ventres antérieurs des digaftriques concourent à mouvoir la machoire fupérieure, parce qu'ils ne forment avec les ftylo-hyoï-diens & les ventres poftérieurs des digaf-triques qu'un mufcle non interrompu. L'os hyoïde cédant à la contraction des premiers fe porte vers le menton, & en-traîne avec lui les derniers, & par confé-quent les apophyfes maftoïdes & ftyloï-des; d'où réfulte un mouvement de baf-cule fur les condyles qui élevent la machoi-re fupérieure. Lorfque l'obftacle qui s'op-pofe à l'abaiffement de la machoire infé-rieure n'eft que médiocre, l'os hyoïde eft d'autant moins porté en devant; mais il eft toujours tiré de ce côté-là plus ou moins fuivant le plus ou moins de réfiftance de l'obftacle; & par conféquent les mufcles mylo-hyoïdien, &c. aident encore à élever la machoire fupérieure.

Dans le fecond cas où l'on fuppofe la machoire fupérieure fixée, l'os hyoïde ne fauroit obéir à l'action des ftylo-hyoïdiens & des ventres poftérieurs des digaftriques, ni s'approcher des apophyfes ftyloïdes & maftoïdes, puifque fa fituation s'oppofe à fon mouvement de devant en arriere, & que la contraction de fes mufcles abaiffeurs qui agiffent dans cet inftant, ne lui permet pas de fe porter en haut vers les apophyfes ftyloïdes, &c. au contraire il eft fouvent attiré de haut en bas : les ftylo-hyoïdiens & les ventres poftérieurs des digaftriques ne peuvent donc jamais, dans le cas où la machoire fupérieure eft fixée, tirer leurs extrémités antérieures vers les poftérieures, ni par conféquent concourir avec le mylo-hyoïdien, les génio-hyoïdiens, &c. à abaiffer la machoire inférieure.

13°. Les mufcles qui ferment la bouche font les crotaphytes, les maffeters & les ptérygoïdiens internes. Quand on connoît bien les attaches de ces mufcles, leur action n'eft pas difficile à comprendre. Ils ne peuvent fe contracter fans rapprocher le point mobile vers le point fixe, qui dans le mouvement naturel fe rencontre toujours dans un point de leur portion charnue; & par conféquent fans rapprocher les deux machoires. Il eft feulement à propos d'obferver que comme en ouvrant la bouche, les condyles de la machoire inférieure fortent des cavités glénoïdes pour venir fe placer fous les éminences tranfverfales, il faut, pour la fermer, qu'ils rentrent dans leurs cavités. Ce rétabliffement s'opére par les fibres poftérieures des crotaphytes &

N 5

des maſſeters, qui tirent la machoire inférieure, non-ſeulement de bas en haut,
mais encore de devant en arriere; & par
l'action des mylo-hyoïdien, génio-hyoïdiens, &c. comme on le verra ci-après,
(N° 15.)

14°. Le mouvement horiſontal de la
machoire inférieure en avant eſt principalement l'effet de l'action ſimultanée des
deux ptérygoïdiens externes. L'inſpection
de leurs attaches ſuffit pour s'en convaincre. Mais les fibres extérieures du maſſeter
y contribuent auſſi, non pas pour faire
ſortir les condyles de leurs cavités, elles
s'y oppoſeroient plutôt, mais lorſqu'ils
ſont dehors & ſous les éminences tranſverſales, pour les porter plus en avant.
Ce n'eſt que dans ce cas-là qu'ils ſont auxiliaires des ptérygoïdiens externes.

15°. Pour ce qui regarde le mouvement
en arriere, il faut en diſtinguer de deux
ſortes. L'un n'eſt qu'un ſimple retour des
condyles dans leurs cavités : l'autre eſt un
mouvement extrêmement petit que la machoire fait en partant de ſa ſituation naturelle, ſans ſuppoſer aucun mouvement précédent en avant. Il n'a guere qu'une demi-
ligne d'étendue.

On attribue ordinairement le mouvement de la machoire inférieure en arriere,

tel qu'il puisse être, à la contraction de la partie postérieure des crotaphytes & des masseters. Il est vrai qu'elle y contribue : mais elle ne sçauroit produire à cet égard qu'un effet assez médiocre, parce que leurs fibres font un grand angle & fort approchant du droit, avec la direction du mouvement de la machoire en arriere. Cependant l'expérience prouve que la rétraction de cet os peut se faire avec beaucoup de force : il faut donc des agents plus puissans. Ils ne peuvent être autres que les mylo-hyoïdiens, les génio-hyoïdiens & le ventre antérieur du digastrique.

Il est aisé de comprendre que ces muscles ne sauroient agir, qu'ils ne fassent effort pour tirer la machoire de devant en arriere. On peut aisément s'en assurer en forçant un peu ce mouvement & en faisant agir les muscles comme par secousses : on sentira avec le doigt le mylo-hyoïdien, les génio-hyoïdiens & les digastriques durs & contractés. Il n'est donc pas douteux qu'ils n'aident à la rétraction de la machoire en arriere, & qu'ils n'y ayent la meilleure part.

Les stylo-hyoïdiens & les ventres postérieurs des digastriques y contribuent aussi, lorsque le mouvement en avant a précédé, & qu'il ne s'agit que du simple retour de la machoire & de l'os hyoïde dans leur situation naturelle. Mais ils n'y contribuent nullement, lorsque cet os ne fait que partir de sa situation naturelle, parce que le mouvement de l'os hyoïde en arriere est alors impossible. Ces muscles ne servent dans ce cas-là qu'à retenir cet os & à fournir un point fixe aux mylohyoïdien, génio-hyoïdiens, &c.

16e. On attribue ordinairement le mouvement de la machoire sur les côtés à l'action du ptérygoïdien interne du côté opposé à celui vers lequel le mouvement se fait. Mais en se rappellant l'idée qui a été donnée de ce mouvement (N° 4.) on verra qu'il ne peut y avoir part.

Lorsque la machoire est dans sa situation naturelle & qu'on fait effort pour la porter d'un côté ou de l'autre, le condyle du côté opposé à celui vers lequel on veut la porter, se meut de derriere en devant, enforte que la machoire décrit un arc de cercle sur le condyle opposé consideré comme centre. Les muscles qui produisent alors ce mouvement, sont ceux qui ont coutume de mouvoir la machoire de derriere en devant, sçavoir les ptérygoïdiens externes du côté opposé à celui vers lequel on fait tourner le menton, aidés en certains cas de la partie extérieure des masseters du même côté.

Lorsque les deux condyles sont hors des cavités glénoïdes & que la machoire est portée jusqu'au dernier degré du mouvement en devant, si l'on veut porter la machoire du côté gauche, par exemple, le condyle gauche se meut alors de devant en arriere, en faisant décrire à tous les points de la machoire, des arcs de cercle autour du condyle droit consideré comme centre. Les muscles qui opèrent ce mouvement sont ceux du côté gauche qui meuvent ordinairement la machoire de devant en arriere : mais ils n'agissent pas tous également. Le digastrique & le génio-hyoïdien n'y ont part que foiblement, parce que leur direction est fort voisine du milieu, & qu'ils tendroient moins à tirer en arriere un seul côté de la machoire que les deux ensemble ; ce qui est contre la supposition. Cette retraction dépend donc principalement des fibres postérieures du crotaphyte, du masseter & du mylo-hyoïdien du côté gauche.

Si la machoire se trouve dans une situation moyenne & que ses condyles ne soient ni fort en devant ni fort en arriere, ils se meuvent tous les deux l'un en devant & l'autre en arriere , & le centre du mouvement ſe rencontre au milieu de l'axe qui les joindroit enſemble. Celui qui eſt mu en devant eſt tiré par le ptérygoïdien externe du même côté ; & celui qui eſt porté en arriere, eſt mu par les fibres poſtérieures du crotaphyte, du maſſeter & du mylo-hyoïdien de ſon côté.

17°. L'os hyoïde eſt tiré en devant par la contraction du ventre antérieur des digaſtriques, agiſſant de concert avec les mylo-hyoïdien & génio-hyoïdiens, ſans le ſecours du ventre poſtérieur & du ſtylo-hyoïdien. Le doute ne pourroit tomber que ſur le ventre antérieur du digaſtrique ; mais ſi l'on fait attention que les fibres aponévrotiques qu'il jette, vont la plupart de devant en arriere s'attacher à la baſe de l'os hyoïde, on verra que ce ventre ne peut ſe raccourcir d'une ligne, ſans faire effort pour tirer cet os vers le menton. Mais le ventre poſtérieur & le ſtylo-hyoïdien n'agiſſent point en cette occaſion, parce qu'ils doivent s'alonger pour ſe prêter au mouvement de l'os hyoïde en devant, & être par conſéquent dans le relachement.

18°. Quand l'os hyoïde a été porté en devant, il eſt enſuite reporté en arriere par le rétabliſſement naturel des parties, & lorſqu'il faut d'autres ſecours, par la con-

traction du ventre poſtérieur des digaſtriques, des ſtylo-hyoïdiens & des coſto-
hyoïdiens, tandis que les mylo-hyoïdien,
les génio-hyoïdiens, & les ventres antérieurs des digaſtriques ſont dans l'inaction.
Mais il faut bien remarquer que c'eſt le ſeul
cas où cet os puiſſe être mu en arriere.

19°. L'os hyoïde eſt élevé en haut par
la contraction du ventre poſtérieur du digaſtrique, des ſtylo-hyoïdiens & de l'hyo-
pharyngien. Ils approchent en même tems
la langue du voile du palais.

20°. Le mouvement oblique de l'os
hyoïde de bas en haut & de derriere en
devant, qui eſt l'un des plus ordinaires &
qui a lieu dans la déglutition, dépend en
même tems de la contraction du ventre
antérieur du digaſtrique, joint au génio-
hyoïdien & au mylo - hyoïdien ; & de
celle du ventre poſtérieur agiſſant avec
le ſtylo-hyoïdien. Et ce mouvement tient
d'autant plus du vertical, que la contraction du ventre poſtérieur du digaſtrique
& du ſtylo-hyoïdien eſt plus conſidérable,
en comparaiſon du ventre antérieur, &c.
& au contraire. Il n'y a qu'un ſeul degré
d'obliquité qui ſuppoſe la même force de
part & d'autre.

21°. Les ſterno - hyoïdiens tirent l'os
hyoïde directement en bas & contribuent

par ce mouvement à la dilatation du larynx & de la glotte. Ils repouſſent auſſi
le cartilage thyroïde en arriere & reſſerrent par conſéquent le pharynx.

Les coſto-hyoïdiens tirent l'os hyoïde
directement en bas quand ils agiſſent de
concert ; mais quand ils agiſſent ſéparément, ils le tirent obliquement en bas &
ſur le côté. Iis concourent encore à rétablir cet os dans ſa ſituation naturelle, lorſqu'il a été porté en devant.

Je me ſuis étendu un peu au-delà des
bornes que comporte un abrégé, ſur l'article des muſcles de la mâchoire inférieure
& de l'os hyoïde, parce qu'on n'en trouve
la méchanique expliquée nulle part auſſi
exactement que dans les Mémoires de
M. Ferrein, que je ne fais que copier &
abréger.

<h2 style="text-align:center">IX.</h2>

<h3 style="text-align:center">*Muſcles de la langue.*</h3>

La langue eſt compoſée d'une infinité
de fibres charnues qui par leurs différens
entrelacemens en forment le tiſſu. M. Winſ-
low les nomme muſcles intrinſeques de la
langue, pour les diſtinguer d'une autre
claſſe qu'il nomme muſcles extrinſeques,
parce qu'ils ſe terminent à la langue & font

partie de sa substance, mais ils lui viennent des parties environnantes, & servent à exécuter ses différens mouvemens. Ces derniers appartiennent proprement à la Myologie : les autres sont du ressort de la Splanchnologie.

On attribue ordinairement à la langue quatre paires de muscles pour l'exécution de ses différens mouvemens ; savoir, les stylo-glosses, les hyo-glosses, les génio-glosses & les mylo-glosses ; mais ces derniers qu'on dit naître des parties latérales internes de la mâchoire inférieure, au-dessous des dernieres dents molaires, & se perdre sur les côtés de la langue, n'existent point.

1. *Les Stylo-Glosses.*

Les stylo-glosses font deux muscles longs & grêles, un de chaque côté. Ils naissent chacun par un tendon longuet de la partie latérale externe de l'apophyse styloïde, d'où ils se portent vers la base de la langue, aux côtés de laquelle ils s'insérent, se prolongeant presque jusqu'à sa pointe. En passant auprès & en dedans de l'angle de la mâchoire inférieure, ils s'y attachent par un petit ligament aponévrotique un peu large, mais fort court, qui les bride & les y tient comme suspendus.

2. *Les Hyo-Glosses ou Basio-Glosses.*

Les hyo-glosses naissent de chaque côté de la base de l'os hyoïde, de sa corne & du cartilage qui les unit par des trousseaux de fibres distincts : ce qui a donné occasion d'en faire autant de muscles séparés connus sous les noms de basio-glosses, chondro-glosses & cérato-glosses. Ils vont se terminer aux parties latérales & inférieures de la langue, en s'avançant jusqu'à sa pointe.

3. *Les Génio-Glosses.*

Les génio-glosses font les plus considérables des muscles de la langue. Ils sont appliqués l'un contre l'autre, & ils prennent naissance, chacun de son côté, par un tendon étroit, des inégalités que l'on remarque à la face interne de la mâchoire inférieure, proche sa symphyse, au-dessus des génio-hyoïdiens ; d'où ils vont s'insérer à la langue inférieurement & de différentes manieres. Leurs fibres supérieures qui font en même tems les plus courtes, étant arrivées à la langue, rebroussent vers sa pointe. Celles du milieu se répandent sur sa partie moyenne ; les plus inférieures gagnent l'os hyoïde auquel elles s'attachent par une expanfion ligamenteufe : elles s'épanouiffent enfuite dans l'épaiffeur de la bafe de la langue. Il s'en détache, en cet endroit, un petit trouffeau mince qui fe répand fur le pharynx, fous le nom de génio-pharyngien.

Ufages des Mufcles de la langue.

1°. Les ftylo-gloffes en fe contractant portent la langue obliquement fur les côtés, quand ils agiffent féparément, & pouffent les alimens fous les dents molaires pendant la maftication. Ils la tirent en arriere & en haut, quand ils agiffent enfemble ; ils l'appliquent au palais & la creufent dans fon milieu. Ils fervent auffi à élever l'os hyoïde.

2°. Les hyo-gloffes meuvent la langue fur les côtés, quand ils agiffent féparément. Lorfqu'ils agiffent enfemble, ils la tirent en bas & en arriere, & la raccourciffent.

3°. Les génio-gloffes, par la contraction de leurs fibres inférieures, tirent la langue hors de la bouche, approchent l'os hyoïde du menton, & aident par conféquent à la dilatation du pharynx. Par leurs fibres fupérieures ils ramenent la langue dans la bouche. Ils fervent auſſi à la creuſer en maniere de gouttiere. Et quand l'os hyoïde eſt fixe, ils aident à l'abaiſſement de la mâchoire inférieure.

X.

Muſcles du larynx.

On diſtingue les muſcles du larynx en communs & en propres. Les premiers ne tiennent au larynx que par une de leurs extrémités, & le meuvent tout entier. Les ſeconds ſont attachés par leurs deux extrémités aux cartilages du larynx, qu'ils font gliſſer les uns ſur les autres.

Muſcles communs du larynx.

Le larynx a deux paires de muſcles communs ; ſavoir, les ſterno-thyroïdiens & les hyo-thyroïdiens.

1. *Les Sterno-Thyroïdiens.*

Les ſterno-thyroïdiens ſont deux muſcles longs & plats, ſitués ſur les parties antérieures & latérales de la gorge. Ils naiſſent par un p incipe charnu de la partie ſupérieure & interne du ſternum, de l'extrémité antérieure de la clavicule, & de la

portion cartilagineufe de la premiere côte.
De-là ils montent le long de la trachée-artère, derriere les fterno-hyoïdiens, couvrent en paffant la glande thyroïde, & ils
vont s'inférer au bord inférieur de la face
latérale & externe du cartilage thyroïde,
au-deffous des hyo-thyroïdiens, avec lefquels ils communiquent par un petit trouffeau de fibres qui s'épanouit fur le pharynx.

Ces mufcles en fe contractant, tirent le
larynx en bas, ainfi que l'os hyoïde. Ils
abaiffent le pharynx & le refferrent en même tems. Ils preffent auffi la glande thyroïde & l'obligent à verfer la liqueur
qu'elle contient.

2. *Les Hyo-Thyroïdiens ou Thyro-Hyoïdiens.*

Les hyo-thyroïdiens, ou thyro-hyoïdiens font deux mufcles affez minces attachés fupérieurement au bord inférieur &
interne de la bafe de l'os hyoïde & à la
portion voifine de fes cornes ; & inférieurement au bas des faces latérales du cartilage thyroïde, au-deffus des précédens.

Ils fervent à élever le larynx quand la
mâchoire inférieure eft fermée, & que l'os
hyoïde eft fixe. Ils inclinent l'épiglotte fur
la glotte qu'ils refferrent, & rendent la

voix perçante. Ils abbaissent l'os hyoïde, lorsque les muscles qui servent à le fixer, sont dans le relâchement.

Je renvoie à la Splanchnologie la description des muscles propres du larynx, ainsi que ceux du pharynx, du voile du palais, & de la luette, n'étant pas possible de faire bien connoître leurs attaches, ni leurs fonctions, si l'on n'a une bonne connoissance de ces parties, & si l'on les en sépare.

X I.

Muscles qui meuvent la tête.

L'ARTICULATION de la tête avec la premiere vertèbre cervicale, ne lui permet que deux sortes de mouvemens réels ; l'un de flexion par lequel elle est baissée en devant ; & l'autre d'extension, par lequel elle se redresse en arriere. Ses mouvemens de rotation à droite & à gauche dépendent de l'articulation de la premiere vertèbre du col avec la seconde. Dans ceux-ci la tête ne se meut qu'en apparence ; elle est simplement soutenue par la premiere vertèbre cervicale qui la porte à droite ou à gauche, en faisant sur la seconde, comme sur un pivot, des tours demi-circulaires, vers l'un ou l'autre côté.

On a divisé les muscles de la tête, eu

égard à ces différens mouvemens , en fléchiffeurs , en extenfeurs , & en rotateurs.
On en compte huit pour la flexion , quatre de chaque côté ; favoir , les fterno-
maftoïdiens , les grands droits antérieurs ,
les petits droits antérieurs & les droits
latéraux : douze pour l'extenfion , fix de
chaque côté , qui font le fplénius , les
grands complexus , les petits complexus ,
les grands droits poftérieurs , les petits
droits poftérieurs , & les petits obliques :
& deux pour la rotation , un de chaque
côté , favoir , les grands obliques ; ce qui
fait en tout onze paires de mufcles.

Mufcles fléchiffeurs de la tête.

1. *Les Sterno-Maftoïdiens.*

Les fterno-maftoïdiens , que l'on nomme encore fterno-cleïdo-maftoïdiens , ou
maftoïdiens antérieurs , font deux mufcles
longs & affez épais placés fur les parties
latérales du col , & qui s'étendent depuis
le fternum jufqu'à l'apophyfe maftoïde.
Ils naiffent par deux principes tendineux ;
l'un du bord fupérieur du fternum proche
fa jonction avec la clavicule , & l'autre du
bord interne & fupérieur de la clavicule ,
dont il occupe environ le tiers antérieur.

Ces deux principes se réunissent à un bon pouce de distance de leur origine, où ils ne forment plus qu'un seul muscle, lequel montant obliquement le long de la partie latérale du col, va s'insérer par un tendon plat & fort à l'apophyse mastoïde, se continuant par une aponévrose sur les muscles splénius.

Ces muscles tiennent la tête droite quand on est debout ou assis. Ils l'approchent de la poitrine quand on est couché ou panché en arriere. Lorsqu'ils agissent séparément, ils lui font faire des demi-rotations, & ils tournent la face chacun vers le côté qui lui est opposé. Ils contribuent à la dilatation de la poitrine, lorsque la respiration est fort gênée, comme dans l'asthme & les inflammations du poumon, &c. On éprouve dans ces cas là qu'ils se gonflent & se durcissent. Mais il faut pour cet effet que les muscles extenseurs tiennent la tête fixe.

2. *Les grands Droits antérieurs.*

Les grands droits antérieurs sont deux muscles longs & grêles, de figure pyramidale, situés latéralement sur les vertèbres du col. Ils naissent de chaque côté, par autant de digitations tendineuses des apophyses apophyfes tranfverfes des fixieme, cinquieme, quatrieme & troifieme vertèbres du col, & un peu du corps de ces vertèbres, le long defquelles ils montent obliquement, pour aller s'inférer à un petit enfoncement que l'on remarque fur les côtés de la racine de l'apophyfe bafilaire au devant des condyles.

Ils fléchiffent la tête en devant, & un peu fur les côtés, quand ils agiffent féparément.

3. *Les petits Droits antérieurs.*

Les petits droits antérieurs font des mufcles plats & courts qui tirent leur origine, chacun de fon côté, de la racine des apophyfes tranfverfes de la premiere vertèbre du col antérieurement, d'où fe portant obliquement en dedans, ils s'inférent à côté des précédens.

Ils fléchiffent la tête en devant, & ils empêchent les ligamens capfulaires d'être pincés dans fes différens mouvemens.

4. *Les petits Droits latéraux.*

Les petits droits latéraux font deux petits mufcles courts & charnus qui naiffent antérieurement des apophyfes tranfverses de la premiere vertèbre du col, & qui vont s'insérer au bord de la fossette jugulaire, proche la jonction de l'occipital avec les temporaux.

Ils penchent la tête un peu en devant & sur les côtés.

Muscles extenseurs de la tête.

1. Les Splénius.

Les Splénius, que M. Winslow appelle mastoïdiens postérieurs, font deux muscles longs & plats, situés à la partie postérieure du col, un de chaque côté. Ils font composés chacun de deux portions unies étroitement en arriere, & divisées supérieurement en deux plans qui représentent un grand V romain.

La portion supérieure naît des apophyses épineuses de la premiere, & quelquefois de la seconde vertèbre du dos, de la derniere du col & du ligament cervical, remontant jusqu'à l'épine de la quatrieme vertèbre du col sans s'y attacher. Elle monte ensuite obliquement vers l'apophyse mastoïde, glissant sous l'aponévrose du sterno-mastoïdien, pour aller s'insérer à l'extrémité de l'arcade supérieure de l'occipital, & à la partie supérieure de l'apophyse mastoïde.

La portion inférieure, que l'on pourroit ranger parmi les extenseurs du col,
& nommer splénius du col, ou épineux
transverfaire, prend naissance par autant
de petits tendons courts des apophyses
épineufes des feconde, troisieme, quatrieme & quelquefois de la cinquieme vertèbre du dos, d'où elle se porte obliquee-
ment le long de la portion supérieure avec
laquelle cile s'unit très-étroitement. Elle
s'en fépare à la partie fupérieure & latérale
du col, & va s'inférer par autant de petits
tendons aux apophyfes transverfes des
trois ou quatre vertèbres fupérieures du
col.

Les deux splénius aident à foutenir la
tête dans fon attitude droite, quand on eft
debout ou affis. Ils en moderent la flexion
& la redreffent enfuite. Ils contribuent
avec les fterno-maftoïdiens du côté oppofé, aux mouvemens demi-circulaires de la
tête & des vertèbres cervicales. Ils operent les mouvemens d'abduction fur les
côtés.

2. *Les grands Complexus.*

Les grands complexus font deux mufcles longs, affez épais, & médiocrement
larges, placés immédiatement fous le fplé-

nius, le long de la partie poſtérieure du col. Ils naiſſent par de petits tendons courts des apophyſes tranſverſes des trois ou quatre vertèbres ſupérieures du dos, & des ſix inférieures du col ; d'où ils mon-tent obliquement & en arriere pour aller s'inférer à l'arcade ſupérieure de l'occipi-tal, à côté de ſa crête ou épine, par un plan large & charnu. Ces deux muſcles ſe rencontrent par leurs bords internes ; & par leurs bords externes, ils rencontrent les ſplénius dont ils ſont en partie recou-verts.

Ils ſont pencher la tête ſur les côtés, quand ils agiſſent ſéparément, & ils con-tribuent aux mouvemens de rotation. Lorſqu'ils agiſſent de concert avec les ſplé-nius dont ils ſont auxiliaires, ils en mo-derent la flexion en devant, & la redreſſent en la portant directement en arriere.

3. *Les petits Complexus.*

Les petits complexus, nommés encore maſtoïdiens latéraux, ſont deux petits muſ-cles longuets, gréles & dentelés, ſitués à côté des précédens. Ils naiſſent par des ap-pendices charnues & tendineuſes des apo-phyſes tranſverſes des trois ou quatre ver-tèbres ſupérieures du dos, & des ſix inférieures du col; d'où montant un peu obliquement en haut, ils vont s'insérer par un petit plan élargi, derriere les apophyses mastoïdes, où ils font recouverts par les splénius. Ils reçoivent quelquefois un plan de fibres du long dorsal.

Ils font aussi auxiliaires des complexus.

4. *Les grands Droits postérieurs.*

Les grands droits postérieurs font deux petits muscles plats & courts qui naissent de chaque côté des branches de l'apophyse épineuse de la seconde vertèbre du col; de là ils se portent en s'élargissant un peu, vers l'arcade inférieure de l'occipital où ils se terminent, à quelque distance de la crête, fous les complexus dont ils font recouverts.

Ils meuvent la tête en arriere & à la renverse.

5. *Les petits Droits postérieurs.*

Les petits droits postérieurs font deux petits muscles plats & courts, plus larges en haut qu'en bas, & situés fous les précédens. Ils naissent l'un & l'autre de la petite tubérosité postérieure de la premiere vertèbre cervicale, qui lui tient lieu d'apophyfe épineufe, & ils vont s'inférer à deux petits enfoncemens placés au-deſſus du grand trou occipital, à côté de ſon épine.

Ils tirent la tête en arriere & à la renverſe, directement quand ils agiſſent enſemble, & obliquement quand ils agiſſent ſéparément *.

6. *Les petits Obliques.*

Les petits obliques, ou obliques ſupérieurs, naiſſent des apophyſes tranſverſes de la premiere vertèbre cervicale ; d'où ſe portant obliquement en haut, ils vont s'attacher chacun de ſon côté, à la partie moyenne de l'arcade inférieure de l'occipital, entre les grands droits & les petits complexus.

Ils tirent la tête en arriere & un peu obliquement.

Les Muſcles rotateurs de la tête.

Les grands Obliques.

Les grands obliques, ou obliques inférieurs, ſont deux petits muſcles plats &

* L'on rencontre quelquefois à côté des petits droits tant antérieurs que poſtérieurs, des petits muſcles ſurnuméraires qui ont les mêmes fonctions que les précédens.

courts, qui naiffent chacun de fon côté, des parties latérales de l'apophyfe épineufe de la feconde vertèbre cervicale, & vont s'inférer aux extrémités des apophyfes tranfverfes de la premiere.

Ils font faire à la premiere vertèbre du col des tours demi-circulaires fur la feconde, quand ils agiffent féparément.

Remarques.

1°. L'axe fur lequel la tête fait fes mouvemens de flexion & d'extenfion fur la premiere vertèbre du col, étant cenfé enfiler les bords inférieurs des deux condyles de l'occipital, & le centre de gravité fe trouvant fitué antérieurement à cet axe, il eft clair que la tête s'inclineroit d'elle-même en devant, & par fon propre poids, fi elle n'étoit retenue par l'action des mufcles extenfeurs. Ces mufcles en fe contractant tirent la tête en arriere, la redreffent & fervent de contre-poids pour la tenir droite ; & en fe relâchant par degré, ils moderent la pente qu'elle a à s'incliner en devant.

2°. Il a déja été remarqué ci-devant, * que plufieurs des mufcles deftinés à mouvoir les deux mâchoires & l'os hyoïde,

----

* Page 289. & fuivantes.

O 4

contribuoient auffi à l'extenfion & à la flexion de la tête.

3°. Les mouvemens de flexion & d'extenfion de la tête fur la premiere vertèbre
cervicale, & ceux de rotation fur la feconde, font extrêmement petits. Elle ne fe fléchit & ne fe redreffe avec une certaine
étendue, que par le concours de toutes,
ou prefque toutes les vertèbres du col,
qui en s'inclinant les unes fur les autres,
peuvent faire faire au col des mouvemens
affez étendus en devant, en arriere &
demi-circulairement fur les côtés, & les
pencher fur l'une ou l'autre épaule. Dans
ces différens mouvemens du col, la tête
ne fe meut qu'en apparence; elle refte immobile fur la premiere vertèbre cervicale
qui lui fert de fupport; elle eft feulement
emportée d'un mouvement commun par
la colonne cervicale. Ainfi les mufcles
deftinés à ces différens mouvemens du
col, pourront encore être regardés comme des moteurs de la tête.

4°. Il fuit de ce qui vient d'être remarqué que l'on doit diftinguer les mouvemens de la tête en mouvemens réels &
propres, & en mouvemens apparens ou
communs. Dans la premiere efpece la tête
fe meut réellement. Dans la feconde elle
paroît fe mouvoir; mais elle n'eft réelle-

ment que tranfportée & entraînée par la colonne offeufe des vertèbres du col, ne faifant qu'une même piece avec la premiere ; ou fi elle a quelque mouvement réel de flexion ou d'extenfion, il eft fi peu fenfible qu'on n'en tient pas compte. Pour ce qui regarde les inflexions latérales fur les épaules, elle n'y a abfolument aucune part : ce mouvement dépend uniquement de l'inflexion à droite & à gauche des vertèbres du col.

5°. Tous les mufcles que l'on attribue à la tête n'entrent pas en contraction dans fes mouvemens propres. Par exemple, dans la flexion il eft probable qu'il n'y a que le grand droit antérieur, le petit droit, & le droit latéral qui fe contractent. Dans l'extenfion il n'y a que les grands & petits droits poftérieurs & les petits obliques qui agiffent. Dans les mouvemens demi-circulaires de rotation, les deux grands obliques fe contractent alternativement. Au lieu que pour les mouvemens communs de la tête, non-feulement tous les mufcles qui lui font attribués fe mettent en contraction, mais encore ceux du col qui font deftinés aux mêmes mouvemens. Ainfi lorfque la tête eft fléchie & portée en devant, fes mufcles fléchiffeurs agiffent de concert avec ceux du col de

même nom : il en eſt de même de l'extenſion.

Quant aux mouvemens demi-circulaires de rotation de la tête, lorſque ces mouvemens ſont communs, ils ſont exécutés non-ſeulement par les muſcles du col
deſtinés à ſes demi-rotations, mais encore
par les deux grands obliques ſecondés par
le ſplénius du même côté & le ſterno-
maſtoïdien du côté oppoſé.

I I.

M U S C L E S   D U   T R O N C.

L ᴇ s muſcles du tronc comprennent cèux
de l'épine du dos, du thorax, du bas-ventre, des teſticules, de la verge, du clitoris & de l'anus.

Muſcles de l'épine.

L ᴇ s muſcles de l'épine ſont compoſés
d'une multitude de trouſſeaux muſculaires diverſement arrangés & tellement en-
trelacés, qu'il n'eſt pas aiſé de les demê-
ler, ni de les bien décrire. On les nomme en général muſcles vertébraux, à cauſe
qu'ils ſont attachés aux vertèbres ; & on

les diftingue en droits & en obliques.

On nomme vertébraux droits ceux dont la direction eft paralelle aux apophyfes épineufes ; & vertébraux obliques , ceux qui font placés obliquement entre les apophyfes tranfverfes & les épineufes , & qui font angle avec ces dernieres.

On divife encore les vertébraux droits en moyens, qui approchent le plus des apophyfes ; & en latéraux qui en font plus écartés & qui régnent le long des apophyfes tranfverfes.

Les vertébraux obliques font convergents ou divergents. Les premiers vont des apophyfes tranfverfes aux apophyfes épineufes, & font nommés par M. Winf-low tranfverfaires - épineux. Ils partent tantôt de plufieurs apophyfes tranfverfes pour fe terminer à une feule apophyfe épineufe : tantôt ils partent d'une feule apophyfe tranfverfe pour fe diftribuer à plufieurs apophyfes épineufes. Les feconds s'étendent des apophyfes épineufes aux apophyfes tranfverfes : ce font les épineux-tranfverfaires du même Auteur.

Tous ces mufcles tant les droits que les obliques font fimples ou compofés. Ceux-ci s'étendent à plufieurs vertèbres : ceux-là font bornés à deux. On pourroit nommer petits vertébraux ceux qui font

fimples & bornés à deux vertèbres voifines ; & grands vertébraux ceux qui s'é-
tendent à plufieurs.

Les uns & les autres font encore diftingués en grands & petits épineux, & en
grands & petits tranfverfaires. Les petits
font connus plus ordinairement fous les
noms d'inter-épineux & d'inter-tranfverfaires.

On rencontre quelquefois, fur-tout dans
les jeunes fujets, des petits plans de fibres
mufculaires qui vont du corps d'une vertèbre au corps de celle qui eft immédiatement au-deffus, fans toucher aux apophyfes ; & d'autres qui vont d'une apophyfe oblique à l'autre. On nomme les
premiers inter-vertébraux fimplement, &
les feconds inter-obliques. Ces petits plans
deviennent tendineux dans les adultes &
paffent communément pour des ligamens.
C'eft principalement aux vertèbres des
lombes que les inter-obliques font plus
aifés à découvrir.

Enfin l'on divife encore les mufcles vertébraux en communs & en propres. Les
communs s'étendent d'un bout à l'autre, comme le facro-lombaire, le long
dorfal, &c. Les propres n'appartiennent
qu'à l'une des régions de l'épine, au col,
au dos, aux lombes & au coccix.

Muscles du col.

Les vertèbres du col font articulées entr'elles de maniere qu'elles peuvent glif-fer & s'incliner en différens fens, les unes fur les autres. De tous ces mouvemens particuliers, quelque petits qu'ils foient pris féparément, réfultent des mouvemens affez étendus de la colonne entiere des vertèbres cervicales, qui peut être fléchie en devant, étendue & redreffée en arriere, penchée fur les côtés, & faire des mouve-mens demi-circulaires de rotation à droite & à gauche.

Tous ces mouvemens dépendent de l'action de plufieurs paires de mufcles que l'on a diftingués en fléchiffeurs & en exten-feurs. On compte deux paires de fléchif-feurs, qui font le long fléchiffeur & le fca-lene, placés à la partie antérieure du col; & cinq paires d'extenfeurs qui en occu-pent la partie poftérieure; favoir, le grand tranfverfaire, le tranfverfaire grêle, le tranfverfaire épineux, les inter-épineux & les inter-tranfverfaires. On pourroit en-core ranger parmi ceux-ci la portion in-férieure du fplénius, & les grands obliques de la tête.

1. *Le long Fléchisseur du col.*

Le long fléchisseur du col est un muscle long & plat situé le long de la partie antérieure & latérale du col ; on peut le diviser en deux portions bien distinguées l'une de l'autre, par la différente direction des petits muscles vertébraux dont elles sont composées.

La portion supérieure naît des apophyses transverses de la 6e, 5e, 4e, 3e & 2e vertèbres du col, par autant de petits trousseaux en partie charnus & en partie tendineux, d'où se portant obliquement de bas en haut derriere le grand droit antérieur de la tête, tous ces petits trousseaux se réunissent en un seul corps qui s'insére à l'éminence antérieure de la premiere vertèbre du col, & au corps de la 2e, 3e & 4e, par autant de petits tendons.

La portion inférieure naît de même par des petits plans tendineux de la partie latérale du corps de la derniere vertèbre du col & des trois ou quatre supérieures du dos ; d'où montant obliquement en dehors, tous ces petits plans se réunissent & vont s'insérer aux racines des apophyses transverses de la 2e, 3e, 4e, 5e & 6e vertèbres du col, par autant de petits tendons.

2. *Le Scalene.*

Le fcalene eft un mufcle irrégulierement triangulaire placé à la partie antérieure & latérale du col. Ce n'eft pas un mufcle fimple. Il eft compofé de plufieurs faifceaux charnus dont quelques Anatomiftes ont fait autant de mufcles particuliers. On peut avec M. Winflow, en réduire le nombre à deux, l'un antérieur & l'autre poftérieur.

Le fcalene antérieur naît de la face externe de la premiere côte, par deux branches diftinguées & féparées l'une de l'autre pour le paffage de l'artère axillaire & des nerfs brachiaux. La branche antérieure prend naiffance de la partie moyenne de la premiere côte à un pouce de diftance de fon cartilage; d'où elle monte obliquement pour aller s'inférer aux apophyfes tranfverfes des 4e, 5e & 6e vertèbres du col par autant de petits tendons. La branche poftérieure naît du bord externe & fupérieur de la même côte, à environ un pouce de diftance de la précédente, derriere laquelle elle monte obliquement pour aller s'inférer à toutes les apophyfes tranfverfes des vertèbres du col.

Le fcalene poftérieur eft reculé un peu
plus en arriere. Il prend naiffance ordi-
dinairement par deux branches féparées,
du bord fupérieur externe de la feconde
côte. Sa branche antérieure qui eft tendineufe & applatie à fon origine, fe rencontre précifément au-deffous de la branche
poftérieure du précédent : elle s'unit avec
elle & la recouvre en montant, & elle va
s'inférer aux apophyfes tranfverfes des 3e,
4e, 5e & 6e vertèbres du col, par autant de
digitations en partie charnues & en partie
tendineufes. La branche poftérieure naît
auffi de la feconde côte & quelquefois de
la troifieme, & va s'inférer aux apophyfes
tranfverfes de la 4e, 5e & 6^c vertèbres
cervicales.

3. *Le grand Tranfverfaire du col.*

Le grand tranfverfaire du col eft un
mufcle long & menu, couché le long de
la face poftérieure des apophyfes tranfverfes des cinq ou fix vertèbres fupérieures
du dos & de toutes celles du col, entre
le grand & le petit complexus. Il eft compofé de plufieurs petits mufcles droits latéraux qui naiffent par autant de tendons
grêles des apophyfes dorfales, & forment
par leur réunion un corps charnu, lequel

fe partage enfuite en autant d'apendices
tendineufes, pour fe terminer aux apophy-
fes tranfverfes de la 2e, 3e, 4e & 5e vertèbres du col. Il reçoit des fibres du long
dorfal , dont il femble n'être que la continuation.

4. *Le Tranfverfaire grêle ou le Cervical defcendant.*

Le tranfverfaire grêle ou le cervical
defcendant, eft un mufcle long & grêle
fitué entre le précédent & le facro-lombaire, avec lequel il ne paroît faire qu'un
même mufcle. Il tire fon origine du bord
fupérieur externe des huit ou neuf premieres côtes, vis-à-vis leur rencontre avec
les apophyfes tranfverfes des vertèbres
dorfales, par autant de petits tendons grêles, recevant des fibres de communication du facro-lombaire ; de-là il va s'inférer à l'extrémité des apophyfes tranfverfes des quatre ou cinq vertèbres inférieures du col, par autant de digitations tendineufes.

5. *Le Tranfverfaire épineux ou l'Épineux du col.*

Le tranfverfaire épineux que l'on nomme encore l'épineux ou le demi épineux du col, eſt cette maſſe charnue que l'on apperçoit après avoir enlevé le ſplénius & le grand complexus, entre les apophyſes épineuſes & les tranſverſes, depuis la ſeconde vertèbre du col, juſqu'au milieu du dos. Il eſt compoſé de pluſieurs petits vertébraux obliques convergents, que l'on peut diviſer en externes & en internes.

Les externes naiſſent des apophyſes tranſverſes des ſix ou ſept vertèbres ſupérieures du dos, par des principes tendineux qui deviennent charnus & ſe confondent en montant pour aller s'inférer aux apophyſes épineuſes du col, depuis la ſeconde juſqu'à la derniere, par autant d'appendices tendineuſes. Les inférieurs communiquent avec le tranſverſaire épineux du dos & le long dorſal, par quelques trouſſeaux de fibres charnues.

Les internes ſont plus courts que les précedents, dont ils ſont recouverts en partie. Ils naiſſent des racines des apophyſes tranſverſes des trois ou quatre vertèbres ſupérieures du dos & des obliques des inférieures du col, & ils ſe terminent aux racines des ſix apophyſes épineuſes du col.

6. *Les Inter-Épineux du col.*

Les inter-épineux du col font des petits muscles fort courts placés sur les côtés des apophyses épineuses du col. Ils s'étendent d'une apophyse à l'autre, à commencer depuis la premiere épine du dos jusqu'à la seconde du col où ils finissent. Ceux du côté droit font séparés de ceux du côté gauche par le ligament cervical. On en compte cinq ou six de chaque côté.

7. *Les Inter-Transverfaires du col.*

Les inter-tranfverfaires font des petits muscles très-courts placés dans les interstices des apophyses tranfverses, tant antérieurement que postérieurement. Ils vont d'une apophyse à l'autre. On en compte dix ou douze de chaque côté, dont une moitié eft antérieure & l'autre postérieure.

Ufages des Mufcles du col.

1°. Les longs fléchiffeurs du col fervent à le redreffer & à le porter en devant lorfqu'il a été penché en arriere, & ils contrebalancent l'action des extenfeurs. Ils le fléchiffent en devant, directement

quand ils agiſſent enſemble, & obliquement ſur les côtés, quand ils agiſſent ſéparément ou inégalement. Ils contribuent
auſſi aux mouvemens d'abduction.

2°. Les ſcalenes antérieurs aident à fléchir le col en devant, quand ils agiſſent
enſemble. Les poſtérieurs aidés de la portion inférieure des ſplénius, ſervent aux
mouvemens d'abduction par leſquels le
col eſt penché ſur l'un ou l'autre côté.
Les antérieurs y contribuent auſſi, quand
ils ſe contractent ſéparément. Dans les reſ-
pirations laborieuſes & lorſque le col eſt
affermi par les extenſeurs, ils peuvent auſſi
avoir part à la dilatation du thorax.

3°. Les grands - tranſverſaires, les
tranſverſaires grêles & les inter-tranſverſaires d'un côté font pencher le col
vers ce côté plus ou moins obliquement en arriere, ſuivant qu'ils agiſſent
inégalement. Quand ils agiſſent des deux
côtés en même tems, ils redreſſent le
col. Le tranſverſaire grêle ou cervical
peut encore aider à élever les côtes,
lorſque le col eſt affermi. Les inter-tranſverſaires empêchent auſſi que les ligamens capſulaires des articulations ne
ſoient pincés dans les mouvemens des
apophyſes obliques.

4°. Les tranſverſaires-épineux modérent par un relâchement gradué la flexion du col en devant: ils redreffent le col, & l'empêchent de tomber en devant, quand ils agiffent enfemble. Lorfqu'ils agiffent l'un fans l'autre, ils tirent le col obliquement en arriere, & lui font faire des mouvemens demi-circulaires de rotation.

5°. Les inter-épineux font auxiliaires des précédents. Ils redreffent le col lorfqu'il a été fléchi en devant, & ils ramenent les vertèbres dans leur fituation naturelle après les petits mouvemens de rotation.

6°. Les infléxions latérales du col vers les épaules dépendent de l'action fimultanée des mufcles fléchiffeurs & extenfeurs du col du même côté, de celle du fterno-maftoïdien & de la portion inférieure du fplénius du côté oppofé, qui font l'office de modérateurs en fe relâchant: lorfqu'ils fe contractent, ils le redreffent & le rétabliffent dans fa pofition naturelle.

Mufcles du dos & des lombes.

On divife ordinairement les mufcles du dos & des lombes en communs & en propres. Les communs font le facro-lom-

baire, le long-dorfal, & le grand épineux du dos. Les propres font le grand-
tranfverfaire, le tranfverfaire épineux, les
inter-épineux, & les inter-tranfverfaires
du dos : les tranfverfaires-épineux & les
inter-tranfverfaires des lombes, le quarré
& le petit pfoas.

1. *Le Sacro-lombaire.*

Le facro-lombaire eft un mufcle long
& de figure pyramidale, fitué à la partie
poftérieure du dos & des lombes, entre
l'épine & la partie poftérieure de toutes
les côtes, à côté du long-dorfal dont il
n'eft féparé que par une ligne graiffeufe.
Il tire fon origine inférieurement par une
large aponévrofe des épines fupérieures
de l'os facrum, de fes parties latérales
voifines de la lévre externe de la partie
poftérieure de la créte de l'os des îles
s'étendant jufqu'à fa groffe tubérofité,
& fe confondant avec la partie inférieure
du long-dorfal qu'il recouvre. De-là il
monte latéralement le long de la région
lombaire, jettant de fa face interne divers trouffeaux de fibres charnues, qui
fe portent de bas en haut & s'attachent
aux apophyfes tranfverfes de toutes les
vertèbres lombaires. Il fe continue en-

suite le long des côtes & se partage en deux plans, un externe & l'autre interne.

Le plan externe monte jusqu'à l'apophyse transverse de la derniere vertèbre du col, à laquelle il s'attache. Il fournit dans son trajet des bandelettes tendineuses gréles & inégales, qui se portent obliquement de bas en haut aux angles des côtes où elles se terminent.

Le plan interne n'est autre chose que le transversaire grele ou le cervical descendant du col; il prend naissance des sept, huit ou neuf premieres côtes par autant de petits tendons qui s'entrelacent en forme de croix de Saint-André avec les bandelettes du plan externe, & va s'insérer aux apophyses transverses des quatre ou cinq vertèbres inférieures du col, par autant de digitations tendineuses.

2. *Le long Dorsal.*

Le long-dorsal est un muscle long & très-composé, situé le long de l'épine du dos, entre les apophyses épineuses & le sacro-lombaire dont il n'est distingué inférieurement que par une ligne graisseuse. Il prend naissance par plusieurs bandelettes tendineuses des deux apophyses épineuses supérieures de l'os facrum, de toutes celles des vertèbres des lombes & de la derniere du dos, par une maffe charnue du haut de l'os facrum, de la crète & de la groffe tubérofité de l'os des îles, & de la face interne de l'aponévrofe du facro-lombaire.

La portion qui répond aux bandelettes tendineufes devient charnue en montant, & va s'inférer par des petits tendons grèles aux extrémités des apophyfes tranfverfes des fept premieres vertèbres dorfales, & quelquefois de la derniere du col & aux ligamens voifins de toutes les vraies côtes.

La portion qui vient de l'os des îles monte moins obliquement en fe croifant avec les bandelettes tendineufes de la précédente. Elle détache de fa face interne divers trouffeaux de fibres charnues, qui s'uniffent avec de pareils du facro-lombaire, & vont fe terminer aux apophyfes tranfverfes & obliques des vertèbres lombaires. Continuant fa route le long du dos, elle fe partage en plufieurs petits plans plus ou moins charnus, qui fe terminent au bord inférieur des fept ou huit dernieres côtes, entre leurs condyles & leurs angles.

Ce mufcle eft confondu inférieurement avec le facro-lombaire, & vers la fixieme

xieme ou septieme vertèbre du dos avec le transversaire-épineux du dos par un ou plusieurs petits trousseaux. Il communique aussi supérieurement avec le petit complexus, que plusieurs regardent comme la continuation du long dorsal.

3. *Le grand Transversaire du dos.*

Ce muscle peut aussi être considéré comme une portion du long dorsal. Il naît par des petits trousseaux qui paroissent se détacher de la face interne du long dorsal, des apophyses transverses des 7e, 8e & 9e vertèbres du dos, & il s'insere aux apophyses transverses des trois ou quatre premieres vertèbres du dos par autant de petits trousseaux. Ce muscle est tellement uni au long dorsal qu'on ne doit pas l'en séparer.

4. *Le grand Épineux du dos.*

Le grand épineux du dos est un muscle long & grêle qui s'étend latéralement le long des apophyses épineuses. Il est composé de plusieurs petits trousseaux musculeux qui s'entrecroisent. Il prend naissance par des petits tendons des apophyses épineuses de la premiere vertè-

bre lombaire & des trois ou quatre inférieures du dos. Il s'unit très-étroitement, en montant, avec le long dorſai,
& il s'inſere aux apophyſes épineuſes
des vertèbres du dos depuis la ſeptieme
juſqu'à la ſeconde, par autant de petits
tendons. Il communique par quelques
petits trouſſeaux avec le tranſverſaire
épineux du dos.

5. *Le Tranſverſaire épineux du dos.*

Le tranſverſaire épineux ou le demi-
épineux du dos, eſt cette maſſe charnue qui remplit l'eſpece de demi - canal
que l'on remarque entre les apophyſes
tranſverſes & les épineuſes des vertèbres
dorſales. Il eſt compoſé de pluſieurs vertébraux convergents qui naiſſent par des
principes tendineux des apophyſes tranſverſes des trois vertèbres ſupérieures des
lombes & des huit ou neuf inférieures du
dos. Ces tendons forment en ſe réuniſſant le corps du muſcle, qui ſe partage
enſuite en d'autres tendons qui vont s'inférer aux apophyſes épineuſes de toutes
les vertèbres du dos. L'arrangement de
ces petits muſcles convergents n'eſt pas
uniforme. Il naît quelquefois d'une ſeule
apophyſe tranſverſe quatre ou cinq trouſ-

ſeaux, qui vont ſe terminer à quatre ou cinq apophyſes épineuſes différentes. Quelquefois quatre ou cinq trouſſeaux partent d'autant d'apophyſes tranſverſes, pour ſe terminer à une ſeule apophyſe épineuſe.

Ce muſcle communique & s'entrelace par pluſieurs petits plans avec le long, dorſal & le grand épineux.

6. *Le Tranſverſaire épineux des lombes ou le Sacré.*

Ce muſcle dont on pourroit ne faire qu'un avec le précédent, eſt compoſé de même de pluſieurs petits vertébraux convergents qui naiſſent par des principes tendineux de la partie latérale & ſupérieure de l'os ſacrum, du ligament ſacroiliaque, de l'épine ſupérieure & poſtérieure de l'os des îles, & des apophyſes tranſverſes des trois vertèbres inférieures des lombes, & qui vont s'inſérer à toutes les apophyſes épineuſes des lombes par autant de petits tendons.

7. *Les Inter-Epineux du dos & des lombes.*

Les inter-épineux ſont de petits muſcles courts placés de chaque côté des apophyſes épineuſes tant du dos que des

lombes, & qui vont d'une apophyse épineufe à celle qui eft immédiatement au-
deffus.

8. *Les Inter-Tranfverfaires du dos & des lombes.*

Les inter - tranfverfaires du dos & des
lombes font de petits mufcles qui rempliffent les interftices des apophyfes tranfverfes & qui vont de l'une à l'autre. Ces
mufcles font doubles & diftingués de
chaque côté en antérieurs & en poftérieurs.

9. *Le Quarré des lombes ou le Lombaire externe.*

Le Quarré des lombes eft un mufcle
long & plat, irréguliérement quarré, placé le long & à côté des vertèbres lombaires. Il naît par un plan charnu de la lévre
interne de prefque toute la moitié poftérieure de l'os des îles, du ligament facro-
iliaque & de l'os facrum : d'où il monte le
long de la face antérieure des apophyfes
tranfverfes des vertèbres des lombes, s'attachant à leurs extrémités par autant de
digitations tendineufes ; & il fe termine
par un plan affez large au bord inférieur
interne de la derniere fauffe-côte, recou-

vrant le ligament qui attache cette côte à la premiere vertèbre des lombes.

10. *Le petit Pſoas.*

Le petit pſoas eſt un muſcle long & grêle que l'on ne rencontre pas toujours. Il eſt placé à côté du grand. Il naît par un principe tendineux de l'apophyſe tranſverſe de la derniere vertèbre du dos, & quelquefois de la premiere des lombes : de-là il deſcend obliquement le long du grand pſoas, & il va s'inſérer par un tendon plat à l'épine ou crête du pubis, à l'endroit où il ſe joint avec l'os ilion.

Uſages des Muſcles du dos & des lombes.

L'épine du dos & des lombes peut être fléchie en devant, redreſſée & rétablie dans ſon attitude droite, panchée ſur les côtés, & faire des inflexions obliques à droite & à gauche. Tous ces mouvemens dépendent principalement de celui des vertèbres des lombes les unes ſur les autres, lequel eſt beaucoup plus ſenſible que celui des vertèbres du dos, parce que leur articulation eſt plus lâche, & que leurs apophyſes épineuſes ſont plus droites & moins inclinées les unes ſur les autres.

La fléxion du dos en avant, quand on eſt dans une attitude droite, dépend uniquement du relâchement des muſcles extenſeurs. Ceux que l'on regarde communément comme étant deſtinés à le fléchir, n'y ont aucune part. Quand on eſt couché, ce mouvement dépend de la contraction des muſcles du bas-ventre.

A l'égard de l'extenſion ou du redreſſement de l'épine du dos dans ſon attitude naturelle, après qu'elle a été fléchie en devant, tous les muſcles qui viennent d'être décrits, y ont part plus ou moins directement.

1°. Le ſacro-lombaire & le long dorſal des deux côtés redreſſent l'épine du dos lorſqu'ils ſe contractent & la maintiennent dans cette attitude. En ſe relâchant, ils permettent & modérent la flexion en devant. Lorſque le ſacro-lombaire & le long dorſal du même côté agiſſent ſeuls, ils operent les inflexions latérales & plus ou moins obliques du tronc. On attribue encore à ces muſcles la fonction d'abaiſſer les côtes & d'aider à l'expiration. Mais les attaches qu'ils ont aux côtes, paroiſſent plus deſtinées à les affermir & à les aſſujettir, qu'à les mouvoir.

2°. Les grands épineux du dos & les inter-épineux tant du dos que des lombes, moderent la flexion du tronc en devant par leur relâchement gradué, & ils le redreſſent lorſqu'ils ſe contraćtent.

3°. Les grands tranſverſaires & les inter-tranſverſaires contribuent auſſi à redreſſer le tronc. Ils le panchent vers les hanches direćtement quand ceux d'un côté agiſſent ſeuls, pendant que ceux de l'autre côté ſont dans le relâchement & ne font que fonćtion de modérateurs.

4°. Les tranſverſaires-épineux tant du dos que des lombes, ſont auxiliaires des ſacro-lombaires & des longs dorſaux pour redreſſer le tronc. Ils operent auſſi ſes inflexions latérales, plus ou moins obliquement, & ſes mouvemens de demi-rotation, de concert avec les muſcles du bas-ventre. Ils ſoutiennent le baſſin de côté & d'autre quand on marche, & d'un ſeul côté quand on leve le pied du même côté & qu'on s'appuie ſur l'autre.

5°. On a attribué la flexion du tronc en devant à l'aćtion des muſcles quarrés. Mais ſi l'on conſidere bien leur direćtion & leurs attaches, on verra qu'ils ſont peu propres à cet effet. Ils maintiennent l'épine dans une attitude droite quand ils agiſſent enſemble. Lorſqu'ils ſe contractent ſéparément, ils contribuent à ſes inflexions latérales. Ils peuvent auſſi ſervir à soutenir les hanches alternativement quand on marche.

6°. Les petits psoas peuvent, quand ils se trouvent, aider à fléchir le tronc sur les côtés & un peu en devant, & à soutenir le bassin quand on grimpe.

Muscles du coccyx.

Le coccyx a deux paires de muscles pour l'exécution de ses mouvemens ; sçavoir, l'ischio-coccygien ou coccygien antérieur, & le sacro-coccygien ou coccygien postérieur.

1. *L'Ischio-Coccygien.*

L'Ischio-coccygien naît de chaque côté de la face interne de l'épine de l'ischion par un principe étroit, d'où il se porte en s'élargissant vers le côté du coccyx, où il s'insere. Il passe derriere l'obturateur interne, avec lequel il est aisé de le confondre.

2. *Le Sacro-Coccygien.*

Le sacro-coccygien prend naissance de la partie latérale interne & inférieure de l'os sacrum, du bord inférieur du ligament sacro-sciatique & de l'épine de l'ischion, & va s'inférer à la partie latérale interne du coccyx, au-deſſus du précédent.

Ces muſcles qui ſont petits & fort minces, empêchent le coccyx de ſe renverſer en dehors dans les efforts qu'on fait pour évacuer les gros excrémens. Ils le rétabliſſent dans ſa ſituation naturelle, lorſqu'il a été forcé. Ils compriment auſſi la portion inférieure du rectum, pour faciliter la ſortie des excrémens.

II.

Muſcles du Thorax ou de la reſpiration.

Tous les muſcles qui tiennent à quelque portion de charpente du thorax, ne lui appartiennent point en propre & ne contribuent pas à la reſpiration. Il n'y a que ceux qui ſervent à donner plus d'étendue à ſa capacité, pour permettre l'entrée de l'air dans les poumons, ou à la rétrecir pour l'en faire ſortir, qui lui appartiennent véritablement. Or la capacité de la poitrine ne peut augmenter que par l'abaiſſement du diaphragme & par l'élévation des côtes & du ſternum; & elle ne peut diminuer que par l'abaiſſement des côtes & le rétabliſſement du diaphragme dans ſon état naturel. Ainfi on ne doit compter parmi les mufcles de la refpiration que le diaphragme & ceux qui font deftinés à élever les côtes & à les abaiffer.

Les Anatomiftes ne font point d'accord entre eux fur leur nombre, ni fur leurs fonctions. On les divife, eu égard à leurs ufages, en infpirateurs & en expirateurs. On appelle infpirateurs ceux qui contribuent à la dilatation du thorax; & expirateurs ceux qui le refferrent.

La premiere claffe comprendra 1°. Les mufcles inter-coftaux tant externes qu'internes. 2°. Les fou-coftaux. 3°. Les fur-coftaux nommés releveurs des côtes par fténon. 4°. Les dentelés poftérieurs fupérieurs. 5°. Le diaphragme, dont je renvoie la defcription à la Splanchnologie.

La feconde claffe comprendra 1°. Les dentelés poftérieurs inférieurs. 2°. Les triangulaires du fternum, ou les fternocoftaux.

1. Les Inter-Coftaux.

Les intercoftaux font des petits plans minces de fibres charnues qui rempliffent les intervalles des côtes, tant intérieurement qu'extérieurement. Le plan extérieur n'eft féparé de l'interne que par une toile cellulaire fort mince. Mais ils font très-diſtingués par la direction de leurs fibres qui ſe portent obliquement d'une côte à l'autre & en ſens contraire, ſe croiſant en ſautoir ou en maniere de croix de S. André. Comme l'on compte de chaque côté du thorax onze interſtices entre les côtes, il y a de même onze rangées de muſcles in- tercoſtaux tant internes qu'externes : ce qui fait en tout vingt-deux paires.

Les intercoſtaux externes naiſſent de la lévre externe du bord inférieur de la côte ſupérieure, d'où ils ſe portent obliquement de derriere en-devant, & vont s'inſérer à la lévre externe du bord ſupérieur de la côte qui ſe trouve immédiatement au deſ- ſous. Ils s'étendent depuis l'extrémité des apophyſes tranſverſes des vertèbres du dos, juſques vers la jonction de l'extrémité oſ- ſeuſe des côtes, avec leur portion car- tilagineuſe, où ils finiſſent. Le reſte de l'eſpace juſqu'au ſternum, eſt rempli par une membrane aponévrotique qu'on a priſe quelquefois pour une continuation de ce plan. Leurs fibres poſtérieures ſont plus longues & plus obliques que les anté- rieures.

Les intercoſtaux internes naiſſent de la levre interne du bord inférieur de la côte ſupérieure; leurs fibres deſcendent obli- quement en ſe portant de devant en arriere,

& se croisent avec celles des précédens, pour s'insérer à la lévre interne du bord supérieur de la côte suivante. Ceux-ci commencent au sternum, & finissent à l'angle que forment les côtes postérieurement. Leurs fibres sont plus courtes & moins obliques que celles des externes. Les antérieures sont les plus courtes & les moins obliques de toutes.

2. *Les Sou-Costaux.*

Les sou-costaux de Verheïen sont des petits plans charnus, plus ou moins larges & très-minces, qui recouvrent la face interne & postérieure des côtes, sur-tout des fausses. Leur nombre varie. On en compte quelquefois six, sept ou huit. Ce ne sont à proprement parler que des prolongemens des derniers plans des intercostaux internes dont ils conservent la direction. Ces petits plans au lieu de se terminer à la côte qui se trouve immédiatement au dessous, sautent en glissant par dessus pour aller s'insérer à celle qui suit, vis-à-vis l'angle postérieur.

3. *Les Sur-Costaux ou releveurs des côtes de Sténon.*

Les sur-costaux sont des petits muscles

inégalement triangulaires, placés obliquement fur les parties poſtérieures des côtes.
Ils naiſſent des extrémités des apophyſes
tranſverſes de la derniere vertèbre du col
& des onze ſupérieures du dos, & des ligamens voiſins : d'où ils deſcendent obliquement en s'élargiſſant, pour s'inſérer
par digitations à l'angle de la côte qui eſt
immédiatement au-deſſous. Leur nombre
ſurpaſſe ordinairement celui des côtes,
parce que les trois ou quatre derniers ſont
doubles & compoſés de deux plans inégaux. Le plus court s'inſére à la côte ſui-
vante. Le plus long ſaute par deſſus, & ne
ſe termine qu'à celle qui vient après.

M. Lieutaud ne regarde ces muſcles
que comme des portions des intercoſtaux
externes, dont ils ſuivent la direction.

4. *Le Dentelé poſtérieur ſupérieur.*

Le dentelé poſtérieur ſupérieur eſt un
muſcle plat & mince, placé à la partie
poſtérieure & ſupérieure du dos ſous le
rhomboïde. Il naît par une large aponévroſe des apophyſes épineuſes des deux
vertèbres ſupérieures du dos, des deux inférieures du col & du bas du ligament cervical ; d'où il deſcend obliquement en devant & va s'inſérer par autant de digita-

tions charnues à la partie poftérieure des deuxieme, troifieme, quatrieme & cinquieme vraies côtes proche leur angle.

Mufcles Expirateurs.

1. *Le Dentelé poftérieur inférieur.*

Le dentelé poftérieur inférieur eft un mufcle plat & mince placé au bas du dos. Il naît par une large aponévrofe des apophyfes épineufes des trois premieres vertèbres des lombes & de la derniere du dos ; d'où il monte obliquement pour s'inférer par autant de digitations charnues au bord inférieur des quatre dernieres fauffes côtes proche leurs angles.

2. *Le Triangulaire du fternum ou les fterno-coftaux.*

Le triangulaire du fternum eft un mufcle plat & mince qui recouvre la face interne des cartilages des cinq dernieres vraies côtes. Il naît de la lévre interne du bord de la moitié inférieure du fternum par un principe aponévrotique ; d'où fe portant obliquement de bas en haut, il fe partage en cinq bandelettes qui s'inférent aux cartilages des cinq dernieres vraies côtes près de leur union avec la partie offeufe.

Quelques modernes font de ces bandelettes autant de mufcles particuliers qu'ils
nomment fterno-coftaux. Elles n'ont pas
toutes la même obliquité. L'inférieure eft
prefque tranfverfale : la fupérieure approche plus de la perpendiculaire ; les intermédiaires s'en écartent plus à mefure qu'elles vont en defcendant.

Ufages des Mufcles du Thorax.

Ce n'eft point ici le lieu d'expliquer
avec étendue le méchanifme de la refpiration : cette explication fuppofe la connoiffance d'autres organes dont il n'a pas encore été parlé. Il ne s'agit feulement que
de déterminer la part que les mufcles qui
viennent d'être décrits peuvent avoir à
l'élévation ou à l'abaiffement des côtes.

1°. On convient affez généralement
que les inter-coftaux externes doivent
produire l'élévation des côtes : mais on eft
partagé fur l'action des inter-coftaux internes ; les uns leur attribuant la fonction
d'élever les côtes, & les autres celle de les
abaiffer. Sans examiner en détail toutes
les raifons que l'on allégue pour l'une ou
l'autre opinion, il fuffit d'obferver que ces
mufcles venant à fe contracter, tendent
naturellement à rapprocher l'une de l'au-

tre, les côtes entre lefquelles ils font placés. Mais comme la premiere côte eſt fixe & immobile, au lieu que les ſuivantes ſont mobiles, il s'enſuit qu'elle deviendra le point fixe, vers lequel toutes les autres feront mues, lorſque les inter-coſtaux tant internes qu'externes ſe contraƈteront. Ainſi ces deux plans de muſcles méritent à juſte titre le nom de releveurs des côtes.

2°. Les muſcles ſur-coſtaux ou releveurs des côtes n'étant pour ainſi dire que des prolongemens des inter-coſtaux externes, leur aƈtion doit être la même; en ſe contraƈtant ils contribueront donc auſſi à l'élévation des côtes. Mais comme leur origine eſt fort voiſine du centre du mouvement, & que les endroits des côtes où ils s'inférent n'ont qu'un mouvement peu ſenſible, ils ne produiront qu'une très-petite élévation. Mais s'ils ne les élevent pas, au moins ils les affermiront & ils feront réſiſtance aux puiſſances qui tendent à les abaiſſer. Il faut en dire autant des portions poſtérieures des inter-coſtaux externes. Ils pourront encore dans certaines circonſtances aider à fléchir l'épine, comme auxiliaires, & non comme principaux moteurs.

3°. On regarde ordinairement les ſous-coſtaux comme des abaiſſeurs des côtes : mais en les examinant plus attentivement, on verra qu'ils font incapables de cet effet, & que leur action eft la même que celle des inter-coftaux internes dont ils ne font que des prolongemens.

4°. Les dentelés poftérieurs fupérieurs ne peuvent manquer d'élever ou au moins de fixer & d'affermir les côtes auxquelles ils font attachés, lorfque le col eft fixé & redreffé ; mais il faut convenir que l'élévation qu'ils opérent eft bien foible. Ils fervent auffi dans certains cas à fléchir le col.

5°. On peut encore ranger dans la claffe des releveurs des côtes, les fcalenes poftérieurs, & même les fterno maftoïdiens dans certaines circonftances, comme dans les refpirations forcées & laborieufes, lorfque le col eft redreffé, porté en arriere & bien affujetti.

6°. Les dentelés poftérieurs inférieurs ayant leur point fixe aux apophyfes épineufes des vertèbres des lombes, ne peuvent fe contracter, fans abaiffer les côtes auxquelles ils fe terminent & fans les tirer un peu en arriere.

7°. Les triangulaires du fternum ou fterno-coftaux ne peuvent qu'abaiffer les cartilages des côtes auxquels ils tiennent, & par conféquent les côtes mêmes. Ainfi ils font, comme les précédents, de vrais expirateurs.

8°. On peut encore rapporter à cette claſſe, au moins comme auxiliaires dans certaines circonſtances, les muſcles du bas-ventre, le quarré des lombes, & peut-être le ſacro-lombaire, le long dorſal, &c.

III.

Muſcles du bas-ventre.

LES muſcles du bas-ventre, que l'on nomme encore muſcles épigaſtriques ou de l'abdomen, forment l'enceinte muſculeuſe de cette capacité. On en compte dix pour l'ordinaire, rangés par paires, cinq de chaque côté & couchés les uns ſur les autres; ſavoir, les obliques externes, les obliques internes, les tranſverſes, les droits & les pyramidaux.

Ceux du coté droit ſont diſtingués & ſéparés de ceux du côté gauche par une bande tendineuſe qui s'étend antérieurement depuis l'appendice xyphoïde juſqu'à la ſymphyſe des os pubis. Cette bande qui eſt plus connue ſous le nom de ligne blanche, paroît formée par le concours & l'entrelacement des fibres tendineuſes des aponévroſes des muſcles obliques & tranſverſes. Elle eſt percée à peu-près dans ſon milieu par une ouverture annulaire dont le contour eſt tendineux, pour donner paſſage au cordon des vaiſſeaux ombilicaux. On donne à cette ouverture qui eſt plus évaſée dans le fœtus que dans l'adulte, le nom d'ombilic ou nombril.

La ligne blanche eſt plus large au-deſ-ſus du nombril qu'au-deſſous. Elle paroit comme formée de deux pyramides qui ſe rencontrent par leurs baſes à l'endroit du nombril & dont les extrémités vont en ſe retréciſſant, l'une en haut & l'autre en bas. Mais on obſerve que la pyramide inférieure ſe retrécit beaucoup plus que la ſupérieure.

1. *L'Oblique externe, l'Oblique deſcendant ou le grand Oblique.*

L'oblique externe eſt un muſcle large & mince, charnu en haut & en arriere, & aponévrotique antérieurement & in-férieurement. Il eſt attaché ſupérieure-ment à la lévre externe du bord inférieur des deux ou trois dernieres vraies côtes & de toutes les fauſſes, vers leurs extrémités oſſeuſes, par ſept ou huit appendices ou digitations charnues & angulaires qui s'en-trecroiſent; ſavoir, les trois ou quatre pre-mieres avec de pareilles digitations du grand dentelé, & les quatre autres avec celles du grand dorfal. Il defcend enfuite plus ou moins obliquement vers la crête de l'os des îles & vers la ligne blanche, recouvrant tout le bas-ventre depuis le derriere de la région lombaire jufqu'à cette bande tendineufe.

La portion poftérieure de ce mufcle, celle qui part des deux ou trois dernieres fauffes-côtes eft entierement charnue & moins oblique que l'antérieure. Elle defcend le long de la région lombaire fans avoir aucune connexion avec les vertèbres, couchée uniquement fur l'oblique interne & fur l'aponévrofe du tranfverfe, & elle va s'attacher à la lévre externe de la crête de l'os des îles, depuis fa tubérofité jufqu'à fon épine antérieure & fupérieure.

La portion antérieure, celle qui naît des autres côtes, fe porte plus obliquement en bas & en devant. Elle eft charnue dans fon principe, mais après un trajet d'environ cinq à fix travers de doigt, elle fe convertit en une large aponévrofe qui devient plus forte & plus épaiffe à mefure qu'elle approche du pubis. Les fibres poftérieures de cette aponévrofe defcendent vers l'épine antérieure & fupérieure de l'os des îles, où elles s'attachent en s'uniffant au tendon du mufcle couturier. Les fibres moyennes defcendent plus obliquement

vers le ligament inguinal , auquel elles s'u-
niffent fortement , fe repliant même en
deffous pour le fortifier. Cette portion de
l'aponévrofe porte comme en l'air , & fait
une arcade qui s'étend depuis l'épine antérieure & fupérieure de l'os des îles ,
jufqu'à l'épine du pubis , où elle s'infere par
deux bandelettes qui laiffent entr'elles un
écartement connu vulgairement fous le
nom d'anneau inguinal. Elle eft recouverte dans tout ce trajet par une expanfion du *fafcia lata* qui y eft collée très-
intimement. Les fibres antérieures de l'a-
ponévrofe fe portent obliquement vers
la ligne blanche , paffant par-devant les
mufcles droits dont elles fortifient la gai-
ne , & s'uniffent dans leur intervalle avec
les pareilles du mufcle oblique externe du
côté oppofé , pour former la ligne blanche
par leur entrelacement.

Comme il eft important pour le traitement des hernies tant inguinales que crurales , de prendre une connoiffance exacte
de l'anneau inguinal & de l'arcade crurale ,
il eft néceffaire d'en donner une defcription un peu plus circonftanciée.

La portion d'aponévrofe de l'oblique
externe qui fe porte de l'épine antérieure
& fupérieure de l'os des îles vers l'épine
du pubis , fe partage un peu avant que d'y

arriver, en deux bandes tendineufes nommées piliers. La bande fupérieure & antérieure paffe obliquement par-devant la fymphyfe des os pubis où elle s'attache & s'avance jufqu'à la partie antérieure de l'os pubis du côté oppofé, où elle fe termine en fe croifant dans ce trajet avec la bande fupérieure du mufcle oblique externe de l'autre côté ; non pas en fautoir, mais par l'entrelacement de leurs fibres. La bande inférieure & poftérieure fe porte encore plus obliquement vers la partie moyenne de l'os pubis du même côté où elle s'attache, gliffant fous la bande fupérieure & dépaffant un peu la fymphyfe.

Ces deux bandes fe rapprochent vers leurs extrémités, & forment par leur écartement une ouverture oblique à peu-près ovale, que l'on a nommée anneau inguina, ou anneau de l'oblique externe. Il donne paffage au cordon des vaiffeaux fpermatiques dans l'homme & au ligament rond de la matrice dans la femme.

Cet anneau eft plus évafé en haut qu'en bas. Il a environ deux travers de doigt de longueur & un demi-travers de doigt de largeur en haut. En bas il eft plus étroit, parce que les piliers fe rapprochent. Il eft fortifié à fa partie fupérieure & latéralement par des fibres tendineufes du *fafcia lata*,

qui viennent obliquement croiſer celles de
l'oblique externe, & forment avec elles un
bord plus ou moins arrondi en maniere
d'anſe de panier. Par cet entrecroiſement
l'anneau eſt moins ſujet à prêter & à s'é-
tendre, & il s'oppoſe plus efficacement à la
ſortie de l'inteſtin, du méſentere, de l'é-
piploon & de la veſſie.

On obſerve que dans les femmes cet
anneau eſt plus étroit & deſcend plus bas
que dans les hommes. Il eſt d'ailleurs recouvert de plus de graiſſe, étant placé
dans le voiſinage du pénil. De là vient
qu'elles ſont moins expoſées aux hernies
inguinales.

La membrane propre de l'oblique externe recouvre l'anneau inguinal & ſe continue même juſques ſur les parties auxquelles il donne paſſage. Cette obſervation
eſt importante pour l'opération du bu-
bonocele. Lorſqu'on eſt obligé de dilater
l'anneau inguinal pour faire la réduction
de l'inteſtin ou de quelque autre partie,
il faut avoir attention de ne pas confondre le ſac qui eſt formé par cette membrane, avec celui que forme le péritoine.

L'arcade crurale eſt une ouverture ovale formée par ce qu'on appelle vulgairement le ligament de Fallope ou de Poupart,
ou le ligament inguinal, & par l'échan-

crure de l'os des îles qui se rencontre entre l'épine antérieure & supérieure de cet os & l'épine du pubis.

Le ligament inguinal ou de Fallope est une bande tendineuse forte & élastique attachée par une de ses extrémités à l'épine antérieure & supérieure de l'os des îles, & par l'autre à l'épine du pubis. Il est fort étroit dans son milieu, & plus large à ses extrémités. C'est à ce ligament que le bord inférieur de l'aponévrose de l'oblique externe, de l'oblique interne & du transverse s'unit très-étroitement.

L'existence de ce ligament n'est pas généralement avouée par tous les Anatomistes. Morgagni, Albinus & plusieurs autres prétendent que ce que l'on nomme vulgairement ligament de Fallope n'est autre chose que le bord inférieur de l'aponévrose de l'oblique externe, dont les fibres se replient un peu de bas en haut & en-dessous pour s'unir au bord inférieur de l'oblique interne & du transverse, & former avec eux une bande ou espece de ruban tendineux qui s'étend depuis l'épine antérieure & supérieure de l'os des îles jusqu'à celle du pubis.

L'espace que l'on trouve entre ce ligament ou bande tendineuse, & l'échancrure de l'os des îles, a été nommé arcade crurale.

rale. Elle eſt remplie de beaucoup de graiſſe, & elle donne paſſage aux muſcles iliaque & pſoas & aux vaiſſeaux cruraux qui ſont environnés d'une production du tiſſu cellulaire du péritoine.

Ce ligament qui forme comme le ceintre de l'arcade, n'a pas la même ſolidité dans tous les ſujets. Cependant il eſt toujours extrémement tendu & fortement appliqué aux muſcles & aux vaiſſeaux qui paſſent par deſſous, pour empêcher que les viſcères du bas-ventre ne s'échappent par cet endroit hors de leur cavité, comme il arrive aſſez ſouvent, mais plus fréquemment aux femmes qu'aux hommes, dans les hernies crurales. Il eſt fortifié par uue expanſion aponévrotique du faſcia-lata qui contrebalance l'action des muſcles épigaſtriques, & qui l'empêche de céder à leur force.

2. L'*Oblique interne*, l'*Oblique aſcendant ou le petit Oblique.*

L'oblique interne eſt un muſclelarge & mince, un peu moins étendu que le précédent ſous lequel il eſt couché. Il eſt charnu en bas & en arriere, & aponévrotique en haut & en devant. Ses fibres ſe portent plus ou moins obliquement de bas en haut

Q

& de derriere en devant, & croisent celles de l'oblique externe. On peut y distinguer comme deux portions, une postérieure presque charnue, & une antérieure qui est aponévrotique dans sa plus grande étendue.

La portion postérieure naît inférieurement par des fibres tendineuses très-courtes, de toute la crête de l'os des îles, depuis le derriere de sa tubérosité, où ce muscle déborde l'oblique externe d'environ un pouce, jusqu'auprès de son épine antérieure supérieure. Les fibres postérieures de cette portion montent un peu obliquement vers les trois dernieres fausses-côtes, & vont s'attacher par autant de digitations charnues au bord inférieur externe de leurs cartilages. Les fibres antérieures deviennent de plus en plus obliques à mesure qu'elles s'écartent de l'épine du dos, & vont s'attacher par un tendon aponévrotique continu, au bord inférieur & externe des cartilages des deux premieres fausses-côtes & des deux dernieres des vraies, s'étendant jusqu'au cartilage xyphoïde.

La portion antérieure prend naissance de l'extrémité antérieure de la crête de l'os des îles, de son épine antérieure supérieure & de la partie voisine du ligament inguinal, par un principe charnu qui dégénere bien-tôt en une large aponévrose. Ses fibres vont en s'épanouiſſant plus ou moins obliquement en maniere de rayons vers toute l'étendue de la ligne blanche ; d'où vient que l'on a comparé ce muſcle à un évantail déployé. Celles qui partent de l'extrémité de la crête montent obliquement vers le haut de la ligne blanche , ſe confondant avec le tendon aponévrotique de la portion poſtérieure. Elles changent de direction à meſure qu'elles s'inſérent le long de cette ligne, & deviennent inſenſiblement preſque tranſverſales. Celles qui naiſſent de l'épine & du ligament inguinal , s'inclinent par degrés en bas & vont en partie s'attacher à l'épine du pubis & à ſa ſymphyſe , en ſe collant fortement au bord inférieur de l'aponévroſe de l'oblique externe.

L'aponévroſe de l'oblique interne ſe partage antérieurement , depuis l'extrémité de la deuxieme fauſſe-côte juſqu'en bas , en deux feuillets ou lames qui forment une gaîne dans laquelle ſont renfermés les muſcles droit & pyramidal du même côté. La lame externe eſt collée très-étroitement à l'aponévroſe de l'oblique externe, ainſi qu'au muſcle droit à l'endroit de ſes interſections tendineuſes. L'interne s'unit auſſi fortement à l'aponévroſe du tranſverſe, mais ſans adhérence au muſcle droit, excepté le cas où ſes interſections traverſent toute ſon épaiſſeur. Ces deux lames ſe réuniſſent enſuite à la ligne blanche, où elles s'entrelacent avec l'aponévroſe de l'oblique interne du côté oppoſé & avec celles des obliques externes.

Lorſque l'on diſſéque ce muſcle avec attention, on ne remarque pas que les fibres de ſon bord inférieur s'écartent pour concourir à la formation de l'anneau inguinal ; elles n'y ont aucune part. On obſerve ſeulement, à quelque diſtance au-deſſus & en arriere de l'anneau de l'oblique externe, qu'il s'en détache un trouſſeau de fibres charnues qui rencontrant le cordon des vaiſſeaux ſpermatiques, ſe réfléchit pour l'accompagner, & donne en partie naiſſance à une gaîne muſculeuſe connue ſous le nom de muſcle crémaſter. Chez les femmes ce même paquet de fibres accompagne le ligament rond.

3. *Le Tranſverſe.*

Le tranſverſe eſt un muſcle large & mince, ſitué entre l'oblique interne & le péritoine. Il eſt attaché ſupérieurement à la lévre interne du rebord inférieur des

cartilages de toutes les fausses-côtes, &
des deux dernieres des vraies, & à la partie latérale interne du cartilage xyphoïde,
par des petites digitations charnues qui
s'entrecroifent avec de pareilles digitations
du diaphragme. Poftérieurement il eft attaché aux trois vertèbres fupérieures des
lombes par une double aponévrofe, qui
fert de gaîne au facro-lombaire & au
quarré des lombes. Le plan ou la lame
extérieure de cette aponévrofe, s'attache
à l'extrémité des apophyfes épineufes de
ces vertèbres & aux ligamens inter-épineux, fe confondant avec celle du tranfverfe de l'autre côté. La lame interne eft
attachée aux apophyfes tranfverfes. Ces
deux lames fe réuniffent après avoir renfermé entre elles le facro-lombaire & le
quarré, & fe changent en une fubftance
charnue dont les fibres fe dirigent vers la
ligne blanche. Inférieurement le tranfverfe eft attaché à la lévre interne de la
crête de l'os des îles & à une bonne partie du ligament inguinal, par des fibres
charnues, & enfuite à la partie fupérieure
du pubis par des fibres aponévrotiques.
La portion moyenne de ce mufcle, qui eft
charnue, fe convertit bientôt en une large
aponévrofe qui s'unit intimement à la lame poftérieure de l'oblique interne, & va

s'inférer à la ligne blanche, où elle s'entrelace avec celle du côté opposé, sans se confondre ni avec l'oblique interne, ni avec le péritoine.

Le bord inférieur de ce muscle ne concourt aucunement à la formation de l'anneau inguinal. Ses fibres ne s'écartent point. Le cordon des vaisseaux spermatiques ne fait que glisser dessous.

4. *Le Droit.*

Le droit est un muscle long, étroit & médiocrement épais, situé à côté & le long de la ligne blanche, & renfermé dans la gaîne aponévrotique formée par les deux lames de l'oblique interne. Il naît supérieurement de l'extrémité inférieure & externe du sternum, du cartilage xyphoïde, des trois dernieres vraies-côtes & de la premiere des fausses, par trois ou quatre digitations charnues. Il descend le long & à côté de la ligne blanche, renfermé dans sa gaîne, pour aller s'inférer par un tendon mince & applati à la lévre interne du bord supérieur de l'os pubis, proche sa symphyse.

Ce muscle paroît comme partagé extérieurement en quatre portions par trois lignes tendineuses transversales, plus ou moins obliques, & en zigzags, que l'on nomme énervations ou interfections. Rarement defcendent-elles plus bas que le nombril. Elles ne pénétrent pas ordinairement toute l'épaiffeur du mufcle. Mais elles font fort adhérentes à fa gaîne.

Comme la ligne blanche eft plus large au-deffus du nombril qu'au deffous, les mufcles droits font auffi plus écartés l'un de l'autre en haut. Mais ils fe rapprochent à mefure que la ligne blanche fe rétrécit.

L'artère & la veine épigaftrique gliffent de bas en haut fur la face poftérieure des mufcles droits, pour aller s'anaftomofer avec les mammaires internes, comme il fera dit dans l'Angéiologie.

5. *Le Pyramidal.*

Le pyramidal eft ainfi nommé à caufe de fa figure, étant plus large & plus épais à fa partie inférieure, & allant en diminuant de bas en haut. Ce mufcle qui eft auffi renfermé en partie dans la gaîne du mufcle droit, prend naiffance du bord fupérieur du pubis, devant le tendon inférieur du mufcle précédent qu'il recouvre, & va fe terminer par plufieurs petits tendons à la ligne blanche, à quelque diftance du nombril.

Les deux pyramidaux font affez ordinairement inégaux. Quelquefois l'un des deux manque, ou même ils manquent tous les deux. Dans ce cas-là l'extrémité inférieure du mufcle droit eft plus épaiffe pour les compenfer.

Ufages des Mufcles du bas-ventre.

Les mufcles du bas-ventre ont des ufages qui leur font communs à tous : ils en ont auffi de propres à chaque paire, ou même à chacun d'eux en particulier.

Les ufages communs à tous les mufcles du bas-ventre ne fe bornent pas fimplement à faire l'office de fangles pour foutenir les vifcères renfermés dans cette cavité, les contenir & les empécher de s'échaper. Ils fervent encore à les comprimer plus ou moins en certains tems fuivant nos différens befoins. L'arrangement de ces mufcles étant tel que la portion charnue des uns répond à la portion aponévrotique des autres, la compreffion qu'ils exercent fur les vifcères du bas-ventre en doit être plus égale. Cette compreffion eft proportionnée au degré d'extenfion & d'effort que font ces mufcles pour diminuer la capacité & le diametre du bas-ventre, c'eft-à-dire, la ligne que l'on concevroit traverfer cette capacité perpendiculairement depuis le nombril jufqu'aux vertèbres des lombes.

Pour bien eftimer cette compreffion, il faut la confidérer en deux tems différens ; lorfque l'on refpire & lorfque la refpiration eft fufpendue. Il faut encore diftinguer l'action mufculaire proprement dite, d'avec l'action de reffort. *

La refpiration, comme on le verra dans la fuite, eft auffi compofée de deux tems ; celui de l'infpiration pendant lequel la poitrine fe dilate & l'air s'infinue dans toutes les véficules pulmonaires ; & celui de l'expiration pendant lequel la poitrine & les véficules pulmonaires fe refferrent pour faire fortir l'air qui y étoit entré.

Dans le premier tems, le diaphragme fe contracte, defcend vers la cavité du bas-ventre & comprime les vifcères qui y font contenus, lefquels font effort contre les mufcles épigaftriques & les diftendent en les pouffant du centre à la circonférence. Dans le fecond tems la contraction du diaphragme ceffant, il fe relâche. La force qui pouffoit les vifcères contre les mufcles épigaftriques n'agiffant plus, ceux-ci par leur propre élafticité fe rétabliffent & repouffent à leur tour les vifcères contre la voûte du diaphragme. Cette action

* Voyez ci-deffus, pag. 251.

Q 5

est tout-à-fait indépendante de l'action musculaire, puisque dans le tems que les muscles épigastriques se rétablissent, ils sont moins durs & moins tendus, à mesure qu'ils approchent plus de leur état naturel.

Cette compression alternative & continuelle du diaphragme & des muscles épigastriques, opère sur les viscères du bas-ventre une sorte de ballotement doux & non interrompu, très-propre à mêler les alimens reçus dans l'estomac, à faciliter leur descente le long du canal intestinal, & l'intrusion du chyle dans les veines lactées, à accélérer le cours du sang dans les différentes ramifications de la veine-porte, à aider à la filtration de la bile & au mouvement de la lymphe abdominale dont la quantité est fort grande & le cours naturellement lent & paresseux, à cause du peu d'action des tuniques des vaisseaux qui servent à la charier.

Ce n'est que dans le tems que la respiration est suspendue, que l'action des muscles épigastriques est proprement musculaire, c'est-à dire, qu'ils se contractent réellement, ou du moins qu'ils tendent à se contracter avec force, indépendamment d'aucune distension précédente. Cette action a principalement lieu dans la toux, l'expectoration, la voix, le chant, le ris, le vomissement, le hoquet, la déjection des excrements, des urines, dans l'accouchement, &c. suivant la méchanique qui sera expliquée en parlant de chacune de ces fonctions. Pour se convaincre que l'action des muscles épigastriques est véritablement musculaire dans ces différentes circonstances, on n'a qu'à porter la main sur le bas-ventre quand on tousse, ou que l'on va à la garde-robe, par exemple, on s'appercevra sensiblement que ces muscles sont plus fermes, plus durs & plus tendus, à mesure que l'on fait effort pour retrécir la cavité de l'abdomen.

Mais outre ces usages qui sont communs à tous les muscles épigastriques, & pour lesquels ils agissent de concert, ils en ont encore d'autres qui sont propres à chaque paire ou à chacun d'eux. Les droits servent à fléchir l'épine du dos, à rapprocher la poitrine du pubis, & réciproquement le pubis vers la poitrine, comme dans l'action de se lever & de grimper. Les interfections ou énervations tendineuses qui les partagent comme en plusieurs ventres, partagent aussi l'action ne ces muscles. On sçait, & l'expérience nous l'apprend, que les différentes portions de fibres charnues dont un muscle est com-

poſé, ne ſe contractent pas toujours toutes à la fois. L'une de ces portions
peut agir indépendamment des autres.
Ainſi la portion ſupérieure des muſcles droits pourra agir ſans que celle qui
ſe trouve au-deſſous entre en contraction.
Chacune de celles qui ſont au-deſſous de
la premiere, peut agir auſſi indépendamment de celles qui la ſuivent, ou qui
la précédent. De ce partage d'actions des
différentes portions des muſcles droits,
il s'enſuivra un partage de compreſſion ſur
les viſcères du bas-ventre qui ſont ſoumis
à leur action. Les uns pourront être
comprimés ſans que les autres le ſoient.
Le foie, l'eſtomac, les inteſtins, la veſſie ſeront comprimés indépendamment
les uns des autres; ce qui eſt très-néceſ-
ſaire en certains cas, & ce qui n'auroit
pu avoir lieu, ſi les muſcles droits n'euſſent
formé qu'un ſeul ventre continu. Il ne faut
donc pas regarder ces interſections comme
un jeu ou comme une mépriſe de la nature. Elle ne multiplie pas les êtres ſans
néceſſité, & elle agit toujours avec intelli-
gence & avec deſſein, quoique nous ne
pénétrions pas toujours ſes vues.

Les muſcles obliques fléchiſſent la poitrine ſur les côtés en l'abbaiſſant vers les
hanches, ou ils levent les hanches vers

la poitrine. Quand les portions fupérieures & antérieures de l'oblique externe d'un côté, agiffent conjointement avec les portions inférieures de l'oblique interne de l'autre côté, ils fervent à tourner le thorax fur le baffin comme fur un pivot.

Les tranfverfes ne paroiffent propres qu'à fangler le bas-ventre plus ou moins fuivant qu'ils agiffent par leur plan entier, ou par portions.

Les pyramidaux ne font que des auxiliaires des droits. Ils les fortifient dans leur partie inférieure, vers laquelle les vifcères fe portent naturellement par leur propre poids. Lorfqu'ils manquent, la nature fupplée à leur défaut, en faifant les mufcles droits plus gros & plus épais dans leurs portions inférieures. Peut-être fervent-ils encore dans les enfants, à l'expulfion de l'urine, lorfque la veffie eft bien pleine.

I V.

Mufcles des Tefticules.

Le Crémafter.

Iʟ n'y a qu'un mufcle pour chaque tefticule : on le nomme crémafter.

Le crémafter eft un mufcle fort mince qui embraffe en maniere de gaîne le cordon des vaiffeaux fpermatiques. Il naît du ligament inguinal, ordinairement par deux trouffeaux de fibres charnues, dont l'un vient du bord inférieur de l'oblique interne à l'endroit où il rencontre le tranfverfe, & l'autre du ligament inguinal proche fa jonction au pubis. Ces deux trouffeaux de fibres fe réuniffent pour former un plan mince qui paffe à travers l'anneau de l'oblique externe, defcend en s'épanouiffant le long du côté externe du cordon des vaiffeaux fpermatiques qu'il embraffe prefque entiérement, & va fe terminer par une aponévrofe à la tunique vaginale du tefticule.

Les anciens donnoient improprement à ce mufcle le nom de tunique érythroïde ou rougeâtre. Il fert à fufpendre le tefticule & à le foulever.

V.

Mufcles de la Verge.

ON compte pour l'ordinaire à la verge trois paires de mufcles ; fçavoir, les ifchio-caverneux, nommés improprement érecteurs, les bulbo-caverneux ou accélérateurs, & les tranfverfes ou triangu-

laires. Quelques-uns y ajoutent les proftatiques fupérieurs & inférieurs que l'on
ne rencontre que dans les fujets robuftes
& vigoureux.

1. *L'Ifchio-caverneux.*

L'ifchio-caverneux eft un mufcle plat
& mince qui naît par un principe tendineux fort court de la lévre interne de
la branche de l'ifchion & un peu de fa
tubérofité : d'où il monte obliquement
fur la racine du corps caverneux du
même côté qu'il embraffe, pour aller
s'inférer fur le corps de la verge, proche la fymphyfe du pubis, à l'endroit
où les deux corps caverneux fe réuniffent, par une aponévrofe dont les fibres
s'épanouiffent à droite & à gauche, & fe
confondent avec celles du mufcle de
même nom du côté oppofé.

2. *Le Bulbo-caverneux.*

Les bulbo-caverneux ne forment qu'un
mufcle penniforme, dont les fibres viennent fe rendre à un tendon mitoyen. Ce
mufcle prend naiffance au tendon mitoyen qui joint les mufcles tranfverfes, à
l'endroit où fe termine le fphincter cutané
de l'anus. De-là il s'avance fous le bulbe

de l'urètre qu'il embraſſe & auquel il ſe colle ; & après un court trajet le long de l'urètre , il va s'inſérer de chaque côté aux parties latérales des corps caverneux.

3. *Le Tranſverſe.*

Le tranſverſe eſt un petit muſcle long & étroit qui prend naiſſance de la face interne de la racine de la branche de l'iſchion ; d'où il ſe porte tranſverſalement le long du bord inférieur du ligament inter-oſſeux du pubis , vers l'urètre , entre ſon bulbe & l'anus où il ſe termine & rencontre celui du côté oppoſé. Le tendon mitoyen qu'ils forment par leur rencontre , ſert de point d'attache au bulbo-caverneux & au ſphincter cutané de l'anus.

4. *Le Proſtatique ſupérieur.*

Le proſtatique ſupérieur eſt un petit plan de fibres charnues plus ou moins apparentes , qui de la partie ſupérieure de la face interne de la branche de l'os pubis va ſe répandre ſur les proſtates , où il ſe perd rencontrant celui du côté oppoſé.

5. *Le Proſtatique inférieur.*

Le proſtatique inférieur ſe porte tranſ-verſalement de la ſymphyſe de la bran-che du pubis avec celle de l'iſchion ſous les proſtates où il rencontre celui du côté oppoſé.

Uſages des Muſcles de la Verge.

1°. **Les** muſcles iſchio-caverneux ont été nommés érecteurs, parce qu'on les croyoit deſtinés à relever la verge & à la redreſſer. Mais ſi l'on conſidere bien leur origine qui eſt plus bas & plus en dedans que les racines des corps caver-neux, on verra qu'ils ne peuvent opérer cet effet. Ils ne peuvent en avoir d'autre que de tirer la verge en bas & en arriere pour lui faire prendre une direction con-forme à celle du vagin. En comprimant les corps caverneux lorſqu'ils ſont gor-gés de ſang, ils contribuent à les roi-dir.

2°. **Les** bulbo-caverneux compriment le bulbe de l'urètre, ſur-tout lorſque le ſphincter de l'anus ſe contracte en même tems ; par cette compreſſion ils forcent l'urine de couler en avant. Ils accélérent auſſi par leurs contractions convulſives le cours de la liqueur féminale, lorfque la verge eft tendue. Ils concourent encore à l'érection de la verge par la compreffion qu'ils exercent fur le tiffu caverneux de l'urètre & fur les veines qui en rapportent le fang.

3°. On attribue communément aux mufcles tranfverfes la fonction de dilater l'urètre, mais c'eft fans fondement. Ils peuvent par leurs fecouffes convulfives pouffer la liqueur féminale. Ils refferrent auffi l'anus & tirent en arriere la portion voifine du périné.

4°. Les proftatiques inférieurs ont à peu-près les mêmes ufages que les précédents. Ils expriment par leurs fecouffes la liqueur des proftates.

5°. Les proftatiques fupérieurs fervent à exprimer la liqueur des glandes proftates fur lefquelles ils s'épanouiffent.

V I.

Mufcles du Clitoris.

On attribue au clitoris quatre mufcles, deux de chaque côté; l'un nommé érecteur & l'autre accélérateur. Il convient mieux de nommer le premier ifchio-caverneux du clitoris, & le fecond conftricteur du vagin.

1. *L'Ischio-caverneux.*

L'ischio - caverneux ou l'érecteur du clitoris est un muscle tout-à-fait semblable à celui de la verge de même nom, mais plus petit. Il naît de la partie inférieure interne de la tubérosité de l'ischion, monte sur le corps caverneux du clitoris du même côté, & va s'insérer à son extrémité proche le gland, par une expansion aponévrotique. Il a à peu-près les mêmes usages que celui de la verge. Il tire le clitoris en arriere & approche le gland de l'entrée du vagin.

2. *Le Constricteur du Vagin ou l'Accélérateur du Clitoris.*

Le constricteur du vagin est un plan musculaire très-mince qui prend naissance du sphincter de l'anus, monte en se rétrécissant sur le côté du vagin & va se terminer au clitoris, à l'endroit où ses jambes se rencontrent.

Ce muscle avec son congénère resserre le vagin. Et comme il est appliqué sur un lacis de vaisseaux qui rapportent le sang du clitoris, il s'oppose à son retour & sert à roidir le clitoris.

V I I.

Muscles de l'Anus.

IL y a à l'anus, c'est-à-dire, à l'extrémité inférieure du rectum, trois muscles; l'un impair nommé sphincter, & deux pairs nommé releveurs, un de chaque côté.

1. *Le Sphincter de l'Anus.*

Le sphincter de l'anus est un anneau irrégulier de fibres charnues qui embrasse l'extrémité du rectum. On peut y distinguer deux portions; l'une supérieure qui n'est autre chose que le plan circulaire de la tunique musculeuse de cet intestin, dont les fibres charnues sont plus ramassées, plus serrées, & plus apparentes en cet endroit; & l'autre inférieure composée de deux plans de fibres elliptiques ou ovalaires, qui se rencontrent & se croisent à leurs extrémités. Je nommerai la premiere portion, sphincter intestinal ou orbiculaire, parce que ses fibres sont plus circulaires & qu'il embrasse toute l'extrémité du rectum, sur lequel il a environ deux pouces d'étendue; & la seconde, sphincter cutané, parce qu'il s'avance d'un bon pouce au-delà du bout du rectum, pour se perdre à la peau qui fait le contour de l'anus.

Le sphincter cutané de l'anus prend naissance intérieurement de l'extrémité inférieure du coccyx & d'un ligament cutané fort grêle qui part de la pointe de cet os, & va se perdre en s'épanouissant dans la membrane adipeuse & à la peau des deux côtés de l'anus. Ce muscle se partage ensuite en deux plans qui embrassent dans leur écartement l'orifice de l'anus, se confondant supérieurement avec le bord inférieur du sphincter orbiculaire.

Ces deux plans se rencontrent antérieurement à angle aigu. Une partie de leurs fibres s'unit au tendon mitoyen du muscle transverse de la verge : l'autre partie se perd à la graisse & à la peau du périné.

2. *Le Releveur de l'Anus.*

Le releveur de l'anus est un muscle large & mince qui naît par un principe en partie charnu & en partie aponévrotique de tout le contour de la concavité du petit bassin, depuis la symphyse du pubis, jusqu'au-delà de l'épine de l'ischion, excepté à l'endroit de la sinuosité du trou ovalaire par où sortent les vaisseaux & le nerf obturateurs. Delà ses fi-

bres defcendent en fe rapprochant en maniere de rayons , vers la partie poftérieure
du rectum où elles rencontrent celles du
releveur de l'autre côté , & forment par
leur union un tendon mitoyen. Ces deux
mufcles confondent leurs fibres avec celles du fphincter , & embraffent l'extrémité
de l'inteftin poftérieurement & latéralement.

Les fibres antérieures de ce mufcle ,
celles qui naiffent de la fymphyfe du pubis embraffent en paffant le col de la veffie , les proftates & les véficules fémina-
les dans l'homme , & le vagin dans les
femmes.

Ufages des Mufcles de l'Anus.

1°. Le fphincter orbiculaire de l'a-
nus fert à froncer l'extrémité inférieure
du rectum & s'oppofe , en le fermant ,
à la fortie continuelle des excrémens. Le
fphincter cutané retrécit & ferme l'orifice extérieur de l'anus , en refferrant la
peau qui l'entoure ; il tire auffi la peau du
périné en arriere , & tient lieu de point
fixe aux tranfverfes de la verge & aux
bulbo-caverneux , & contribue par conféquent à l'expulfion de l'urine & à l'é-
miffion de la liqueur féminale.

2°. Les Releveurs en se contractant tirent la partie postérieure du rectum en devant & en haut, & servent par conséquent à le soutenir, lorsqu'on va à la selle, & à le relever. Ils resserrent aussi l'intestin & aident à l'expulsion des excréments qui se trouvent prêts à sortir. Ainsi c'est à tort qu'on les a regardés comme des dilatateurs de l'anus. Par leur portion antérieure ils pressent le col de la vessie, les vésicules séminales & les prostates, & ils expriment les humeurs qui y sont contenues. Dans la femme ils resserrent aussi le vagin.

I I I.

MUSCLES DES EXTRÉMITÉS.

COMME l'on a divisé dans l'Ostéologie les extrémités en supérieures & en inférieures, les muscles qui leur appartiennent seront distingués de même en ceux qui servent à mouvoir les extrémités supérieures, & en ceux qui meuvent les inférieures.

Mufcles des extrémités fupérieures.

LEs mufcles des extrémités fupérieures comprennent ceux qui fervent à mouvoir l'épaule, le bras, l'avant-bras, la main ou le poignet & les doigts.

I.

Mufcles de l'Épaule.

LEs mufcles qui fervent à mouvoir l'épaule fur le tronc font au nombre de fix, favoir, le trapèze, le rhomboïde, l'angulaire, le petit pectoral, le grand dentelé & le fouclavier. On pourroit y joindre le grand pectoral & le grand dorfal, qui appartiennent au bras.

1. *Le Trapèze.*

Le trapèze eft un grand mufcle plat & mince qui recouvre toute la partie poftérieure de l'épaule. Il prend naiffance par un tendon plat & court de l'arcade tranfverfale fupérieure de l'os occipital; du ligament cervical, des apophyfes épineufes des deux vertèbres inférieures du

col

col & des neuf fupérieures du dos,
quelquefois de toutes par des petits tendons très-courts. Il ne naît point immédiatement des apophyfes épineufes des
cinq vertèbres fupérieures du col. Il fe
joint feulement en cet endroit avec celui du côté oppofé par une forte aponévrofe qui s'unit très-étroitement aux fibres tendineufes des fplénius, & forme
ce que l'on appelle vulgairement le ligament cervical poftérieur. De toutes ces
attaches les fibres charnues de ce mufcle
fe portent vers l'omoplate & fuivent différentes directions. Les fupérieures vont
s'attacher au bord externe d'environ le
tiers poftérieur de la clavicule : les fuivantes qui viennent de la partie fupérieure
du col, au bord fupérieur de l'acromion ;
celles qui viennent de la partie inférieure
du col & de toutes les épines dorfales, fe
terminent au bord fupérieur de l'épine de
l'omoplate jufqu'à environ un pouce de
diftance de la petite facette triangulaire.

2. *Le Rhomboïde.*

Le rhomboïde eft un mufcle plat &
mince, irrégulierement quarré, fitué immédiatement fous le trapèze. Il prend
naiffance de la partie inférieure du liga-

ment cervical, des apophyses épineuses des deux vertèbres inférieures du dos par un plan tendineux ; d'où il se porte obliquement vers la base de l'omoplate, à la lévre externe de laquelle il s'attache, en s'étendant depuis la facette triangulaire jusqu'à son angle inférieur.

Ce muscle est divisé ordinairement en deux portions par une bande graisseuse ; une supérieure plus étroite & plus épaisse qui vient des apophyses épineuses des vertèbres du col, & qui se termine à la facette triangulaire, où elle recouvre en partie l'extrémité du muscle angulaire ; & l'autre inférieure plus large & moins épaisse qui vient des épines des vertèbres du dos & qui occupe le reste de la base de l'omoplate.

3. *L'Angulaire ou le Releveur propre de l'omoplate.*

L'angulaire est un muscle long & médiocrement épais situé sous le trapèze. Il naît des extrémités des apophyses transverses des quatre vertèbres supérieures du col, par autant de plans séparés qui se réunissent & descendent obliquement vers l'angle supérieur de l'omoplate, pour s'insérer à la lévre externe de l'espace que l'on remarque entre cet angle & la facette triangulaire, où il s'unit avec la portion supérieure du rhomboïde.

4. *Le petit Pectoral.*

Le petit pectoral surnommé le petit dentelé antérieur, est un petit muscle charnu & triangulaire situé à la partie supérieure du thorax, sous le grand pectoral. Il prend naissance du bord supérieur externe des deux, trois, quatre & cinquieme vraies côtes, proche leur union avec leur portion cartilagineuse, par autant de petites digitations charnues ; d'où il monte obliquement en arriere pour s'insérer par un tendon court & plat à l'apophyse coracoïde, entre le coraco-brachial & la tête intérieure du biceps.

5. *Le grand Dentelé.*

Le grand dentelé est un muscle large, charnu & assez épais qui recouvre la partie latérale du thorax, & qui est caché en partie sous l'omoplate. Il naît de la partie antérieure de toutes les vraies côtes, de la premiere des fausses, & quelquefois de la seconde & de la troisieme par autant de digitations charnues plus ou moins lon-

gues ; d'où il se porte vers la base de l'o-
moplate, à la lévre interne de laquelle il
s'insere, s'étendant depuis l'angle supérieur jusqu'à l'inférieur.

Le contour des digitations de ce muscle décrit une ligne courbe. Les supérieures ont leur attache plus éloignée des portions cartilagineuses des côtes : celles qui
suivent s'en approchent davantage ; les inférieures s'entrecroisent avec celles de l'o-
blique externe.

Quelques Auteurs font un muscle particulier de la portion supérieure de ce
muscle , qui des deux premieres vraies
côtes va s'insérer au quart supérieur de la
base de l'omoplate.

6. *Le Souclavier.*

Le souclavier est un petit muscle longuet placé obliquement entre la clavicule
& la premiere côte. Il prend naissance de
la partie cartilagineuse & un peu de l'extrémité osseuse de la premiere côte : d'où
se portant obliquement vers la clavicule,
il va s'insérer le long de sa partie inférieure, à environ un pouce de distance de
chaque extrémité.

Usages des Muscles de l'Épaule.

L'épaule peut se mouvoir en haut, **en** bas, en devant & en arriere. Tous ces mouvemens, ainsi que ses différentes attitudes, dépendent principalement de ceux de l'omoplate. La clavicule ne fait que la suivre & ne sert qu'à la borner. Mais pour bien comprendre le méchanisme de ces différens mouvemens, & de quelle maniere ils sont opérés par les muscles, il est nécessaire d'observer,

1°. Que l'omoplate n'a point d'appui solide sur lequel elle puisse se mouvoir, comme les autres os : elle n'est soutenue que par des muscles qui la brident & la dirigent dans tous ses mouvemens & dans ses différentes attitudes. Elle sert elle-même d'appui & de soutien à tous les mouvemens de l'humérus, à quelques-uns de ceux de l'avant-bras, & aux divers efforts que l'on feroit avec ces os.

2°. Que dans la plupart des mouvemens de l'épaule, l'omoplate ne se meut pas uniformément & parallelement à l'épine du dos. Elle ne fait que tourner plus ou moins sur son propre plan, comme sur un pivot. La clavicule qui forme une forte d'arc-boutant contre l'apophyse acromion, empêche que dans l'élévation & l'abaissement de l'épaule, l'omoplate ne glisse le long de l'épine du dos suivant une direction parallele. Dans l'élévation l'acromion monte, pendant que l'angle supérieur & postérieur de l'omoplate descend & s'approche de l'épine du dos, & que son angle inférieur s'en écarte. C'est tout le contraire dans l'abaissement. Dans les mouvements de l'épaule en devant & en arriere, la clavicule s'oppose aussi à ce que l'omoplate se meuve directement & parallelement à l'épine. Quand on porte l'épaule en devant, il faut nécessairement que l'acromion monte comme dans l'élévation, ou au moins qu'il s'écarte des côtes conjointement avec l'extrémité de la clavicule qui lui est jointe, si le mouvement n'est que peu considérable & fort gêné. Quand on la porte en arriere, l'acromion descend comme dans l'abaissement, ou il se rapproche des côtes, si le mouvement est foible.

3°. Que dans les mouvements que l'épaule fait en s'élevant pour soutenir un fardeau ou vaincre quelque résistance, elle ne présente que l'acromion. C'est la seule partie de l'omoplate qu'on leve pour supporrer le fardeau ou pour faire effort contre l'obstacle qui fait résistance.

Cela posé, si l'on fait attention aux diverses attaches des muscles de l'épaule & aux différentes directions de leurs fibres, on reconnoîtra qu'ils sont admirablement disposés pour opérer tous les mouvements dont l'omoplate est susceptible.

1°. Il est aisé d'appercevoir que les trois portions dont le trapèze est composé concourent à un même but, & ne peuvent avoir d'autre fonction que celle d'élever l'épaule & de s'opposer à son abaissement. Sa portion supérieure tire en haut l'acromion & l'extrémité de la clavicule qui y est attachée. Sa portion inférieure tire en bas la petite extrémité de l'épine de l'omoplate. Ces deux mouvements combinés & à contresens font faire la bascule à l'épine de cet os, & écartent sa petite extrémité des vertèbres, puisque l'acromion par son union avec la clavicule ne peut se porter en arriere lorsqu'il monte. La portion moyenne aide par ses fibres supérieures à l'élévation de l'acromion. Ses fibres inférieures qui sont plus courtes & moins obliques, font fonction de modératrices & empêchent l'omoplate de s'écarter de l'épine du dos.

2°. Mais comme ce muscle est très-mince & qu'il seroit seul insuffisant pour vaincre certaines résistances, il est secondé par le grand dentelé, mufcle très-fort qui tire l'omoplate plus ou moins en devant & l'empêche dans certains cas d'être repouf-fée en arriere. Ses bandes inférieures & rayonnées tirent l'angle inférieur de l'o-moplate en devant vers la partie latérale du thorax, & l'éloignent de l'épine du dos. Ses bandes moyennes tirent en mê-me-tems cet angle en haut, & font par conféquent monter l'acromion, qui ne peut être porté en devant à caufe que la clavicule l'en empêche. Sa portion ou bande fupé-rieure empêche que l'angle fupérieur de l'omoplate ne fe porte en arriere & ne def-cende, pendant que l'angle inférieur eft tiré en devant & en haut.

3°. Le rhomboïde tire obliquement en haut & en arriere la partie fupérieure de la bafe de l'omoplate, & fert de mo-dérateur au trapèze & au grand dentelé, dans leur action de tourner l'acromion en haut & de lever l'épaule. Il rétablit l'omo-plate dans fon affiette ordinaire, lorfque ces mufcles ceffent d'agir. Quand il agit de concert avec la portion inférieure du tra-pèze, il porte l'omoplate directement en arriere, comme il arrive lorfque l'on dé-gage les épaules.

4°. L'angulaire nommé affez impro-prement releveur propre de l'omoplate, eſt encore modérateur du trapèze & du grand dentelé. Il empêche l'angle ſupérieur de deſcendre lorſque ceux-ci font monter l'acromion, & quand ils ceſſent d'agir, il concourt avec le rhomboïde, à le relever & à faire baiſſer l'acromion.

5°. Le petit pectoral n'eſt qu'un modérateur du trapèze & du grand dentelé, dans l'action de tourner l'acromion en haut, l'angle ſupérieur en bas, & l'inférieur en devant. Il coopére avec le rhomhoïde & l'angulaire à rétablir l'omoplate dans ſon attitude naturelle, en tirant en bas l'apophyſe coracoïde, lorſque le trapèze & le grand dentelé ſont dans le relâchement.

6°. Le ſouclavier ne peut avoir d'autre uſage que celui d'abaiſſer la clavicule. On pourroit encore le regarder comme un modérateur du trapèze & du grand dentelé, dans l'élévation de l'acromion.

En expliquant les uſages des muſcles du bras, on verra quelle part le grand pectoral & le grand dorſal peuvent avoir aux mouvemens de l'épaule.

II.

Muscles du Bras.

Le bras exécute fes mouvemens fur l'omoplate par le moyen de neuf mufcles, qui font le grand pectoral, le coraco-brachial, le deltoïde, le fus-épineux, le fous-épineux, le petit rond, le grand rond, le grand dorfal & le fou-fcapulaire.

1°. *Le grand Pectoral.*

Le grand pectoral eft un mufcle large & fort épais qui recouvre prefque toute la partie antérieure de la poitrine. Il prend naiffance par un principe charnu du bord de prefque toute la moitié antérieure de la clavicule, de toute la face latérale externe du fternum, & des cartilages de toutes les vraies côtes, & quelquefois de la premiere & feconde des fauffes. De-là toutes fes fibres charnues fe rapprochent en maniere de rayons, & fe concentrent pour former un fort tendon plat & contourné qui va s'inférer à la partie fupérieure & antérieure de l'humérus, au bord externe de fa gouttiere, au deffus de l'attache du deltoïde, & au deffous de celle du grand dorfal qui eft attaché à l'autre

bord. Ce tendon en paſſant ſur la gouttiere bride celui du biceps qui y eſt logé.

Ce muſcle en ſe joignant au deltoïde
produit avec lui une aponévroſe qui s'u-
niſſant à celle du biceps, recouvre les muſcles du bras. Il forme auſſi le bord antérieur du creux de l'aiſſelle, dont le bord
poſtérieur eſt formé par le grand dorſal.

Le grand pectoral n'eſt diſtingué ſupérieurement du bord antérieur du deltoïde
que par une ligne graiſſeuſe ſur laquelle
rampe la veine céphalique.

2. *Le Coraco-Brachial.*

Le coraco-brachial eſt un petit muſcle long & mince ſitué à la partie interne & ſupérieure du bras, derriere le tendon du grand dorſal. Il tire ſon origine de
la pointe de l'apophyſe coracoïde, entre
les attaches du biceps & du petit pectoral,
par un tendon qui ſe confond avec la tête
interne du biceps. Il deſcend enſuite tout
charnu pour aller s'inſérer par une extrémité plate & très-peu tendineuſe à la partie moyenne & interne de l'humérus.

Ce muſcle eſt fendu dans ſon milieu
pour le paſſage d'une branche des nerfs
brachiaux. D'où lui vient le nom de *per-*

R 6

foratus Casserii, c'est-à-dire, muscle percé de *Casserius*.

3. *Le Deltoïde.*

Le deltoïde est un muscle très-épais, de figure triangulaire, qui recouvre le haut du bras & forme ce que l'on appelle vulgairement le moignon de l'épaule. Son bord antérieur n'est séparé du grand pectoral que par une ligne graisseuse, sur laquelle se rencontre ordinairement la veine céphalique.

Ce muscle est composé de dix-huit ou vingt petits muscles simples, rangés à côté & à contre-sens les uns des autres, & unis entre eux par des tendons mitoyens à la maniere des muscles penniformes. Il prend naissance par un principe charnu de la lévre inférieure de l'épine de l'omoplate, du bord extérieur de l'acromion & du tiers voisin du bord antérieur de la clavicule, comme par trois portions distinctes: de-là il passe sur l'articulation de la tête de l'humérus avec la cavité glénoïde de l'omoplate, au ligament capsulaire de laquelle il est joint par un tissu cellulaire. Ses fibres en se rapprochant se réunissent en un fort tendon qui va s'implanter dans la substance de l'humérus, à la grande empreinte musculaire que l'on remarque à la partie antérieure & presque moyenne de cet os, au bas de la ligne osseuse qui descend de la grosse tubérosité & qui forme le bord externe de la gouttiere dans laquelle glisse le tendon du biceps.

4. *Le Sus-épineux.*

Le sus-épineux est un muscle étroit & fort épais qui occupe toute la fosse sus-épineuse de l'omoplate. Il naît par un principe charnu de toute la moitié postérieure de cette fosse. Ses fibres se réunissent en un fort tendon qui passe sous l'acromion, pour aller s'insérer à la premiere facette de la grosse tubérosité de l'humérus, proche la gouttiere.

5. *Le Sous-épineux.*

Le sous-épineux est un muscle triangulaire & penniforme qui occupe toute la fosse sous-épineuse de l'omoplate. Il naît par des fibres charnues de la lévre externe de la base de cet os, & de la moitié postérieure de la fosse sous-épineuse. Ces fibres se réunissent en une masse charnue qui passe sous l'acromion & par dessus l'articulation de l'humérus, pour se terminer par un tendon plat & large à la facette moyenne de la grosse tubérosité de la tête de cet os. Il se colle en passant à la capsule articulaire.

6. *Le petit Rond.*

Le petit rond est un muscle long & charnu, placé sous le précédent auquel il tient assez fortement, dans un léger enfoncement qui s'étend depuis l'angle inférieur de l'omoplate jusqu'à son col. Il prend naissance de toute la partie moyenne de la côte inférieure de l'omoplate, & il va s'insérer postérieurement à la troisieme facette de la grosse tubérosité de l'humérus, par un tendon plat qui s'unit à celui du précédent.

Ce muscle & le sous-épineux sont en partie recouverts par une expansion aponévrotique qui s'étend depuis l'épine de l'omoplate jusqu'à sa côte inférieure.

7. *Le grand Rond.*

Le grand rond est un muscle long, épais & applati, placé le long de la côte inférieure de l'omoplate. Il naît de la face externe de l'angle inférieur de cet os, par une masse charnue; d'où se portant obliquement de bas en haut le long de cette côte, il va s'inférer par un tendon plat & large au quart fupérieur de l'humérus intérieurement, au bas de la ligne offeufe qui répond à la petite tubérofité, un peu au-deffous de l'infertion du grand pectoral.

8. *Le grand Dorfal.*

Le grand dorfal ou le très-large du dos, eft un mufcle large, plat & charnu qui recouvre la plus grande partie du dos. Il naît par une large aponévrofe de la lévre externe de la partie poftérieure de la crête de l'os des îles, de l'épine fupérieure de l'os facrum, de toutes celles des vertèbres lombaires & des fix ou fept inférieures du dos, & des quatre dernieres fauffes-côtes, par des digitations charnues qui recouvrent celles du dentelé poftérieur & s'entrelacent avec celles de l'oblique externe du bas-ventre. De tous ces points les fibres charnues de ce mufcle fe portent plus ou moins obliquement vers l'humérus, recouvrent une grande partie du dos, paffent fur l'angle inférieur de l'omoplate auquel elles s'attachent par un petit plan charnu : enfuite elles fe réuniffent en un tendon plat & contourné, qui paffe fous celui du grand rond & va fe terminer à la partie supérieure interne de l'humérus, au bord interne de la gouttiere, un peu au-deſſous de la petite tubéroſité & au-deſſus du tendon du grand rond qu'il recouvre en partie. Ce tendon forme le bord poſtérieur du creux de l'aiſſelle.

9. *Le Sous-Scapulaire.*

Le ſous-ſcapulaire eſt un muſcle large, médiocrement épais & preſque triangulaire, qui recouvre toute la face interne de l'omoplate. Il naît par un principe charnu de la lévre interne de toute la baſe de l'omoplate & de tous les points de ſa face interne juſqu'au col, où il forme un tendon large & plat qui s'inſere à la petite tubéroſité de l'humérus, en ſe collant au ligament capſulaire.

Le tendon de ce muſcle & ceux des ſus-épineux, du ſous-épineux & du petit rond s'uniſſent par leurs bords voiſins, & font par leur jonction une eſpece de calotte qui couvre le deſſus de la tête de l'humérus.

Uſages des Muſcles du Bras.

L'articulation de l'humérus avec la cavité glénoïde eſt une articulation liga-

menteuſe lâche qui lui permet des mouvemens en tous ſens. Il peut étre élevé &
abaiſſé, écarté & rapproché des côtes,
porté en devant & en arriere. Il peut être
mû en rond non-ſeulement en tournant
ſur ſon axe, mais encore en maniere de
fronde. Tous ces mouvemens ſont exécutés par l'action des neuf muſcles dont
on vient de donner la deſcription. Mais
pour bien concevoir la part que chacun
d'eux peut avoir à ces divers mouvemens,
il faut conſidérer attentivement leurs attaches & leurs directions ſuivant les différentes attitudes.

1°. Le bras eſt levé en haut directement
& écarté du thorax par l'action de toute
la maſſe du deltoïde. Ce membre étant
levé par un mouvement direct & retenu
dans cette attitude, la portion antérieure
de ce muſcle le porte obliquement en
devant, & ſa portion poſtérieure obliquement en arriere, ſelon qu'elles ſe contractent inégalement ou ſéparément. On peut
en ce cas-là les regarder comme des muſcles directeurs à l'égard de la portion
moyenne.

Lorſque le bras eſt levé & que l'on eſt
debout ou aſſis, le deltoïde opere ſeul
ſon abaiſſement ſans le ſecours d'aucun
muſcle. En ſe relachant par degrés plus

ou moins, il contre-balance l'effort que fait le bras par sa propre pesanteur pour se rapprocher des côtes. Quand on est couché, le bras tendu, il est rapproché du thorax principalement par l'action du grand pectoral & du grand dorsal ; mais dans ce cas-là les portions latérales du deltoïde servent à le serrer & à l'affermir davantage contre les côtes.

2°. Le muscle sus-épineux est regardé assez communément comme un releveur du bras & un auxiliaire du deltoïde. Mais si l'on fait attention à l'insertion de ce muscle, on verra qu'elle est trop voisine de l'articulation & du centre de mouvement, pour pouvoir produire cet effet. Son principal usage est d'empêcher la tête de l'humérus de sortir de la cavité glénoïde dans les premiers efforts que fait le deltoïde pour lever le bras, & d'empêcher que le ligament orbiculaire de l'article ne soit pincé & froissé entre la tête de l'humérus & le bord de la cavité glénoïde. En se contractant il comprime fortement la tête de l'humérus & appuie contre elle pour l'empêcher de monter en haut & de sortir de sa cavité : & comme il est fortement collé au ligament capsulaire, il l'écarte de l'articulation, & l'empêche de se plisser & de s'engager entre la tête de l'os & la cavité qui la reçoit.

3°. Le bras est baissé & rapproché des côtes principalement par les muscles grand pectoral & grand dorsal.

Le grand pectoral ne sert pas seulement à baisser le bras, à le rapprocher des côtes & à l'y tenir appliqué fortement ; il le porte encore vers le devant de la poitrine, soit qu'il soit levé ou non. Sa portion supérieure, lorsqu'elle agit seule, tire le bras en haut & en devant. Sa portion inférieure outre l'abaissement du bras, opere encore celui de l'épaule plus ou moins fortement. Elle contribue aussi à lever le tronc, quand on est suspendu par les mains, comme dans l'action de grimper.

Le grand dorsal rabaisse le bras en le tirant obliquement en arriere & le rapproche des côtes, lorsqu'il est levé, principalement par sa portion inférieure. Il abaisse aussi l'épaule, par cette même portion, & l'affermit dans cette attitude pour surmonter les efforts opposés, comme quand on marche avec des béquilles. Il contribue au mouvement de rotation de l'humérus sur son axe, par sa portion dorsale, comme il arrive quand après avoir fléchi le bras, on le porte derriere le dos. Il sert aussi à soutenir & à soulever le poids de tout le corps, lorfqu'on fe fufpend par les mains pour grimper.

4°. Le coraco-brachial fert à porter le bras devant la poitrine & à le lever dans le même fens. Il fert aufli à mouvoir l'omoplate fur l'humérus quand celui-ci eft fixe & arrêté, & à faire tourner l'humérus autour de fon axe.

5°. Le fous-épineux fait tourner l'humérus fur fon axe de devant en dehors, lorfque le bras eft pendant le long du tronc. Quand il eft levé par le deltoïde & porté en arriere, il empêche que le ligament capfulaire ne foit pincé. Lorfque l'humérus eft levé & porté en devant par le grand pectoral, il fert d'appui à la tête de cet os, & il empêche qu'elle ne fe luxe en arriere & qu'elle ne forte de la cavité glénoïde.

6°. Le petit rond fait tourner l'humérus autour de fon axe, de devant en dehors, lorfque le bras eft pendant le long du tronc. Il le tire aufli en arriere, foit qu'il foit levé ou abaiffé, pourvu que le fous-fcapulaire agiffant en même-tems lui ferve de modérateur, en empêchant le mouvement de rotation.

7°. Le grand rond fait tourner l'humérus autour de fon axe, lorfqu'il n'eft pas levé, pour porter l'avant-bras derriere le dos. Il eſt auſſi auxiliaire du grand dorſal, dans l'action de tirer le bras en arriere, ſans faire tourner l'humérus ſur ſon axe.

8°. On attribue ordinairement, mais mal-à-propos, au ſous-ſcapulaire la fonction de ſerrer le bras contre les côtes, d'où vient le nom de porte-feuille qu'on lui donne vulgairement. Il ſert principalement à faire tourner l'humérus ſur ſon axe de dehors en devant, dans la ſituation naturelle du bras, & à porter la main derriere le dos. Quand le bras eſt levé & qu'on le porte en arriere avec force, il empêche que la tête de l'humérus ne ſe luxe en devant & n'abandonne la cavité glénoïde. Il peut encore être regardé comme un modérateur de l'action des autres muſcles.

9°. Les mouvemens en fronde ou de circonduction de l'humérus, s'exécutent par l'action alternative & ſucceſſive de tous ces muſcles.

III.

Muſcles de l'Avant-bras.

L'AVANT-BRAS exécute ſes mouvemens par l'action de huit ou dix muſcles ;

favoir, le biceps, le brachial interne, le long & le court extenfeur, le brachial externe, l'anconé, le rond & le quarré pronateur, le long & le court fupinateur.

1. *Le Biceps ou Coraco-Radial.*

Le biceps eft un mufcle à deux têtes fitué le long de la partie antérieure & interne du bras. Ses deux têtes font diftinguées en interne & en externe. L'interne naît par un tendon plat, plus large & plus court que l'externe, du bec de l'apophyfe coracoïde, à côté du tendon du coracobrachial qui lui eft très-adhérent. L'externe naît du bord fupérieur de la cavité glénoïde par un tendon long & grêle qui perce le ligament capfulaire de l'articulation, paffe fur la tête de l'humérus, & gliffe tout le long de la gouttiere que l'on remarque à la partie fupérieure & antérieure de cet os, dans laquelle il eft retenu par une gaîne ligamenteufe qui eft un prolongement du ligament capfulaire. Ces deux tendons répondent chacun à une portion charnue qui fe réuniffent vers le milieu du bras pour ne former qu'un feul ventre, lequel defcend le long de fa partie antérieure & un peu interne, pour fe terminer au pli du coude par un tendon médiocrement large & très-fort & par une aponévrose. Le tendon s'insere à la partie postérieure & raboteuse de la tubérosité du col du radius. L'aponévrose se détache de ce même tendon un peu au-dessus de son insertion, & se porte obliquement & en s'élargissant vers le condyle interne, recouvrant tous les muscles de la face interne & postérieure de l'avant-bras, se confondant avec leur enveloppe commune, & fournissant des cloisons qui se plongent dans leurs interstices. C'est cette aponévrose que l'on court risque de piquer plûtot que le tendon dans la saignée du bras.

2. *Le Brachial interne.*

Le brachial interne est un muscle long, large & épais, situé sous le biceps, le long de la partie antérieure de la moitié inférieure de l'humérus à laquelle il est collé. Il naît par un principe charnu & fourchu de la partie moyenne supérieure de l'humérus, embrassant dans son échancrure le tendon du deltoïde; & de toute la surface antérieure de cet os, le long de laquelle il descend, jusques au-dessus des deux fossettes de son extrémité inférieure, s'étendant de part & d'autre jusqu'aux an-

gles qui répondent à ſes condyles. Ce muſcle paſſe enſuite par-deſſus l'article, pour
aller s'inférer par un tendon plat & fort,
à l'empreinte muſculaire que l'on remarque au deſſous de l'apophyſe coronoïde du
cubitus. Il y a pluſieurs de ſes fibres qui
ſe perdent au ligament capſulaire, pour
empêcher qu'il ne ſoit pincé dans la flexion
de l'avant-bras.

3. *Le Long Extenſeur.*
4. *Le Court Extenſeur.*
5. *Le Brachial Externe* ou *le Triceps brachial.*

Ces trois muſcles n'en font proprement
qu'un à trois têtes qui ſe réuniſſent pour
former un tendon commun; d'où lui vient
le nom de triceps brachial. C'eſt une maſſe charnue très-conſidérable qui occupe
toute la partie poſtérieure de l'humérus.
Ces trois têtes ſont inégalement longues.
Celle du milieu qui porte le nom de long
extenſeur eſt la plus longue. Celle qui eſt
du côté interne eſt la plus courte, d'où lui
vient le nom de court extenſeur. Celle du
côté externe que l'on a nommée brachial
externe tient le milieu entre les deux autres.

La longue tête du triceps ou le long
extenſeur naît par un tendon court &
plat de l'extrémité antérieure de la côte
inférieure

inférieure de l'omoplate & de l'empreinte inférieure de fon col. Elle defcend enfuite le long de la partie poftérieure de l'humérus, où elle fe confond avec les deux autres vers la partie moyenne de cet os.

La tête latérale interne ou le court extenfeur occupe la moitié inférieure du côté interne de l'humérus. Elle prend naiffance par un principe charnu au-deffous de l'infertion du grand rond.

La tête latérale externe ou le brachial externe occupe le côté externe de la partie poftérieure de l'humérus. Elle naît de la partie fupérieure de cet os un peu au-deffous de la groffe tubérofité, au-deffous de l'infertion du petit rond, & elle defcend tout le long de l'os du bras auquel elle eft immédiatement collée.

Ces trois têtes fe réuniffent vers la portion moyenne de l'humérus en une feule maffe charnue qui s'étend de chaque côté jufqu'aux crêtes des condyles, & qui fe termine par un fort tendon épais & aponévrotique à la tubérofité raboteufe de l'olécrâne, s'attachant par quelques-unes de fes fibres au ligament capfulaire. Il fe détache de ce tendon une aponévrofe qui recouvre la partie poftérieure de l'avantbras.

S

6. *L'Anconé.*

L'anconé eſt un petit muſcle triangulaire ſitué obliquement le long du côté externe de l'olécrâne. Il naît par un petit tendon aſſez fort de la partie inférieure & poſtérieure du condyle externe de l'humérus, d'où il ſe porte obliquement vers la face externe du cubitus où il ſe termine, environ trois travers de doigt au-deſſous de l'olécrâne.

Ce muſcle eſt tellement adhérent au tendon du triceps-brachial, qu'il ſemble n'en être qu'une continuation.

7. *Le Long Supinateur ou le Long radial.*

Le long ſupinateur eſt un muſcle long & plat qui s'étend tout le long de la convexité du radius. Il naît par un principe charnu de la crête de l'humérus, trois ou quatre travers de doigts au-deſſus de ce condyle; d'où il deſcend tout le long de la face convexe du radius, pour s'inſérer par un tendon plat & étroit un peu au-deſſus de ſon apophyſe ſtyloïde.

8. *Le Court Supinateur.*

Le court ſupinateur eſt un petit muſcle mince & charnu, placé profondément fous le long, & qui embraffe obliquement la partie fupérieure du radius. Il naît du bas du condyle externe de l'humérus & de la partie fupérieure & externe du cubitus, embraffant l'articulation du radius avec l'humérus : de-là il fe porte obliquement vers la partie fupérieure interne du radius pour s'inférer au-deffous de la tubérofité bicipitale, defcendant prefque jufqu'à fa partie moyenne, à côté du ligament inter-offeux.

9. *Le Rond Pronateur, le Pronateur Supérieur ou Oblique.*

Le rond pronateur eft un petit mufcle plat & médiocrement épais, fitué au pli du coude. Il naît du condyle interne de l'humérus, par un principe charnu, d'où fe portant obliquement en dehors, il va s'inférer à la partie moyenne de la convexité du radius.

10. *Le Quarré Pronateur, le Pronateur Inférieur ou Tranfverfe.*

Le quarré pronateur eft un petit mufcle charnu & quarré, placé tranfverfalement à la face interne de l'extrémité in-

férieure de l'avant-bras. Il est attaché d'u-
ne part le long de l'éminence longuette
que l'on remarque au bas de l'angle interne du cubitus, & par son autre extrémité
à la face plate de la partie inférieure du
radius.

Ce muscle est composé de plusieurs
couches de fibres charnues inégalement
longues; celles qui sont superficielles &
extérieures, étant plus longues que les
internes.

Usages des Muscles de l'Avant-bras.

L'articulation des os de l'avant-bras
entre eux & avec l'extrémité inférieure de
l'humérus, leur permet quatre sortes de
mouvemens; de flexion & d'extension,
de pronation & de supination. On attribue communément le mouvement de flexion à l'action des muscles biceps & brachial interne; l'extension au triceps brachial & à l'anconé; la pronation au rond
& quarré pronateur; & la supination au
long & court supinateur. Mais si l'on
considere attentivement l'origine, la direction & l'insertion des muscles biceps
& long supinateur, on n'aura pas de peine à concevoir que le premier a plus de
part à la supination qu'à la flexion; & que

le second en a plus à la flexion qu'à la supination.

1°. La flexion de l'avant-bras dépend principalement de l'action du brachial interne. Ce muscle fléchit aussi réciproquement le bras sur l'avant-bras quand celui-ci est fixe & arrêté. Celles de ses fibres qui se perdent au ligament articulaire, empêchent qu'il ne soit pincé entre les extrémités des os dans la flexion.

2°. Le biceps peut bien contribuer jusqu'à un certain point à la flexion de l'avant-bras; mais en examinant la maniere dont il s'infere à la tubérosité du radius, il est évident que son principal usage est de faire rouler cet os autour de son axe sur la petite tête de l'humérus, dans la petite cavité semi-lunaire du cubitus & autour de la petite tête de cet os, de dedans en dehors, & de mettre par conséquent l'avant-bras en supination. Il peut encore mouvoir le bras sur l'avant-bras quand celui-ci est fixe & immobile, & aider dans le même cas au mouvement de l'omoplate sur l'humérus. Son tendon qui glisse dans la gouttiere de cet os joint son action à celle du sus-épineux, pour empêcher l'humérus de sortir de la cavité glénoïde, lorsqu'on leve le bras.

3°. Le long fupinateur eft un vrai fléchiffeur de l'avant-bras. Il n'eft capable de produire tout au plus qu'une demi-fupination, en rétabliffant le radius dans fa fituation naturelle, lorfque la main eft tout-à-fait en pronation.

4°. Le triceps brachial eft entiérement deftiné à l'extenfion de l'avant-bras fur le bras, & réciproquement du bras fur l'avant-bras, quand cette partie eft fixe & arrêtée par quelque réfiftance. Sa longue tête étant attachée au col de l'omoplate, peut encore mouvoir l'omoplate fur l'humérus, en tirant fa bafe en bas & en levant le fommet de l'épaule. Cette même attache le rend propre à porter le bras en arriere plus directement que les mufcles grand & petit rond.

5. L'anconé eft un auxiliaire du triceps & fert auffi à étendre l'avant-bras, lorfqu'il n'eft fléchi qu'à demi. Car quand il l'eft entierement il paroît plus propre à maintenir la flexion, qu'à produire l'extenfion.

6°. Le court fupinateur en fe contractant doit à caufe de l'obliquité de fes fibres, faire tourner le radius fur fon axe de dedans en dehors & produire la fupination. Mais il paroît trop foible pour produire feul ce mouvement. Il a befoin d'être aidé par le biceps qui l'opère bien plus efficacement.

7°. Le rond & le quarré pronateurs ne peuvent avoir d'autre fonction, que celle de faire tourner le rayon fur fon axe de dehors en dedans, & de mettre l'avant-bras en pronation.

IV.

Mufcles de la Main ou du Poignet.

LES mufcles qui meuvent la main ou le poignet fur l'avant-bras, font au nombre de cinq ou fix, fçavoir, le cubital interne, le radial interne, le long palmaire, le cubital externe & le radial externe qui eft double & diftingué en long & en court; j'y joindrai le petit palmaire & le métacarpien, qui appartiennent à la paume de la main.

1. *Le Cubital interne.*

Le cubital interne eft un mufcle long & charnu, fitué le long de l'angle externe du cubitus. Il naît de la face poftérieure du condyle interne de l'humérus, par un principe tendineux, de l'olécrâne & de la moitié fupérieure poftérieure du cubitus, par les fibres charnues, s'uniſſant avec le tendon du profond qu'il recouvre : il deſcend enſuite le long de l'angle externe du cubitus pour ſe terminer par un tendon court & fort à l'os piſiforme ſans paſſer ſous aucun ligament.

2. *Le Radial interne.*

Le radial interne eſt un muſcle long ſitué obliquement ſur la face interne de l'avant-bras. Il prend naiſſance par un court tendon de la facette externe & ſupérieure du condyle interne de l'humérus, entre le rond pronateur & le long palmaire, avec leſquels il eſt comme confondu : de-là il deſcend obliquement vers la face interne du radius, où il ſe change en un long tendon qui deſcend tout le long de la face interne de cet os, paſſe ſous un ligament annulaire particulier & par la ſinuoſité du trapeze, pour venir s'inſérer à la face interne de la baſe du premier os du métacarpe.

3. *Le Long Palmaire.*

Le long palmaire eſt un petit muſcle long & grele, ſitué le long de la partie interne de l'avant-bras, immédiatement ſous les tégumens. Il naît par un principe charnu du condyle interne de l'humérus entre le cubital & le radial interne, avec lefquels il communique. Son ventre qui eſt gréle & très-court ſe change en un tendon long & menu qui deſcend le long de la face interne de l'avant-bras, ſur le ſublime, va paſſer ſur le ligament annulaire ou tranſverſal interne commun à la ſurface duquel il eſt étroitement collé, & paroît s'épanouir en une aponévroſe que l'on nomme aponévroſe palmaire.

Cette aponévroſe eſt une toile tendineuſe qui recouvre preſque toute la paume de la main, & qui après avoir fourni des filets à la peau, jette des faiſceaux de fibres qui s'enfonçant entre les tendons des fléchiſſeurs des doigts, s'attachent fortement aux os du métacarpe. Ces faiſceaux de fibres forment des cloiſons qui féparent les muſcles, les tendons, les nerfs & les vaiſſeaux ſanguins de chaque doigt.

Le long palmaire ne ſe rencontre pas dans tous les ſujets, mais l'aponévroſe ne manque jamais. C'eſt ce qui fait douter que cette membrane lui appartienne eſſentiellement. Quand le muſcle manque, l'aponévroſe prend naiſſance du ligament annulaire commun & du tendon du cubital interne.

S 5

4°. *Le Cubital externe.*

Le cubital externe eſt un muſcle long ſitué à la partie externe de l'avant-bras. Il naît du condyle externe de l'humérus & de la moitié ſupérieure de la face externe du cubitus. Son tendon gliſſe dans la ſinuoſité que l'on remarque derriere l'apophyſe ſtyloïde de cet os, paſſe ſous un ligament annulaire particulier & va s'inférer à la face externe de la baſe du quatrieme os du métacarpe.

5. *Le Radial externe.*

Le radial externe comprend deux muſcles étroitement collés enſemble, ſitués le long de la face externe du radius, & diſtingués en long & en court.

Le long radial qui ſe préſente le prémier à la vue, prend naiſſance de la crête du condyle externe de l'humérus.

Le court radial naît du condyle même un peu plus bas que le long, & du ligament articulaire.

De là ces deux muſcles deſcendent le long de la face externe du radius, étant collés enſemble par leur portion charnue & donnent chacun un tendon. Ces deux tendons marchent de compagnie vers l'extrémité inférieure du radius, où ils paſſent ensemble ſous un ligament annulaire particulier & s'écartent enſuite l'un de l'autre pour aller s'inſérer, le premier à la face externe antérieure de la baſe du premier os du métacarpe, & le ſecond à la face externe de la baſe du ſecond os.

6. *Le petit ou court Palmaire, ou Palmaire cutané.*

Le petit palmaire eſt un petit plan très-mince de fibres charnues, courtes & cutanées, ſitué tranſverſalement ſur le bord de la paume de la main qui répond au petit doigt. Ses fibres naiſſent du ligament annulaire commun & du bord de l'aponévroſe palmaire, & après quelques lignes de chemin elles ſe perdent à la peau, ſans avoir aucune connexion aux os du métacarpe. Elles ſont quelquefois ſi déliées & ſi pâles, qu'on a de la peine à les appercevoir.

7. *Le Métacarpien.*

Le métacarpien eſt un petit muſcle charnu ſitué obliquement dans la paume de la main, le long de la face interne du quatrieme os du métacarpe, derriere l'hypothé-

S 6

nar, avec lequel on le confond quelquefois. Il vient de l'os crochu & du ligament
annulaire commun, d'où il defcend obliquement le long de la face interne du
quatrieme os du métacarpe, pour s'inférer le long de tout le bord externe de
cet os.

Ufages des Mufcles de la Main.

L'articulation des os du carpe avec la
bafe du radius permet de mouvoir la main
en plufieurs fens. 1°. Elle peut être fléchie
ou tournée vers le côté interne de l'avant-
bras. 2'. Elle peut être tendue ou tournée vers le côté externe, ce que l'on de-
vroit plutôt appeller renverfement de la
main qu'extenfion, puifque le métacarpe
qui eft déja naturellement fléchi dans ce
fens, le devient encore plus par l'action
des mufcles extenfeurs. 3°. Elle peut être
tournée du côté du radius feul, ou 4. du
côté du cubitus feul. Dans le premier fens,
c'eft un mouvement d'adduction; & dans
le fecond, c'eft abduction. 5°. Enfin on peut
faire faire à la main des mouvemens plus
ou moins obliques, & de circonduction,
par la combinaifon des mouvemens précédents. Mais ces mouvemens fe font
avec peu de liberté, à caufe de la figure

oblongue de la cavité de la bafe du radius.
On ne peut les exécuter avec quelque facilité & promptitude, fans le concours de
la pronation & de la fupination.

1° La flexion du poignet eft produite
par l'action fimultanée du cubital interne,
du radial interne, & du long palmaire.

2°. Lorfque le cubital interne agit feul,
il tire la main obliquement vers le condyle
interne & l'olécrâne ; & quand il agit de
concert avec le cubital externe, il tourne
le petit bord de la main vers l'olécrâne, &
produit ce que l'on nomme abduction.

3°. Le radial interne agiffant feul meut
obliquement vers l'angle interne du radius,
la portion de la main qui regarde le pouce. Il eft encore auxiliaire des pronateurs.
Quand il agit de concert avec le radial
externe, il porte le grand bord de la main
directement vers l'extrémité voifine du
radius & opère l'adduction.

4°. Le long palmaire ne contribue pas
feulement à la flexion du poignet, on peut
encore le regarder comme un auxiliaire
du précédent dans les mouvemens de pronation.

5°. L'extenfion ou le renverfement du
poignet dépend de l'action fimultanée du
cubital externe & du radial externe.

6°. Le cubital externe, lorfqu'il agit

feul, tire le petit bord de la main obliquement vers l'olécrâne & le condyle externe

7°. Le radial externe agiffant feul tire obliquement vers l'angle externe du radius le premier os du métacarpe, & la portion de la main qui lui répond. Le long radial paroît être plus particulierement auxiliaire du radial interne, & le court du cubital externe.

8°. Le mouvement de circonduction de la main dépend de l'action fucceffive & alternative de ces mêmes mufcles, & de celle des mufcles pronateurs & fupinateurs.

9°. L'aponévrofe du long palmaire ne fert qu'à contenir les mufcles fléchiffeurs des doigts, & à empêcher qu'ils ne fe déplacent en fe contractant.

10°. Le court palmaire n'a d'autre ufage que celui de rider & de froncer la peau de la paume de la main, pour lui donner plus de profondeur.

11° Le métacarpien fert à contourner le quatrieme os du métacarpe vers le pouce & à rendre la paume de la main plus creufe, pour faire avec le précédent, ce que l'on appelle le gobelet de Diogène.

V.

Muscles des Doigts.

LES muscles deſtinés aux divers mouvemens des doigts ſont diſtingués en
communs & en propres. On appelle muſcles communs des doigts ceux qui ſe partagent en pluſieurs tendons qui ſe terminent aux quatre derniers doigts. Les propres n'ont qu'un tendon & ſont bornés
aux mouvemens particuliers de certains
doigts. Les uns & les autres ſont encore
diviſés en fléchiſſeurs & en extenſeurs, en
adducteurs & en abducteurs, ſelon la
diverſité de leurs fonctions.

Ces termes adducteurs & abducteurs
ſont des expreſſions fort équivoques &
qui n'ont pas la même ſignification chez
tous les Anatomiſtes. J'appelle muſcles
adducteurs ceux qui meuvent les doigts
latéralement en les tirant vers le radius ; &
muſcles abducteurs ceux qui les meuvent
latéralement du côté du cubitus.

Muscles communs des Doigts.

On range parmi les muſcles communs
des doigts le ſublime & le profond, l'ex-

tenfeur commun, les quatre lombricaux, & les inter-offeux.

1. *Le Sublime ou Perforé.*

Le fublime eft un mufcle long & d'un volume confidérable, fitué le long de la partie interne de l'avant-bras, & qui fe partage inférieurement en quatre tendons longs & grêles. Il prend naiffance du condyle interne de l'humérus & de la partie fupérieure interne du cubitus & du radius, & du ligament inter-offeux; d'où il fe porte vers la partie interne de l'avant-bras. Arrivé vers fon milieu il fe partage en quatre portions qui fourniffent chacune un tendon long & applati, lefquels font enveloppés dans une gaîne membraneufe. Ces quatre tendons paffent fous le ligament annulaire ou tranfverfal interne commun, & marchant fous l'aponévrofe palmaire, ils s'éloignent les uns des autres pour aller gagner la partie fupérieure interne des premieres phalanges des quatre derniers doigts, gliffant dans une gaîne ligamenteufe qui s'attache aux lignes rabotteufes de leur furface plate & s'étend d'une phalange à celle qui fuit. Chacun de ces tendons fe partage à peu près vers la partie moyenne des premieres phalanges,

en deux petites bandes qui fe contournent
pour venir fe réunir par leurs bords op-
pofés, laiffant entr'elles une ouverture ou
fente pour le paffage des tendons du profond : après quoi ils vont fe terminer à la
face interne des quatre deuxiemes phalanges près de leurs bafes.

2. *Le Profond ou Perforant.*

Le profond eft un gros mufcle affez
femblable au précédent fous lequel il eft
placé. Il naît de la partie fupérieure &
moyenne du cubitus tant de fa face interne que de fa face poftérieure, & du ligament inter-offeux. Arrivé à la partie
inférieure de l'avant bras, il fe partage
en quatre portions qui fourniffent autant
de tendons, envelopés dans une gaîne comme ceux du fublime, fous lefquels ils font
couchés. Ils paffent enfuite fous le ligament annulaire interne commun, gliffant
dans la gouttiere formée par les os du carpe, & continuant leur route le long de
la face interne des doigts, ils traverfent
les fentes tendineufes du fublime pour aller s'inférer à la face interne des troifiemes
phalanges proche leurs bafes.

Les tendons de ces deux mufcles, outre la gaîne tendineufe qui les bride & les

affujettit le long des phalanges, font encore bridés de diftance en diftance par des demi-anneaux cartilagineux.

3. *L'Extenfeur commun des Doigts.*

L'extenfeur commun des quatre derniers doigts eft un mufcle long & affez gros, fitué le long de la face externe de l'avant-bras entre le cubital & le radial externes. Il naît par un principe tendineux du condyle externe de l'humérus, d'où il defcend le long de la face externe de l'avant-bras, s'attachant au ligament interoffeux. Il fe partage enfuite en quatre portions qui fe changent en autant de tendons, lefquels paffent fous le ligament annulaire externe commun & fe continuent fur le dos de la main & le long de la face externe des phalanges des quatre derniers doigts, pour aller s'inférer à la racine des ongles.

Ces tendons communiquent entr'eux vers la partie inférieure des os du métacarpe, par des entrelacemens tendineux qui vont trafverfalement d'un tendon à l'autre : ils s'élargiffent en s'applatiffant à mefure qu'ils avancent vers les doigts ; & leurs fibres s'écartent aux endroits des articulations où elles laiffent entr'elles une efpace vuide en forme de lozange.

4. *Les Lombricaux.*

Les lombricaux font quatre petits mufcles grêles placés dans le creux de la main,
& qui ont la même direction que les tendons du fublime & du profond. Ils fe
détachent du bord interne & de la face
antérieure des tendons du profond fous
le ligament annulaire interne commun, les
accompagnant jufqu'à la bafe des premieres phalanges des quatre derniers doigts,
où ils s'infèrent du côté qui regarde le
pouce, & fe confondant avec les tendons
de l'extenfeur commun.

5. *Les Inter-offeux.*

Les inter-offeux font de petits mufcles
placés entre les os du métacarpe. Ils font
au nombre de fept, trois internes & quatre externes.

Le premier des inter-offeux internes,
vient de la partie fupérieure & cubitale
du troifieme os du métacarpe, & de toute
la longueur du côté radial du fecond. Il
va s'inférer par un court tendon à la partie
fupérieure & cubitale de la premiere
phalange du doigt indicateur.

Le fecond inter-offeux interne vient

de la partie fupérieure & cubitale du troifieme os du métacarpe & de toute la longueur du côté radial du quatrieme. Il fe termine par un tendon court à la partie fupérieure & radiale de la premiere phalange du doigt annulaire.

Le troifieme inter-offeux interne naît de la partie fupérieure & cubitale du quatrieme os du métacarpe, & s'attache fur le long de la partie radiale du cinquieme, pour aller s'inférer par un petit tendon à la partie fupérieure & radiale de la premiere phalange du petit doigt.

Le premier des inter-offeux externes eft plus fort que les autres. Il naît de la partie fupérieure & cubitale du premier os du métacarpe ; puis s'attachant le long de la partie radiale du fecond, il va s'inférer à la partie fupérieure & radiale de la premiere phalange du doigt indicateur. Il eft connu fous le nom de demi inter-offeux de l'index.

Le fecond inter-offeux externe naît de la partie fupérieure & cubitale du fecond os du métacarpe & de tout le côté radial du troifieme. Son tendon fe fixe à la partie fupérieure & au côté radial de la premiere phalange du doigt du milieu.

Le troifieme inter-offeux externe vient de la partie fupérieure & radiale du quatrieme os du métacarpe, & il fuit le côté cubital du troifieme. Il s'inſére par ſon tendon à la partie ſupérieure & cubitale de la premiere phalange du doigt du milieu.

Le quatrieme inter-oſſeux externe ſe termine au côté cubital de la baſe de la premiere phalange du doigt annulaire. Ce petit muſcle vient de la partie ſupérieure du cubital du cinquieme os du métacarpe, & de toute la longueur du côté radial du troiſieme.

Tous ces muſcles tant internes qu'externes, outre les tendons par leſquels ils ſe terminent aux premieres phalanges des doigts, fourniſſent des expanſions aponévrotiques qui couvrent une portion de ces phalanges & ſe confondent avec les tendons de l'extenſeur commun.

Uſages des Muſcles communs des quatre derniers Doigts.

Le ſublime & le profond ſervent à fléchir les quatre derniers doigts. Le ſublime fléchit particulierement la ſeconde phalange & entraîne la premiere en même tems. Le profond fléchit particulierement la troiſieme. Ces muſcles ſont encore auxiliaires du cubital & du radial interne pour la flexion du poignet. Les gaînes qui renferment & brident leurs tendons, contiennent une humeur mucilagineuse qui sert à les lubréfier. Elles font conjointement avec les demi-anneaux cartilagineux l'office de poulie de renvoi.

L'extenseur commun sert à étendre les quatre derniers doigts, & à les tenir étendus, & à contrebalancer l'action des fléchisseurs.

Les inter-osseux tant externes qu'internes, à cause des expansions aponévrotiques qui fournissent à l'extenseur commun, doivent être regardés comme ses auxiliaires. Mais par leurs attaches particulieres à certains doigts ils les meuvent diversement sur les côtés.

Ainsi le premier des inter-osseux internes porte le doigt index vers celui du milieu. Le second tire le doigt annulaire du côté du pouce. Le troisieme attire le petit doigt vers le même côté.

Le premier des inter-osseux externes tire le doit index du côté du pouce. Le second & le troisieme agissent sur le doigt du milieu qu'ils entraînent l'un du côté du pouce, l'autre du côté du petit doigt ; le quatrieme porte le doigt annulaire vers le petit doigt.

Les lombricaux sont les auxiliaires du sublime pour fléchir les premieres phalanges des doigts. Par l'union de leurs tendons avec ceux des inter-osseux, ils sont encore auxiliaires de ces derniers, & ils contribuent non-seulement aux mouvemens latéraux des quatre derniers doigts, mais encore à leur extension.

Muscles propres des Doigts.

Le pouce, l'index & le petit doigt ont des muscles qui leur sont propres & qui n'appartiennent qu'à eux.

Muscles propres du Pouce.

Le pouce a huit muscles propres; savoir, un long & un court abducteur, un court & un long extenseur, un long & un court fléchisseur, un adducteur, & un métacarpien.

1. Le long Abducteur du Pouce.

Ce muscle ainsi nommé, parce qu'il écarte le pouce des autres doigts, vient de la partie moyenne supérieure & externe de l'avant-bras. Il naît du cubitus, au-dessous du court supinateur, du ligament inter-osseux, & de la partie moyenne du radius, & se portant obliquement de haut en bas, & du bord cubital au bord radial de l'avant-bras. Il dégénere en un tendon qui continue de defcendre le long de la face externe & du bord radial du rayon, jufqu'à fa partie inférieure. Ce tendon s'engage fous le ligament annulaire externe du carpe, & paffe avec le tendon du court extenfeur du pouce, par la premiere des couliffes pratiquées à la partie inférieure du radius. Il fe termine enfin à la partie fupérieure & radiale de l'os du métaçarpe qui foutient le pouce.

2. *Le court Abducteur du Pouce.*

Il fait partie de la maffe charnue qui couvre intérieurement le premier os du métacarpe, & à laquelle on a donné le nom de mufcle thénar, fans faire attention qu'elle étoit formée de plufieurs mufcles très-diftincts ; ce mufcle eft couché au-deffous des tégumens. Sa partie fupérieure tient au fcaphoïde & à la face antérieure, ainfi qu'au bord inférieur du ligament annulaire interne du carpe. Il fe retrécit en defcendant le long de l'os du métacarpe qui foutient le pouce ; & le tendon qui le termine s'infére au côté radial & à la face convexe de la premiere phalange du pouce, près fa bafe.

3. Le

3. *Le court Extenseur du pouce.*

Le court extenseur du pouce vient de la partie externe de l'avant-bras , au-deſſous du long abducteur. Il naît comme lui du cubitus , du ligament inter-oſſeux & du radius , & a la même obliquité. Son tendon , après avoir paſſé avec le ſien au-deſſus de ceux du radial externe , & ſous le ligament annulaire externe du carpe où il eſt reçu dans une couliſſe , qui ſouvent leur eſt commune , gliſſe le long de la convexité du premier os du métacarpe , & va ſe fixer à la baſe de la premiere phalange du pouce.

4. *Le long Extenseur du pouce.*

Ce muſcle a la même forme & ſe porte dans la même direction que le précédent. Il eſt plus épais & plus fort. Sa partie ſupérieure eſt fixée au cubitus , au-deſſus du long abducteur qu'elle couvre ; il a auſſi quelques attaches au ligament inter-oſſeux. Le tendon qu'il forme croiſe ceux du radial externe , eſt reçu dans une couliſſe particuliere pratiquée au-deſſous du ligament annulaire externe , gliſſe obliquement le long du premier os

T

du métacarpe, s'unit avec celui du court extenseur, & descend jusqu'à la base de la seconde phalange du pouce à laquelle il se termine.

5. *Le long Fléchisseur du pouce.*

Le long fléchisseur du pouce est situé le long de la face interne du radius. Il prend naissance de la face interne du ligament inter osseux par des fibres charnues courtes & obliques, & de la partie moyenne & inférieure du radius, le long de laquelle il descend jusqu'au muscle quarré pronateur. A cet endroit il se change en un tendon plat qui passe sous une coulisse particuliere, qui est recouverte par le ligament annulaire interne commun, pour aller gagner la face postérieure du pouce & s'insérer à la face plate de sa seconde phalange, proche sa base.

Ce tendon se trouve engagé entre les deux portions du court fléchisseur, glissant dans la petite coulisse formée par les deux os sésamoïdes que l'on remarque à la base de la seconde phalange. Il est outre cela renfermé dans une gaîne ligamenteuse, qui s'étend tout le long des phalanges, & qui est fortifiée par des cereeaux cartilagineux, comme celles des autres doigts.

6. *Le court Fléchiſſeur du pouce.*

Il eſt compoſé de deux portions, une radiale ou interne qu'on a priſe pour une partie du thénar, & une cubitale ou externe dont on a fait un muſcle particulier ſous le nom de demi inter - oſſeux du pouce. La premiere vient du trapeze & du ligament annulaire interne du carpe, & la ſeconde des ligamens qui uniſſent le trapeze au pyramidal & au grand os, & de ceux qui fixent ces os à la tête ſupérieure du ſecond, troiſieme & quatrieme os du métacarpe. Toutes deux deſcendent ſans s'unir le long de la face interne de l'os du métacarpe qui ſoutient le pouce, & leurs tendons, après avoir fait corps avec les os ſéſamoïdes voiſins, ſe fixent chacun de ſon côté à la face interne de la baſe de la premiere phalange du pouce.

7. *De l'Adducteur du pouce.*

Ce muſcle, connu ſous le nom de méſo-thénar, eſt plat & de figure triangulaire. Sa partie la plus large eſt fixée à toute la longueur de la face interne du troisieme os du métacarpe , & le tendon qui le termine , au côté cubital de la face plate de la premiere phalange du pouce où il s'unit & se confond avec la portion cubitale du court fléchisseur.

8. *Du Métacarpien du pouce.*

Le métacarpien du pouce , nommé aussi muscle *opponens* , parce qu'il fait tourner le premier os du métacarpe sur son axe , & que l'entraînant en même tems vers le dedans de la main , il oppose le pouce aux autres doigts , est situé au-dessous du court abducteur auquel il ressemble beaucoup. Il naît de la face interne du scaphoïde & du ligament annulaire interne du carpe, & se termine au bord radial de l'os du métacarpe qui soutient le pouce, dont il occupe toute la longueur.

Usages des Muscles du pouce.

L'articulation de l'os du métacarpe qui soutient le pouce avec le trapeze, lui permet des mouvemens en tous sens; cependant ceux qu'il exécute le plus librement font celui de flexion & d'extenfion qui le portent vers la concavité & la convexité de la main , & ceux d'abduction & d'adduction , par lefquels cet os eft éloigné ou rapproché des autres. Il entraîne le pouce dans tous ces mouvemens ; les phalanges de ce doigt n'en peuvent avoir d'autres que ceux de flexion & d'extenfion. Il font tous exécutés par l'action des huit mufcles précédens.

Les deux abducteurs écartent le pouce d'avec les autres doigts , mais le long abducteur le renverfe en même tems vers la convexité de l'avant-bras , & le court abducteur vers fa concavité.

Le long & le court extenfeur exercent tous deux la fonction que leur nom indique. Quand le pouce eft auffi tendu qu'il peut l'être , ces mufcles peuvent concourir à fon écartement d'avec les autres doigts , c'eft-à-dire , à fon abduction. Peut être auffi favorifent-ils quelquefois le mouvement de fupination, ce que fait auffi le long abducteur. En prenant le premier os du métacarpe pour la premiere phalange du pouce, comme on l'a fait pendant long-tems , on pourroit regarder le long abducteur du pouce comme l'extenfeur de cette premiere phalange , le court extenfeur comme celui

T 3

de la feconde, & le long comme celui de la troifieme.

Le long fléchiffeur entraîne la feconde phalange, puis la premiere & le premier os du métacarpe dans le fens de la flexion : il peut auffi agir fur le poignet dans le même fens ; le court fléchiffeur n'agit que fur la premiere phalange.

L'adducteur du pouce le ramene vers les autres doigts. Le métacarpien l'en rapproche auffi, mais il le porte encore vers le dedans de la main, & oppofe ce doigt aux autres, comme il a été dit ci-deffus.

Mufcles propres de l'Index.

L'index n'a qu'un mufcle propre, nommé extenfeur propre de l'index.

L'Extenfeur propre de l'Index.

L'extenfeur probre de l'index ou l'indicateur, eft un petit mufcle longuet fitué obliquement le long de la moitié inférieure externe de l'avant-bras, & le long du doigt index. Il naît par un principe charnu de la partie moyenne externe du cubitus & du ligament inter-offeux, d'où il defcend obliquement & fe termine en un tendon long & grêle qui paffe fous le li-

gament annulaire externe commun , va
gagner le doigt index , s'unissant au tendon du long extenseur commun qu'il accompagne tout le long de la face convexe
de ce doigt , jusqu'à la racine de l'ongle,
où il s'insére.

Ce muscle est un auxiliaire de l'extenseur commun.

Le premier des inter-osseux externes
pourroit être regardé comme un second
muscle propre de l'index, destiné à le rapprocher des autres doigts.

Muscles propres du petit doigt.

Le petit doigt a trois muscles propres ;
savoir, un extenseur , un abducteur , &
un court fléchisseur.

1. L'Extenseur propre du petit doigt.

L'extenseur propre du petit doigt est
un muscle long & grêle qui vient du condyle externe de l'humérus , confondant
ses fibres avec le cubital externe & l'extenseur commun qu'il accompagne le long
de l'avant-bras , & auquel il est fort adhérent. Il produit ensuite un tendon long
& grêle qui passe sous un ligament annulaire particulier recouvert par le ligament

annulaire externe commun, & se prolonge extérieurement tout le long de la face convexe du petit doigt, pour aller s'insérer à sa troisieme phalange. Il est collé fortement dans tout ce trajet au tendon de l'extenseur commun qui se termine au même endroit.

2. L'*Abducteur du petit doigt.*

C'est un petit muscle longuet situé le long de la partie cubitale interne du cinquieme os du métacarpe. Il naît de l'os pisiforme & de la portion voisine du ligament annulaire interne commun ; d'où il va s'insérer par un tendon court & plat au côté cubital de la base de la premiere phalange du petit doigt.

Ce muscle recouvre le métacarpien avec lequel il est assez ordinaire de le confondre.

3. Le court *Fléchisseur du petit doigt.*

Ce muscle est fort grêle. Il accompagne le bord radial du précédent, & s'étend, comme lui, du carpe à la premiere phalange du petit doigt ; supérieurement il est fixé à l'éminence unciforme de l'os crochu, & inférieurement son tendon s'attache à la premiere phalange du petit doigt au même endroit que celui de l'abducteur.

Uſages des Muſcles du petit doigt.

1°. L'extenſeur propre du petit doigt eſt un auxiliaire de l'extenſeur commun, avec lequel il coopere pour étendre ce doigt.

2°. L'abducteur écarte le petit doigt des autres ; & 3°. le court fléchiſſeur coopere au mouvement que le ſublime & le profond impriment au petit doigt.

I I.

MUSCLES DES EXTRÉMITÉS INFÉRIEURES.

LES muſcles des extrémités inférieures comprennent ceux de la cuiſſe, de la jambe, du pied & des orteils.

I.

Muſcles de la Cuiſſe.

LES muſcles qui appartiennent en propre à la cuiſſe & qui ſervent à la mouvoir

T 5

sur le baſſin, ſont au nombre de ſeize. Trois ſont placés ſur le devant & au haut de la cuiſſe; ſavoir, le pſoas, l'iliaque & le peƈtiné : trois ſont placés du côté interne ; ſavoir, les triceps ſupérieur, moyen & inférieur : trois compoſent les feſſes & ſont nommés grand, moyen & petit feſſiers : il y en a ſix petits qui ſont cachés ſous les feſſiers, ſavoir, le pyriforme, le jumeau ſupérieur, le jumeau inférieur, le quarré, l'obturateur interne & l'obturateur externe : le ſeizieme eſt le petit muſcle du faſcia-lata.

Tous ces muſcles s'inſerent au fémur, & ſont principalement deſtinés à mouvoir la cuiſſe : mais il y en a encore d'autres qui ne ſe terminent pas à la cuiſſe, & qui aident cependant à ſes mouvemens. Tels ſont le couturier, le gréle antérieur, le gréle interne, le demi-membraneux, le demi-nerveux & la longue portion du biceps.

1. *Le Pſoas ou Lombaire interne.*

Le pſoas eſt un muſcle long & épais, couché ſur le côté des vertèbres des lombes. Il naît latéralement du corps de la derniere vertèbre du dos & des quatre ſupérieures des lombes par autant de prin-

cipes charnus ; & des racines des apophyses transverses de ces mêmes vertèbres par
autant de portions un peu tendineuses ;
d'où il descend sur l'os des îles à côté du
muscle iliaque, avec lequel il s'unit pour
former un tendon commun qui va s'insérer
au petit trochanter. En sortant du bassin
il passe sous le ligament de Fallope entre
l'épine antérieure inférieure de l'os des
îles, & l'éminence ilio-pectinée.

Ce muscle est accompagné quelquefois
d'un autre plus petit & presque semblable,
nommé petit psoas, qui appartient aux
muscles des lombes.

2. *L'Iliaque.*

L'iliaque est un muscle épais & large
qui occupe la face interne de l'os des
îles. Il naît par des fibres charnues de la
lévre interne de la crête de l'os des îles,
de la moitié supérieure de la face interne
de cet os, & de la partie latérale voisine de la face interne de l'os sacrum, depuis laquelle il s'étend jusqu'aux apophyses épineuses antérieures de l'ilion, étant
encore attaché à la lévre interne de l'é-
chancrure qui sépare ces deux épines. Toutes ses fibres se ramassent plus ou moins
obliquement vers sa partie inférieure, pour

former un gros tendon applati qui s'unit à celui du pſoas, paſſe ſous l'arcade crurale, recouvre la tête du fémur, & va s'inſérer avec lui au petit trochanter. Les fibres les plus inférieures de ce muſcle s'inſerent immédiatement au-deſſus & un peu en arriere du petit trochanter. Il y en a d'autres qui deſcendent un peu plus bas.

3. *Le Pectiné.*

Le pectiné eſt un petit muſcle plat & longuet, qui naît par une baſe charnue de toute la créte du pubis ; d'où il ſe porte obliquement vers le petit trochanter, au-deſſous & un peu en arriere duquel il s'inſere par un tendon plat.

4. *Le Triceps ſupérieur ou antérieur.*

On a confondu ſous le nom général de triceps trois muſcles bien diſtincts connus ſous les noms de triceps ſupérieur ou antérieur, de triceps moyen & de triceps poſtérieur ou inférieur.

Le triceps ſupérieur naît par un principe tendineux de la tubéroſité ou épine du pubis, proche de ſa ſymphyſe ; d'où il deſcend obliquement en s'élargiſſant, pour s'inſérer par ſes fibres charnues intérieu-

rement le long de la partie moyenne de
la ligne âpre du fémur. Il se détache du
bas de cette insertion une portion qui se
termine en un tendon long & grêle, qui
va s'insérer au condyle interne du fémur
conjointement avec un pareil tendon du
triceps inférieur.

5. Le Triceps moyen.

Le triceps moyen naît par un principe charnu de toute la face externe de la
branche inférieure du pubis, immédiatement au-dessous du précédent ; d'où il se
porte obliquement vers la partie supérieure de la ligne âpre du fémur où il
s'insere entre le pectiné & le triceps inférieur, se confondant un peu avec l'un &
avec l'autre.

6. Le Triceps inférieur ou postérieur.

Le triceps inférieur est le plus considérable des trois. Il naît par un principe charnu de la partie antérieure de toute la branche de l'ischion, s'étendant jusqu'à sa tubérosité. De-là il descend pour
aller s'insérer par des fibres charnues le
long de la ligne âpre du fémur postérieurement, depuis un peu au-dessous du pe-

tit trochanter jusqu'à la partie moyenne de cet os, un peu plus bas que l'infertion du triceps fupérieur. Il s'en détache en cet endroit un trouffeau de fibres qui s'unit à un pareil trouffeau du triceps fupérieur, pour former enfemble un tendon commun qui va s'inférer à la tubérofité du condyle interne du fémur.

Ce mufcle eft joint dans tout ce trajet au vafte interne, par une aponévrofe qui eft percée pour le paffage de l'artère & de la veine crurale.

7. *Le grand Feffier.*

Le grand feffier eft un mufcle large & épais, reffemblant à peu près à un quart de cercle. Il recouvre la face externe de l'os des îles; & il prend naiffance des parties latérales poftérieures de l'os facrum & du coccyx, des ligamens facro-fciatiques, & de prefque toute la lévre externe de la crête de l'os ilion depuis fa groffe tubérofité jufqu'à la portion la plus élevée de cette crête, & de l'aponévrofe du fafcia-lata. Les divers trouffeaux de fibres dont ce mufcle eft compofé, fe rapprochent en maniere de rayons, & forment par leur réunion un tendon plat & fort qui paffe par deffus le grand trochanter , & va s'inférer environ quatre travers de doigt au-deſſous & un peu poſtérieurement. Ce tendon eſt recouvert & fortifié par un alongement du faſcia-lata, auquel pluſieurs fibres charnues de ce muſcle s'attachent auſſi en cet endroit.

8. *Le moyen Feſſier.*

Le moyen feſſier eſt un muſcle médiocrement épais figuré à peu-près comme un évantail déployé, ſitué ſous le précédent, & occupant preſque toute la face externe de l'os des îles. Il naît par des fibres charnues de tout le plan de la face externe de cet os, qui eſt entre la crête & la grande trace demi-circulaire qui regne depuis l'épine antérieure ſupérieure juſqu'à la grande échancrure iſchiatique, & de l'aponévroſe du faſcia-lata. Ses fibres ſe portent obliquement de devant en arriere à contreſens de celles du grand feſſier, & ſe raſſemblent en maniere de rayons pour aller s'inférer par un tendon court & épais à la partie ſupérieure externe du grand trochanter.

9. *Le petit Feſſier.*

Le petit feſſier eſt un muſcle large & rayonné comme les précédens ſous leſquels il eſt ſitué, mais plus petit. Il naît par des fibres charnues de la partie moyenne & inférieure de la face externe de l'os des îles, tout le long & un peu au-deſſous de la grande trace demi-circulaire, du rebord de la grande échancrure poſtérieure de l'épine de l'iſchion & du ligament orbiculaire de la cavité cotyloïde. Ses fibres ſe ramaſſent pour former un tendon court & fort qui s'inſere à la partie antérieure du bord ſupérieur du grand trochanter.

10. *Le Pyriforme ou Pyramidal.*

Le pyriforme eſt un petit muſcle de figure pyramidale, ſitué entre l'os ſacrum & l'iſchion ſous les deux premiers feſſiers. Il naît par des fibres charnues de la partie latérale interne de l'os ſacrum proche ſa jonction avec l'ilion, du ligament ſacroſciatique, & de la grande échancrure poſtérieure de l'os des îles ſous laquelle il paſſe, ſe portant tranſverſalement vers l'articulation du fémur, pour aller s'inférer à la lévre interne du bord ſupérieur du grand trochanter, par un tendon grêle qui ſe partage en deux ou trois branches.

11. *Le Jumeau supérieur.*

12. *Le Jumeau inférieur.*

Les jumeaux supérieur & inférieur sont deux petits muscles plats & étroits situés presque tranſverſalement entre la tubéroſité de l'iſchion & le grand trochanter, & ſéparés l'un de l'autre par le tendon de l'obturateur interne qui gliſſe entre-deux.

Le ſupérieur qui eſt le plus petit, naît par des fibres tendineuſes de l'épine de l'iſchion extérieurement.

L'inférieur naît du bord poſtérieur de la tubéroſité de ce même os.

Ces deux muſcles ſe réuniſſent preſque à leur naiſſance par une membrane particuliere qui forme un gouttiere ou gaîne, dans laquelle eſt reçu le tendon de l'obturateur interne auquel ils s'attachent par quelques fibres charnues. Leurs tendons vont s'inſérer à la partie ſupérieure interne du grand trochanter l'un au-deſſous de l'autre.

13. *Le Quarré.*

Le quarré eſt un muſcle plat ſitué ſous les précédens. Il naît par des fibres charnues & tendineuſes de la partie latérale externe de la tubéroſité de l'iſchion, d'où il se porte transversalement vers la racine du grand trochanter où il se termine.

14. *L'Obturateur interne.*

L'obturateur interne est un muscle plat & à-peu près triangulaire, qui recouvre le trou ovalaire intérieurement. Il naît par un principe charnu de presque toute la lévre interne de la circonférence du trou ovalaire & de la membrane qui le ferme, s'étendant jusqu'à l'épine de l'ischion. Ses fibres forment plusieurs petits tendons qui se réunissent en un seul, lequel sort de la cavité du bassin par la sinuosité de l'ischion, passant sous le ligament sacro-sciatique. Ce tendon se coude en cet endroit & se porte de derriere en devant pour venir s'insérer à la partie supérieure interne du grand trochanter, étant recouvert dans tout ce trajet par la gaîne des muscles jumeaux.

15. *L'Obturateur externe.*

L'obturateur externe est un petit muscle plat & charnu qui recouvre le trou ovalaire extérieurement. Il naît par des fibres charnues de la lévre externe de presque toute la circonférence du trou ovalaire & de la membrane qui le ferme. Ses fibres en fe réuniſſant forment un tendon qui gliſſe dans la finuofité que l'on remarque entre le fourcil cotyloïde & la tubérofité de l'ifchion , paſſe derriere le col du fémur , & va s'inférer à la rainure du grand trochanter entre les jumeaux & le quarré.

16. *Muſcle du* Faſcia-lata.

Le muſcle du faſcia-lata eſt un petit muſcle plat & longuet fitué fur le devant de la hanche , ayant environ cinq travers de doigt de longueur & deux de largeur. Il naît par un principe tendineux de ſa lévre externe de la créte de l'os des îles , à côté de ſon épine antérieure fupérieure ; d'où il deſcend un peu obliquement en arriere , s'engageant entre les deux lames de l'aponévroſe nommée faſcia-lata , à laquelle il s'infere par des fibres tendineuſes très-courtes , & ſe termine à l'endroit où elle eſt adhérente au grand trochanter.

Cette aponévroſe ne doit point être regardée comme une expanſion tendineuſe de ce muſcle. C'eſt une eſpece de fourreau ligamenteux très-fort qui envelope plus ou moins tous les muſcles de la cuiſſe , mais particulierement ceux de ſa par-

tie antérieure externe , où elle eſt beaucoup plus épaiſſe & compoſée de deux
lames.

Elle eſt attachée ſupérieurement à la lévre externe de la crête de l'os des îles ,
depuis ſa groſſe tubéroſité juſqu'à ſon épine antérieure ſupérieure, au ligament inguinal & à l'aponévroſe de l'oblique externe du bas-ventre ſur laquelle elle s'épanouit. Poſtérieurement elle eſt encore attachée à la partie latérale inférieure de l'os
ſacrum & aux ligamens ſacro-ſciatiques.
De là elle s'étend ſur les feſſes & le long
de la cuiſſe, s'attachant au grand trochanter & à la ligne âpre du fémur ; arrivée
à la partie antérieure externe du genou ,
elle s'attache à la rotule , au condyle externe du tibia , & à la tête du péroné.
Enſuite elle ſe continue ſur les muſcles qui
occupent la partie antérieure externe de
la jambe , s'attachant à la crête du tibia &
au péroné , à la partie inférieure duquel
elle ſe termine.

Cette aponévroſe reçoit un grand nombre de fibres des muſcles qu'elle recouvre,
& elle leur fournit à ſon tour des cloiſons
qui les ſéparent & les détachent les uns des
autres. Celle qui ſépare le vaſte externe
de la ſeconde tête du biceps de la jambe ,
eſt une des plus remarquables.

Usages des Muscles de la cuisse.

La cuisse peut faire divers mouvemens sur les os du bassin. Elle peut être portée en devant & en arriere , en dedans ou rapprochée de l'autre cuisse , & en dehors en s'en écartant. Le premier de ces mouvemens se nomme flexion : le second extension ; le troisieme adduction ; & le quatrieme abduction. Elle peut encore se mouvoir autour de son axe & faire des petits mouvemens de demi-rotation soit en dedans , soit en dehors. Enfin elle peut faire des mouvemens en rond ou de circonduction en maniere de fronde.

Tous ces mouvemens s'exécutent par l'action des muscles mentionnés ci-dessus. En examinant attentivement leurs attaches , leur direction , & les changemens qui résultent des différentes attitudes du corps , on comprendra sans difficulté que leur action n'est pas toujours telle qu'on la trouve expliquée dans beaucoup de livres.

1°. Il est évident que le psoas , l'iliaque & le pectiné sont destinés à mouvoir la cuisse en devant & servent à la flexion ; & réciproquement qu'ils fléchissent le bassin sur les cuisses & l'empéchent de tomber en arriere, quand celles-ci sont immobiles. Le pectiné peut encore porter la cuisse en dedans vers l'autre cuisse : il est dans ce cas auxiliaire des triceps & il devient adducteur.

2°. L'extension de la cuisse ne dépend que du grand fessier agissant par sa portion postérieure & la tirant en arriere. Le moyen & le petit fessiers que l'on compte ordinairement parmi les extenseurs, n'y ont aucune part. Ils n'ont d'autre fonctions que celles d'écarter une cuisse de l'autre quand on est debout; ce que l'on appelle mouvement d'abduction, auquel le grand fessier contribue aussi par sa portion antérieure. Mais quand on est assis, ces deux muscles font tourner le fémur sur son axe & lui font faire des demi-rotations en dehors.

Le grand fessier sert aussi à redresser & à étendre le bassin sur le fémur, lorsqu'on est penché en devant : les deux autres le tirent latéralement & l'empêchent de pancher vers le côté opposé.

3°. Les trois triceps operent le mouvement d'adduction en portant la cuisse en dedans & la rapprochant de l'autre. Quand ils agissent des deux côtés en même-tems, ils serrent les cuisses l'une contre l'autre.

4°. Le pyramidal, les deux jumeaux & le quarré que l'on regarde communément comme abducteurs, ne peuvent porter la cuisse en dehors que lorsqu'elle est fléchie. Quand on est debout, ils n'ont d'autre action que celle d'opérer la demi-rotation de la cuisse en dehors en tournant le fémur sur son axe. Par leur adhérence au ligament orbiculaire, ils empêchent qu'il ne soit pincé dans les différens mouvemens de la cuisse.

5°. Les deux obturateurs font des auxiliaires des précédents. Ils operent la demi-rotation de la cuisse sur son axe lorsqu'elle est étendue, & son écartement lorsqu'elle est fléchie. Mais dans ce dernier cas l'obturateur externe paroît plus propre à produire la rotation du fémur en dedans & à devenir auxiliaire des triceps.

6°. Le muscle du fascia-lata sert à bander l'aponévrose qui recouvre les muscles de la cuisse, afin que ces muscles étant plus serrés agissent avec plus de force : il produit la demi-rotation de la cuisse en dedans, soit qu'elle soit fléchie, soit qu'elle soit étendue. Il peut encore dans les grands efforts contribuer à la flexion & à l'adduction.

7°. A l'égard des mouvemens en fronde ou de circonduction de la cuisse, ils dépendent de l'action successive de tous ces muscles.

V.

Muscles de la Jambe.

LA jambe exécute ses différens mouvemens par le moyen de dix muscles, qui sont le grêle antérieur, le vaste externe, le vaste interne, le crural, le couturier, le grêle interne, le biceps, le demi-nerveux, le demi-membraneux, & le poplité.

1. *Le Grêle ou le Droit antérieur.*

Le grêle antérieur est un muscle long, plat & charnu, situé le long de la partie antérieure de la cuisse. Il prend naissance à l'os des îles par un tendon assez fort, divisé en deux branches de longueur inégale. La plus courte naît extérieurement de l'épine antérieure inférieure de l'os des îles, & la plus longue vient du bord supérieur de la cavité cotyloïde, s'étendant vers la grande échancrure sciatique. Ces deux tendons se réunissent pour former un corps charnu & en partie penniforme, qui descend le long de la cuisse, & se termine vers sa partie inférieure par un tendon plat & aponévrotique qui s'insere au bord

bord supérieur de la rotule où il est forte-
tement attaché. Il jette des fibres tendineufes qui se collent à la convexité de cet os
& s'étendent jusqu'à son ligament, où elles
se perdent. Ce tendon se joint avec ceux
du crural & des deux vastes, pour former
une enveloppe à la rotule.

2. *Le Vaste externe.*

Le vaste externe est un muscle long
& fort considérable situé, le long du côté
extérieur de la cuisse. Il naît de la face
externe du fémur, s'étendant tout le long
de la ligne âpre, depuis le grand trochanter jusqu'auprès du condyle externe. Il
se termine infériéurement en une courte
aponévrose qui se joint à celle du crural
& du grêle antérieur, & s'insére au bord
externe de la rotule, au ligament tendineux & à la partie supérieure externe du
tibia.

3. *Le Vaste interne.*

Le vaste interne est un muscle long &
épais placé du côté interne de la cuisse.
Ce muscle naît de toute la face interne du
fémur, s'étendant le long de la ligne âpre
depuis le petit trochanter jusqu'auprès du
condyle interne, étant uni dans toute

V

fa longueur au triceps inférieur par une aponévrofe qui eft percée dans fa partie inférieure pour le paffage des vaiffeaux cruraux. Il fe termine en bas en une aponévrofe qui s'unit latéralement au tendon du grêle antérieur & du crural, & s'infere au bord interne de la rotule, à fon ligament tendineux & à la partie fupérieure interne du tibia.

4. *Le Crural.*

Le crural eft un mufcle confidérable placé fur le devant de la cuiffe, entre les deux vaftes & fous le grêle antérieur. Il naît par des fibres charnues de toute la face antérieure convexe du fémur, depuis la facette antérieure du grand trochanter, jufqu'au dernier quart de la longueur de cet os. Il fe termine inférieurement en un tendon aponévrotique, qui s'unit à la face poftérieure de celui du grêle antérieur & aux bords voifins de ceux des vaftes, & s'infere au bord fupérieur de la rotule, fourniffant quelques fibres au ligament tendineux.

Ces quatre mufcles forment enfemble un tendon aponévrotique commun qui s'attache à la rotule, aux parties latérales & fupérieures du tibia & au ligament tendineux.

5. *Le Couturier.*

Le couturier eſt un muſcle plat & très-
long, ſitué obliquement le long du côté
interne de la cuiſſe. Il naît par un court
tendon de l'épine antérieure ſupérieure
de l'os des îles, d'où il deſcend obliquement
ment ſur le devant de la cuiſſe, juſqu'au
côté interne du genou, où il ſe termine
en un tendon court & grêle qui s'inſere
en s'épanouiſſant à la partie antérieure interne de la téte du tibia, à côté de ſa tubéroſité.

Le ventre de ce muſcle eſt renfermé
dans une gaîne formée par l'expanſion
du faſcia-lata. Son tendon inférieur paroit auſſi bridé par une gaîne aponévrotique qui aſſujettit le contour oblique
qu'il fait à l'endroit de ſon inſertion.

6. *Le Grêle interne ou Droit antérieur.*

Le grêle interne eſt un muſcle long
& menu ſitué le long du côté interne de
la cuiſſe. Il naît par un court tendon aponévrotique de la branche inférieure du
pubis proche ſa ſymphyſe; d'où il deſcend
le long du côté interne de la cuiſſe. En
s'approchant du condyle interne, il ſe

change en un tendon grêle qui s'insere en s'élargissant à la face antérieure interne de la tête du tibia, un peu au-deffous du précédent.

7. *Le Biceps.*

Le biceps est un mufcle long & à deux têtes fitué à la partie poftérieure & un peu externe de la cuiffe. Sa premiere tête, qui eft auffi la plus longue, naît par un fort tendon de la partie poftérieure inférieure de la tubérofité de l'ifchion, derriere le demi-nerveux. La feconde tête naît par des fibres charnues du côté externe de la ligne âpre du fémur, un peu au-deffous de fa portion moyenne, & de la cloifon du fafcia lata qui fépare le biceps d'avec le vafte externe. Ces deux têtes fe réuniffent inférieurement en une feule maffe, qui fe termine en un fort tendon qui va s'inférer à la face externe de la tête du péroné par deux branches tendineufes très-courtes. Il fe détache quelques fibres de ce tendon qui s'inferent au ligament articulaire.

8. *Le Demi-nerveux.*

Le demi-nerveux eft un mufcle long &

grêle, moitié charnu & moitié tendineux, fitué obliquement le long de la partie poftérieure interne de la cuiffe. Il naît par un principe charnu de la partie poftérieure de la tubérofité de l'ifchion, fe confondant avec la longue tête du biceps l'efpace d'environ trois travers de doigt ; d'où il defcend obliquement le long de la partie poftérieure de la cuiffe, vers le côté interne du genou, fe changeant en un tendon long & grêle qui va s'inférer en s'élargiffant au haut de la face interne du tibia à côté & un peu au-deffous de fa tubérofité.

Son tendon & ceux du couturier & du grêle interne forment en cet endroit une efpece de patte d'oye, & une aponévrofe commune qui fe prolonge obliquement fur la face interne du tibia vers fa crête, jufqu'à environ trois ou quatre travers de doigt au-deffous de fa tubérofité. C'eft pourquoi l'on recommande dans l'amputation de la jambe de ne la faire qu'environ quatre travers de doigt au-deffous de cette tubérofité, tant pour éviter d'offenfer cette aponévrofe & celle des extenfeurs, que pour éviter une branche d'artère qui fe gliffe obliquement dans un canal creufé dans l'épaiffeur du tibia pour aller fe diftribuer à la moëlle.

9. *Le Demi-membraneux.*

Le demi-membraneux eſt un muſcle long & grêle & en partie aponévrotique, ſitué obliquement le long de la partie poſtérieure de la cuiſſe. Il naît par un tendon aponévrotique de la tubéroſité de l'iſchion, derriere & un peu au-deſſus du demi-nerveux ; d'où il deſcend le long de la partie poſtérieure de la cuiſſe, & ſe change en un tendon court & fort qui s'inſere par trois branches très-courtes, au-deſſous du condyle interne du tibia.

10. *Le Poplité ou Jarretier.*

Le poplité eſt un petit muſcle plat & mince ſitué obliquement ſous le jarret. Il naît par un court tendon du bord extérieur du condyle externe du fémur & du ligament poſtérieur voiſin de l'articulation, d'où il deſcend obliquement de dehors en dedans, en s'élargiſſant à meſure, pour s'inférer à la face poſtérieure de la tête du tibia, environ deux pouces au-deſſous de cette tête.

Uſages des Muſcles de la Jambe.

Les mouvemens de la jambe ſur la

cuiſſe ne ſe bornent pas à ceux de flexion & d'extenſion ; elle peut encore faire des demi-rotations en dedans & en dehors, quand elle eſt à demi-fléchie, comme lorſqu'on eſt aſſis.

1 . Il eſt évident à quiconque conſidére avec attention les attaches & la direction des muſcles grêle antérieur, vaſte externe, vaſte interne & du crural, qu'ils doivent étendre le tibia ſur le fémur & le fémur ſur le tibia. Mais le premier aide encore à fléchir la cuiſſe ſur le baſſin & le baſſin ſur la cuiſſe. Ces quatre muſcles en ſe contractant, font rouler la rotule ſur la poulie de l'extrémité inférieure du fémur ; & les deux vaſtes l'empêchent, par leur inſertion à la tête du tibia, de ſortir de ſa place en ſe portant ſur les côtés. Leur attache à la rotule éloigne la ligne de leur direction du centre du mouvement, facilite leur action & met leur tendon commun à couvert de compreſſion & de froiſſement.

2°. La flexion de la jambe dépend de l'action des muſcles couturier, grêle interne, demi-nerveux, demi-membraneux & biceps qui fléchiſſent réciproquement le fémur ſur le tibia. Mais outre cette fonction qui eſt commune à ces cinq muſcles, ils en ont encore de particulieres.

V 4

Le couturier opere la demi-rotation de la cuisse en dehors, soit qu'elle soit étendue, soit qu'elle soit fléchie, & est antagoniste du muscle du fascia-lata. Il tourne la pointe du pied en dehors lorsqu'il opere cette rotation, pendant que la jambe est étendue : mais quand elle est fléchie, il rapproche de l'autre jambe celle à laquelle il est attaché, & produit le croisement de jambe des Tailleurs ; d'où lui vient son nom. Il sert encore à fléchir la cuisse sur le bassin & réciproquement le bassin sur la cuisse.

Le grêle interne est auxiliaire du couturier dans la flexion de la jambe seulement, & du triceps dans l'adduction de la cuisse.

Le demi-nerveux & le demi-membraneux operent la demi-rotation de la jambe en dedans lorsqu'elle est fléchie. Ils servent encore à étendre la cuisse sur le bassin & à redresser le bassin sur la cuisse.

Le biceps opere la demi-rotation de la jambe en dehors, lorsqu'elle est fléchie. Il peut aussi par sa portion supérieure étendre la cuisse sur le bassin, & redresser le bassin sur la cuisse.

3°. Le poplité que l'on range ordinairement parmi les fléchisseurs de la jambe, paroît peu propre à cette fonction, à cause de la proximité de son attache du centre du mouvement. Mais il opere la demi-rotation de la jambe en dedans lorsqu'elle est fléchie.

III.

Muscles du Pied.

LES mouvemens du pied s'exécutent, principalement par l'action de neuf muscles, dont trois sont placés le long de la partie antérieure de la jambe, & six le long de sa partie postérieure. Les trois premiers sont le jambier antérieur, le péronier antérieur & le petit péronier, que quelques Auteurs confondent avec l'extenseur commun des orteils. Les six autres sont les deux jumeaux, le soléaire, le plantaire, le jambier postérieur & le péronier postérieur.

1. *Le Jambier antérieur.*

Le jambier antérieur est un muscle long, couché sur la face latérale externe du tibia. Il naît par des fibres charnues des deux tiers supérieurs de la crête & de la face externe de cet os, du ligament inter-osseux & de la face interne de l'apo-névrose qui recouvre ce muscle. Il se termine vers le tiers inférieur du tibia, en un fort tendon qui se portant obliquement de dehors en dedans, croise le tibia, passe sous un ligament annulaire particulier placé sous le ligament transversal, pour aller s'insérer à la face interne du premier os cunéiforme & à la partie postérieure interne du premier os du métatarse.

2. *Le Péronier antérieur ou le moyen Péronier.*

Le péronier antérieur est un muscle longuet situé le long de la partie antérieure du péroné. Il naît par des fibres charnues de la partie moyenne inférieure de la face antérieure ou externe du péroné, & de la face interne de l'aponévrose tibiale qui recouvre les muscles placés entre ces deux os. Il se termine inferieurement en un tendon qui passe derriere la malléole externe, sous un ligament qui lui est commun avec le long péronier ou péronier postérieur, pour aller s'insérer à la tubérosité de la base du cinquieme os du métatarse, d'où il jette une petite corde à la premiere phalange du petit orteil.

3. *Le petit Péronier.*

Le petit péronier est un muscle qu'il

eſt aſſez ordinaire de confondre avec l'extenſeur commun des orteils, auquel il eſt
collé dans ſon principe. Il naît par des
fibres charnues de la moitié inférieure de
l'extenſeur commun des orteils, dont il ſe
ſépare un peu au-deſſus de la malléole, &
avec lequel il paſſe ſous le ligament annulaire commun dans une même gaîne ligamenteuſe. Son tendon s'applatit & s'écarte de ceux de l'extenſeur, pour aller s'inférer à la partie ſupérieure de la baſe du
cinquieme os du métatarſe & quelquefois
à celle du quatrieme.

4. *Les deux Jumeaux.*

Les jumeaux ſont deux muſcles longs,
larges & épais, ſitués à côté l'un de l'autre, à la partie poſtérieure de la jambe,
formant conjointement avec le ſoléaire ce
qu'on appelle le gras de la jambe. Ils prennent naiſſance chacun de ſon côté par un
tendon plat au-deſſus des condyles du fémur poſtérieurement, étant fortement
collés aux ligamens poſtérieurs de l'articulation. Ils ſont ſéparés ſupérieurement
pour donner paſſage aux vaiſſeaux cruraux, par une ligne blanche graiſſeuſe qui
devient tendineuſe inférieurement. Ils ſe
réuniſſent vers le milieu de la jambe &

forment un tendon commun, large & fort, qui se joint à celui du soléaire pour former le tendon d'Achille qui va s'insérer à la partie postérieure du calcanéum.

5. *Le Soléaire.*

Le soléaire est un muscle plat, charnu & fort considérable, qui ressemble en quelque maniere à la plante du pied, d'où il a tiré son nom. Il est placé sous les jumeaux, & concourt avec eux à la formation du gras de la jambe. Il naît par un double principe du tiers supérieur de la face postérieure du péroné, & de la face postérieure du tibia, au-dessous de l'insertion du poplité. Sa portion charnue se change en un tendon aponévrotique très-fort qui se confond avec celui des jumeaux pour former le tendon d'Achille, lequel s'insere à la partie postérieure de la tubérosité du calcanéum.

Ce muscle avec les deux jumeaux forme un vrai triceps.

6. *Le Plantaire.*

Le plantaire est un petit muscle grêle & pyriforme, dont le corps charnu n'a guere que deux pouces de longueur sur un de largeur , fitué fous le jarret. Il naît par un tendon court & plat au-deffus du bord externe du condyle externe du fémur , d'où fe portant obliquement le long du bord du poplité , il fe termine en un tendon long & délié qui gliffe entre les jumeaux & le foléaire , defcend le long du bord interne du tendon d'Achille auquel il eft collé , & s'infere à la partie poftérieure de la tubérofité du calcanéum.

Ce mufcle ne fe rencontre pas dans tous les fujets. Il n'a point de communication avec l'aponévrofe plantaire , comme fon nom femble l'indiquer.

7. *Le Jambier poftérieur.*

Le jambier poftérieur eft un mufcle long , charnu & penniforme , fitué à la partie poftérieure de la jambe. Il naît poftérieurement par des fibres charnues du tibia & du péroné : immédiatement au-deffous de leur articulation réciproque , & du ligament inter-offeux. Son tendon paffe derriere la malléole interne , fous un ligament annulaire particulier , pour aller s'inférer à la petite tubérofité du fcaphoïde.

8. *Le Péronier postérieur ou le long Péronier.*

Le péronier postérieur est un muscle long & grêle situé le long de la partie latérale externe du péroné. Il naît par un principe tendineux & charnu de la partie antérieure externe de la tète du péroné, & d'une petite portion voisine de celle du tibia ; du col & de l'angle externe du péroné jusques vers le milieu de sa longueur, ainsi que de l'aponévrose tibiale qui fait cloison entre ce muscle & l'extenseur du pouce ; d'où se contournant un peu en arriere, il se termine en un fort tendon qui passe derriere la malléole externe, sous un ligament annulaire particulier qui lui est commun avec le péronier antérieur, & va gagner la sinuosité du cuboïde où il est bridé par une gaîne qui tient à cet os. Après avoir traversé obliquement la plante du pied, il va s'insérer à la partie inférieure externe de la base du premier os du métatarse & à la portion voisine de a base du grand os cunéiforme.

Usages des Muscles du Pied.

L'articulation de l'astragal avec l'extrémité inférieure du tibia permet au pied un mouvement de fléxion & d'extenfion. Celle de l'aftragal avec le fcaphoïde, & du calcanéum avec le cuboïde, permet des petits mouvemens de dehors en dedans & de dedans en dehors, ce qu'on appelle adduction & abduction. Ces différens mouvemens font exécutés principalement par l'action des neuf mufcles précédents.

1°. Le jambier antérieur fert à fléchir le pied fur le tibia & réciproquement la jambe fur le pied. Mais par fon attache latérale au grand os cunéiforme, il fert encore à contourner la plante du pied en dedans vers l'autre pied.

2°. Le péronier antérieur & le petit péronier font les auxiliaires du précédent pour fléchir le pied. Mais le premier fert auffi à porter la plante du pied en dehors.

3°. Les jumeaux & le foléaire fervent à étendre le pied fur la jambe & la jambe fur le pied. Les deux premiers par leur attache au fémur peuvent même dans les grands efforts mouvoir la jambe fur la cuiffe, & réciproquement.

4°. L'ufage du plantaire eft encore fort incertain. Il ne paroît pas en confidérant fa direction & fon volume, qu'il puiffe avoir part à l'extenfion du pied. Son adhérence au ligament capfulaire du genou empêche qu'il ne soit pincé dans la flexion.

5°. Le jambier postérieur porte le pied en dedans; & le péronier postérieur le porte en dehors. Ils concourent aussi à l'extension du pied lorsqu'ils agissent en même-tems avec les jumeaux & le soléaire.

I V.

Muscles des Orteils.

Les muscles des orteils ou des doigts du pied sont distingués comme ceux de la main en communs & en propres. Les communs sont destinés à mouvoir les quatre derniers orteils. Les propres n'appartiennent qu'au pouce & au petit orteil.

Quoique cette division ne soit pas exacte, nous la suivrons cependant pour ne pas déroger à l'usage reçu. Mais avant de les examiner en détail, il est à propos de faire précéder la description de l'aponévrose plantaire qui recouvre tous les muscles qui sont situés sous la plante du pied.

L'Aponévrose plantaire.

L'aponévrose plantaire est une membrane tendineuse très-forte & très-tendue, placée sous la plante du pied. On l'apperçoit dès qu'on a enlevé la peau & la graiſſe. Elle ſe partage à ſon origine en deux portions ; une plus grande qui recouvre preſque toute la plante du pied, & une plus étroite placée ſur le côté externe.

La grande aponévroſe naît par un principe étroit de la partie inférieure de la tubéroſité du calcanéum, ſe continue le long du milieu de la plante du pied, recouvrant en partie du côté interne le muſcle abducteur du pouce, & ſe joignant par ſon bord externe à la petite aponévroſe.

Dès ſa naiſſance elle fournit un petit trouſſeau de fibres qui ſe perdent & s'épanouiſſent dans la graiſſe. Elle jette auſſi quelques fibres à la peau & au court fléchiſſeur. Ses fibres s'écartent à meſure qu'elles avancent vers le bout du pied, & ſe joignent même en quelques endroits. Enſuite elle ſe diviſe en cinq portions, dont les quatre premieres ſont échancrées en croiſſant, pour laiſſer paſſer les tendons des fléchiſſeurs des orteils, & vont s'attacher aux parties inférieures des têtes des quatre premiers os du métatarſe. La cinquieme portion n'eſt attachée à aucun os : elle paſſe ſeulement ſur l'extrémité de la petite aponévroſe, ſur le côté externe de laquelle elle rebrousse chemin pour aller se perdre à la graisse.

La petite aponévrose est plus étroite & aussi longue que la précédente. Elle naît de la partie latérale externe de la grosse tubérosité du calcanéum par un principe fort étroit. Elle s'élargit peu à peu chemin faisant. Arrivée vis-à-vis la tubérosité de la base du cinquieme os du métatarse à laquelle elle est lâchement adhérente, elle se réfléchit un peu en dehors vers le dos du pied : ensuite elle se retrécit de nouveau & va s'insérer à la partie externe de la tête du dernier os du métatarse. Cette portion se joint par son bord interne avec la grande, d'où vient qu'on les confond ordinairement. Mais on remarque tout le long de leur jonction des écartemens ou ouvertures, pour le passage des vaisseaux.

Cette double aponévrose fait l'office de plancher. Elle est fort tendue pour empêcher que les muscles & les autres parties qui occupent la plante du pied, ne soient offensées, lorsque nous sommes debout ou que nous marchons. La grande quantité de graisse qui se trouve entre cette aponévrose & la peau, sert comme de matelas, & garantit encore les muscles de la compression.

Muscles communs des Orteils.

On compte ordinairement feize mufcles communs des orteils; favoir, deux extenfeurs, le long & le court; deux fléchiffeurs, le long & le court; l'acceffoire du long fléchiffeur, quatre lombricaux, & fept inter-offeux.

1. *Le long Extenfeur commun.*

Le long extenfeur commun eft un mufcle long placé entre le jambier antérieur & le long péronier. Il naît par des fibres charnues de la partie latérale externe de la tête du tibia, de la partie voifine de la tête du péroné & du ligament inter-offeux, & des trois quarts fupérieurs de la face interne du péroné. Arrivé à la région inférieure de la jambe, il fe colle étroitement avec le petit péronier; d'où vient que l'on regarde communément celui-ci comme n'en faifant qu'une portion. Il paffe enfuite en fe rétréciffant fous le ligament annulaire externe commun, où il fe divife en quatre tendons qui rampent fur la convexité du pied, s'écartant les uns des autres pour aller fe terminer le long de la face fupérieure des quatre derniers orteils.

2. *Le court Extenseur commun ou le Pédieux,*

Le court extenseur commun eſt un petit muſcle plat, couché obliquement ſur le dos du pied. Il naît de la partie antérieure ſupérieure de l'aſtragal & du calcanéum , & ſe diviſe dès ſa naiſſance en quatre portions qui ſe portent obliquement de dehors en dedans ſur le dos du pied auquel elles ſemblent collées. Ces quatre portions ſe terminent en autant de tendons grêles qui vont s'inférer aux phalanges des quatre derniers doigts.

Ces tendons paſſent ſous ceux du long extenſeur commun & du petit péronier, & ſe croiſent avec eux. Le premier ſe termine à la face convexe de la premiere phalange du gros orteil. Les trois ſuivans s'uniſſent avec les trois premiers du long extenſeur pour s'inférer le long de la face convexe des phalanges des trois orteils qui ſuivent le pouce, s'avançant juſqu'à la derniere phalange de chaque doigt & ſe portant un peu plus du côté externe.

3. *Le court Fléchiſſeur commun ou le Sublime.*

Le court fléchiſſeur commun des orteils eſt une maſſe charnue ſituée ſous la plante du pied immédiatement au-deſſus de l'aponévroſe plantaire. Il naît par des fibres charnues de la partie inférieure antérieure de la groſſe tubéroſité du calcanéum, & de la face ſupérieure de l'aponévroſe plantaire ; d'où il ſe porte en devant & ſe partage en quatre portions charnues qui ſe changent en autant de tendons, leſquels paſſent par les échancrures de l'aponévroſe plantaire, & vont s'inſérer à la partie moyenne & inférieure des ſecondes phalanges des quatre derniers orteils. Ces tendons ſont fendus à leur extrémité comme ceux du ſublime de la main, pour laiſſer paſſer ceux du long fléchiſſeur.

4. *Le long Fléchiſſeur commun ou le Profond.*

Le long fléchiſſeur commun eſt un muſcle lòng ſitué à la partie poſtérieure de la jambe. Il naît par des fibres charnues de preſque toute la face poſtérieure du tibia, depuis environ le tiers ſupérieur de cet os, au-deſſous de l'inſertion du poplité, ſe confondant à ſon origine avec le jambier poſtérieur. Il ſe termine inférieurement en un tendon long & grèle qui paſſe derriere la malléole interne, ſous un ligament annulaire particulier , derriere celui du jambier poſtérieur qu'il croiſe en cet endroit. De-là il gliſſe dans la ſinuoſité du calcanéum , paſſe obliquement ſous la plante du pied où il communique avec le tendon du long fléchiſſeur du gros orteil & avec ſon acceſſoire. Enſuite il ſe partage en quatre petits tendons plats qui vont gagner les quatre derniers orteils , paſſant par les fentes des tendons du court fléchiſſeur , & s'inſerent à la face inférieure des baſes des troiſiemes phalanges de chaque orteil. Ces tendons, ainſi que ceux du court fléchiſſeur , ſont renfermés dans une gaîne commune qui les bride & les aſſujétit. Ils donnent naiſſance aux lombricaux.

5. *L'Acceſſoire du long Fléchiſſeur commun.*

L'acceſſoire du long fléchiſſeur commun eſt une maſſe charnue placée obliquement ſous la plante du pied. Il naît de la partie moyenne & inférieure du calcanéum & du ligament qui joint cet os avec l'aſtragal , par deux principes charnus ſéparés l'un de l'autre par des vaiſſeaux. Ces principes ſe portent obliquement vers le milieu de la plante du pied & ſe réuniſſent en une maſſe plate irrégulierement quarrée, laquelle dégénere en un tendon plat qui s'attache au bord du tendon du long fléchiſſeur, au deſſus de ſa diviſion, & le tient comme bridé en cet endroit.

6. *Les Lombricaux des Orteils.*

Les lombricaux des orteils ſont quatre petits muſcles grêles ſitués ſous la plante du pied. Ils naiſſent des quatre tendons du long fléchiſſeur commun, un peu au-deſſous de l'inſertion de l'acceſſoire. Leur partie charnue dégénere en autant de petits tendons grêles qui s'inſerent à la partie latérale interne des premieres phalanges des quatre derniers orteils, proche leur baſe.

7. *Les Inter-oſſeux des Orteils.*

Les inter-oſſeux des orteils ſont des petits muſcles qui rempliſſent les intervalles des os du métatarſe. On en compte ſept, dont trois ſont inférieurs & quatre ſupérieurs. Ceux-ci ſont en même tems les plus gros.

Le premier des inter-oſſeux ſupérieurs naît par des fibres charnues de toute la face interne du ſecond os du métatarſe, &

fe termine par un tendon grêle au côté interne de la premiere phalange du fecond orteil.

Les trois inter-offeux fupérieurs fuivans naiffent par des fibres charnues de la face interne des trois derniers os du métatarfe, & s'inferent par des tendons grêles au côté externe des premieres phalanges des fecond, troifieme & quatrieme orteils.

Les trois inter-offeux inférieurs naiffent par des fibres charnues de la face inférieure interne des 3e, 4e, 5e os du métatarfe, & s'inferent par des tendons grêles au côté interne des premieres phalanges des troifieme, quatrieme & cinquieme orteils.

Mufcles propres des Orteils.

Il n'y a parmi les doigts du pied que le pouce & le petit orteil qui aient des mufcles propres.

Le pouce ou gros orteil, en a fix; deux fléchiffeurs, un long & un court; un extenfeur, un abducteur nommé thénar, un adducteur nommé anti-thénar, & un mufcle connu fous le nom de tranfverfal des orteils.

On ne donne ordinairement au petit orteil qu'un feul mufcle propre, nommé hypothénar; mais il fe divife aifément en
trois

trois portions, qui font le métacarpien, l'abducteur & le court fléchisseur du petit orteil.

1. *Le long Fléchisseur du pouce.*

Le long fléchisseur du pouce ou du gros orteil eft un mufcle longuet, fitué à la par-
tie poftérieure inférieure de la jambe. Il naît de la face poftérieure du péroné dont il occupe prefque les deux tiers inférieurs. Ses fibres charnues fe réuniffent en un gros tendon qui fe porte obliquement fous la malléole interne, pour aller gagner la finuofité de l'aftragal, & enfuite celle de la face latérale interne du calcanéum, où il eft retenu par une gaîne ligamenteufe. Enfuite continuant fon trajet fous la plante du pied, il fe colle au tendon du long flé-
chiffeur commun, paffe dans la goutiere formée par les deux os féfamoïdes, pour aller s'inférer à la face inférieure de la derniere phalange du pouce, étant renfermé dans une gaîne ligamenteufe, de même que les tendons des fléchiffeurs communs.

2. *Le court Fléchisseur du pouce.*

Le court fléchiffeur du pouce eft beaucoup moins confidérable que le précédent

X

pour la force & pour l'étendue, Il naît en arrière du bord interne & de la face inférieure du pied où il tient aux ligamens du tarse, & ensuite au grand os cunéiforme, par un tendon assez alongé qui bientôt dégénere en un corps charnu, simple d'abord, puis bifurqué. Ses deux branches s'avancent sous le premier os du métatarse jusqu'aux os séfamoïdes qui se trouvent dans la jonction de cet os avec la premiere phalange du pouce, & les tendons qu'elles forment s'inférent en partie à ces os, en partie à la premiere phalange du pouce, l'un du côté interne, l'autre du côté externe. Elles laiffent entr'elles une gouttiere dans laquelle eſt reçu le tendon du long fléchiſſeur.

3. *L'Extenseur du pouce.*

.L'extenſeur du pouce eſt un mufcle long & mince, fitué le long de la partie antérieure externe de la jambe, entre le jambier antérieur & le long extenſeur commun des orteils. Il naît de la face interne du péroné depuis son col juſqu'au dernier quart de cet os, du ligament inter-oſſeux & un peu de l'extrémité inférieure du tibia. Son tendon paffe sous le ligament annulaire commun, gliffe obliquement ſur le dos du pied vers le gros orteil, pour aller s'inſérer à la baſe de ſa premiere phalange, ſe prolongeant ſur la ſeconde juſqu'à la racine de l'ongle. Il eſt renfermé dans ce trajet par une gaîne ligamenteuſe qui l'accompagne juſqu'au bout.

4. *L'Abducteur du pouce.*

L'abducteur du pouce ou le thénar eſt cette maſſe charnue, compoſée de pluſieurs portions, que l'on remarque ſous le bord interne de la plante du pied. Il naît par trois ou quatre principes charnus de la partie inférieure interne du calcanéum, du ſcaphoïde & du grand os cunéiforme, & de la partie inférieure interne du premier os du métatarſe. Toutes ces portions, en ſe raſſemblant, forment un tendon qui s'inſere au côté interne de la premiere phalange du pouce.

5. *L'Adducteur du pouce.*

L'adducteur du pouce ou l'antithénar eſt un petit muſcle compoſé, ſitué obliquement ſous les os du métatarſe. Il naît de la partie poſtérieure inférieure des ſecond, troiſieme & quatrieme os du métatarfe , & des ligamens voifins , par autant de principes qui fe réuniffent en fe portant obliquement vers le gros orteil , pour s'inférer à la partie latérale externe de fa premiere phalange proche fa bafe , & à l'os féfamoïde le plus voifin.

6, *Le Tranfverfal des orteils.*

Le tranfverfal eft un petit mufcle affez mince , couché tranfverfalement fous les têtes des quatre derniers os du métatarfe & les bafes des premieres phalanges des orteils. Il naît des ligamens qui attachent les têtes des quatre derniers os du métatarfe avec les bafes des premieres phalanges des quatre derniers orteils , par autant de principes charnus très-minces ; & il va s'inférer à la partie latérale externe de la premiere phalange du pouce , proche fa bafe , où il fe confond avec le précédent.

7, *L'Hypothénar.*

L'hypothénar eft une maffe charnue affez confidérable , placée extérieurement le long de la plante du pied , au-deffus de la petite aponévrofe plantaire. Comme elle vient de trois parties différentes par différents principes qui fe terminent auffi à différens points , on l'a diftinguée en trois portions dont on fait autant de mufcles particuliers , auxquels on donne les noms de métatarfien , d'abducteur & de court fléchiffeur du petit orteil.

1°. Le métatarfien. C'eft cette portion de l'hypothénar qui naît de la partie inférieure du calcanéum , fe porte en devant le long du côté externe de la plante du pied , & va s'inférer par un court tendon à l'éminence poftérieure externe du dernier os du métatarfe.

2°. L'abducteur. C'eft cette portion de l'hypothénar qui naît par un corps charnu de la partie inférieure externe du calcanéum , depuis fa tubérofité jufqu'à fa partie antérieure , fe confondant avec le métatarfien jufques vers la bafe du cinquieme os du métatarfe , où il s'en détache pour aller fe terminer par un tendon affez fort à la partie poftérieure externe de la premiere phalange du petit orteil.

3°. Le court fléchiffeur prend naiffance par un corps charnu de la moitié poftérieure inférieure & un peu externe du cinquieme os du métatarfe, & va s'inférer par un tendon affez fort à la partie inférieure de la bafe de la premiere phalange du petit orteil.

Ufages des Mufcles des Orteils.

L'articulation des premieres phalanges des orteils fur les têtes des os du métatarfe permet, outre les mouvemens de flexion & d'extenfion, des petits mouvemens d'adduction & d'abduction. Celle des phalanges entre elles ne permet qu'un mouvement de charniere.

1°. Le long & le court extenfeurs communs des orteils fervent à étendre les quatre derniers orteils. Le premier peut encore dans certains efforts de flexion fléchir le pied & devenir auxiliaire des jambier & péronier antérieur.

2°. Le long & le court fléchiffeurs communs fléchiffent les fecondes & troifiemes phalanges des quatre derniers orteils.

3°. L'acceffoire du long fléchiffeur fait fonction d'auxiliaire, concourt à la flexion, lui fert en même-tems de directeur en ce qu'il fait aller fes tendons plus directement vers les orteils.

4°. Les quatre lombricaux aident auffi à fléchir les quatre derniers orteils & les portent en même-tems un peu du côté du pouce.

5°. Le premier des inter-offeux fupé-

rieurs approche le fecond orteil du premier. Les trois autres écartent les fecond,
troifieme, & quatrieme orteils du pouce.
Les trois inter-offeux inférieurs tirent les
trois derniers orteils vers le pouce.

6°. Les fléchiffeurs du pouce fervent à
fléchir les deux phalanges de ce doigt ; le
long, la feconde phalange fur la premiere,
& le court, la premiere fur le premier os du
métatarfe. Le long fléchiffeur peut encore
fervir d'auxiliaire aux extenfeurs du tarfe
dans les grands efforts.

7°. L'extenfeur du pouce opere l'extenfion de fes deux phalanges. Il peut encore fervir d'auxiliaire au jambier antérieur dans les grands efforts que l'on fait
pour fléchir le pied.

8°. L'abducteur du pouce fléchit la premiere phalange du gros orteil. Il l'écarte
auffi des autres doigts, quand il agit principalement par fa portion voifine du bord
interne du pied.

9°. L'adducteur quand il agit de concert avec l'abducteur, aide à fléchir la
premiere phalange du pouce. Mais lorfqu'il agit feul, le pouce étant fléchi, il le
rapproche des autres doigts.

10°. Le tranfverfal paroît fervir à ra-
procher le gros & petit orteil l'un de

l'autre, en courbant la plante du pied dans le sens de sa longueur.

11°. Le métatarsien opere la rotation du cinquieme os du métatarse de dehors en dedans, entraînant en même-tems le quatrieme ; il rétrecit, par ce mouvement, la plante du pied, & la rend plus voûtée. Il a pour auxiliaires dans cette fonction, le transversal & l'adducteur du pouce ; & pour antagonistes, le petit péronier & les tendons voisins des extenseurs communs.

12°. L'abducteur du petit orteil sert particulierement à écarter ce doigt des quatre autres. Le court fléchisseur fléchit la premiere phalange de cet orteil. Ces deux muscles aident encore à voûter la plante du pied dans le sens de sa longueur, comme on fait quand on monte à une échelle, quand on marche sur la pointe des pieds, ou que l'on se crampone avec eux. L'abducteur & le court fléchisseur du pouce y contribuent aussi.

Fin de la Myologie.

TABLE.

Fin de la Table.

E R R A T A.

PAGES 34, *ligne* 12 , d'une sphéroïde ; *lisez :* d'un sphéroïde.

45 , *ligne* 22 , d'un lozange ; *lisez* : d'une losange.

66 , *ligne* 27 , péry - staphylin ; *lisez :* péristaphylin.

74 , *ligne* , 23 , de son appareil ; *lisez :* de son pareil.

147 , *ligne* , 20 , épais ; *lisez* : épaisse.

Ibid. *ligne* 21 , il ; *lisez* : elle.

152 , *ligne* 2 , cubius ; *lisez* : cubitus.

222 , *ligne* 10 , scapoide ; *lisez* : scaphoïde.

240 , *ligne* 25 , de veine ; *lisez* : de la veine.

248 , *ligne derniere,* il n'a ; *lisez* : il n'y a.

259 , *ligne* 3 , s'avança , *lisez* , s'avance.

Ibid. *ligne* 12 , froncement ; *lisez* : froncent.

358 , *ligne* 19 , inguina ; *lisez* : inguinal.

444 , *ligne* 18 , probre ; *lisez* propre.